17년차 두개천골요법마스터
SINCE 1995
비디칸의 64체질법

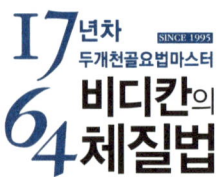

발 행 일 | 2011년 8월 25일 초판인쇄
지 은 이 | 비디 정인수
펴 낸 이 | 이기봉

편집담당 | 이광훈, 안신광
교정담당 | 최미나

펴 낸 곳 | 도서출판 좋은땅
출판등록 | 제8-301호
주   소 | 서울특별시 마포구 서교동 394-68
편집문의 | 0505-337-7800 02)374-8616~7
팩   스 | 02)374-8614
홈페이지 | www.g-world.co.kr
이 메 일 | so20s@naver.com
ISBN 978-89-6449-185-0

값 21,000원

● 잘못된 책은 구입하신 서점에서 바꾸어 드립니다.

VIDHIKHAN CST 64 FLUIDBODY

17년차 두개천골요법마스터
비디칸의 64체질법

SINCE 1995

| 비디 정인수 지음 |

좋은땅

▌들어가며…

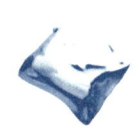

처음에는 그랬다.

이런 질문을 받을 때마다 은근슬쩍 넘어가거나 아리송하게 뭐 그런저런 핑계를 들이밀면서 말이다. 대답을 회피했다기보단 정형적인 틀을 갖게 되는 것에 대한 약간의 반발심에서 시작된 것도 같다.

언제부터인가 마치 유행처럼 사상 체질이라든가 8상 체질 혹은 16 체질 등으로 '여러분'이 분류되어 체질에 따라 '약'이나 '음식'이 선택되어지고 체질에 의해 '여러분'이 전형적인 틀을 입는 것을 보게 되었다. 이것은 체질 분류에 따른 처방에 대한 효능의 문제가 아니다. 스스로 자신의 몸을 느끼고, 평가하고, 선택하는 '의지'가 간편하게 사라지는 것, 나로서는 이 점이 몹시 아쉬웠다. 물론 스스로 몸을 판단하기에 어려운 상황인 분들에게 이렇게 친절하게 자신의 상태를 요목조목 나열해 놓고 그 처방법까지 보기 좋게 소개하고 있으니 실로 큰 노력이 필요 없는 방법일 테다.

하지만 신체 건강하고 정신 건강한 사람들까지 의지박약으로 만들어 놓는 것은 어찌 보면 스스로 할 수 있는 일까지 낚아채는 듯하여 내 개인적으로는 시큰둥하였다. 그래서 이런 질문을 받으면 그렇게 얼렁뚱땅 넘어가려 하였다.

"CST에서는 사상체질이나 뭐 그런 것처럼 몸을 체질별로 분류하는 방법 없나요? 리딩을 하시니까 대충 통계가 나올 법도 한데요!"

당연하다. '몸 읽는 법'을 발달시키다 보니 자연스레 몸의 큰 카테고리에서 섬세 카테고리까지 세밀 세밀 몸의 분류가 나누어진다.

하지만 그 몸들은 항상 그 카테고리 안에 있지 않고 유동적으로 자유롭게 움직이기 때문에 딱히 짚어 한 카테고리로 묶어 놓기엔 내가 보는 몸은 '너무나 자유롭다!' 하여 그간 미루고 또 미뤘던 것이 이젠 때가 되었나 갑자기 카테고리화를 시작하고 있는 나를 보게 되었다.

기회다!

그렇다.

기회가 이렇게 찾아온 것이다. 수년간 들어온 질문에 대한 답을 할 기회가 찾아온 것이다. 이 기회를 빌려 통상 일주일에 4일, 하루 5회 세션을 1년에 11달을 17년간 했던 경험을 이 책 한 권으로 팍 요약하여 대답하고자 한다. 그리고 하나하나 풀어서 설명을 하고 CST를 처음 접한 분들에게 친절한 설명까지 세세히 덧붙일 것이다.

일단 분류를 하다 보니 처음에는 간단히 32 바디 패턴으로 분류되던 것이 더 섬세하게 들어가니 256가지까지 분류가 되어 골치가 아팠다. 숙련된 전문가가 아닌 이상 256가지나 되는 바디 패턴을 알기도 힘들 뿐더러 고객들에게 일일이 설명하기도 쉽지 않을 것이다.하여 64 가지 바디 패턴으로 줄여 1년~5년 경력의 CST 뇌진법 전문가들이라면 충분히 리딩할 수 있을 정도로 정리하였다. 다시 한 번 말씀드리지만 여기서 소개하는 소위 '체질'이라 부르는 다양한 바디 패턴은 몸이 건강해지면 절대로 고정되지 않는다는 사실이다. 바디 패턴 즉 고착화된 '체질'이 사라질수록 몸은 더 건강해진다는 것이 그동안 내가 보아 온 건강과 치유의 방식이다.

경험이 쌓일수록 패턴은 더욱 섬세하게 분류될 터이지만 패턴을 섬세하게 분류하는 것보다 CST 전문가에게 더 필요한 것은 '몸에 대한 더 깊은 이해와 성찰'이다. 말로만 몸을 안다고 할 것이 아니라 터치를 통해 몸이 내게 말하고자 하는 것을 들을 수 있어야 한다. 64 바디 패턴은 한 개인이 태어나서 지금까지의 삶을 요약해 놓은 '인생 써머리'와 같다.

여기서 소개하는 바디 패턴은 몸을 '물'로 바라보는 시각에서 시작한다. 몸을 '물'로 바라보는 것은 과연 무슨 얘기일까? 당신의 몸을 100% 물로 본다는 뜻이다. 몸은 말 그대로 온통 물이다. 그것은 우리가 창조된 최초의 순간에서 시작되는 아주 고리타분한 이야기다.

'나'라는 인간이 만들어지기 위해서는 무엇이 필요한가? 정자와 난자다. 사랑하는 우리 부모님의 좋든 나쁘든 히스토리를 고스란히 담은 아빠의 정자와 엄마의 난자가 사랑의 힘으로 결합을 하면 '수정란'이라고 하는 동글동글한 소행성이 엄마의 생식기에서 순간 만들어진다. 이 소행성을 가만히 들여다보면 온통 '물'이다.

바로 이거다. 온통 물이었던 소행성 수정란에서 '나'라는 근사한 생명체가 창조된 것이다. 여기서 바라보는 100%의 물이란 바로 수정란 때부터 한 번도 우리 몸을 떠난 적이 없는 고대의 '물'이다. 이 물은 유려하게 움직이며 한낱 '물공'에 지나지 않던 소행성에서 어떤 미스터리한 방식으로 나를 다른 동물과 구분하게 해 준다는 '잘난 뇌'를 만들지 않나,

나를 다른 사람들과 차별하게 해 주는 아름다운 '눈, 코, 입'도 만든다.

이 모든 것이 다 물에서 만들어졌다. 그래서 당신은 바로 '물'이다. 그러니 당연히 '물' 상태를 보아야 진정 당신의 모태에서 시작된 체질을 알 수 있지 않겠는가. 물 상태를 모르는 상태에서는 겉모습에 현혹되어 잘못된 체질을 선택할 수도 있다.

하지만 몸 안의 물 상태만을 보는 CST 뇌진법® Fluid Reading에서는 결코 겉모습에 현혹되지 않는다. 오로지 '물'이 내게 얘기해 주는 것으로 현재 몸의 카테고리화는 만들어진다.

그리고 여러분에게 또 한 가지 부탁드리고 싶은 것은 몸의 다양한 패턴에 대해 '좋다, 나쁘다'라는 생각을 부디 접어 달라는 것이다. 이미 모든 사람의 몸은 미세하게 어떤 특정한 패턴들이 형성되어 있다. 그것은 누구나 조금씩 몸의 균형이 깨어져 있다는 얘기고 그 패턴의 경미에 따라 누구는 좋고 누구는 나쁘다고 말할 수는 없다. 그렇게 따지기 시작하면 누구나 다 나쁘다. 패턴이 형성되었다는 것만으로도 나쁘다.

그렇다. 다 누구나 나쁘다는 출발점에서 시작하기 때문에 똑같이 평등하다. 그러므로 '좋다' '나쁘다'라는 평가는 더 이상 필요 없다. 우리가 관심을 가져야 할 것은 패턴의 더 좋고 더 나쁨이 아니라 '어떤 패턴'이 우리 몸을 지배하고 있냐에 대한 호기심이다. 패턴에 대해 말만 하면 툭 하고 튀어나오는 습관적인 질문이 '그럼 나쁜가요? 좋은가요?'이다.

언제나 좋고 나쁘고로 편을 가르고 있는 여러분의 마음에 진정 평화가 깃들길 바라며, 이 책을 읽는 동안만이라도 이 생각에 휴식을 주자! 좋고 나빠로 나눠 봐도 CST가 하는 일은 한결 같아 그 나눔에 아무런 의미가 없음을 알아차리게 되길 바란다. 자, 여기서 본론으로 진지하게 들어가기 전에 책의 전체상을 훑어보며 간략한 설명도 친절하게 붙여 보겠다.

책 서두부터 거두절미하고 바로 CST로 읽을 수 있는 64가지의 바디 패턴으로 안내할 것이다. CST를 잘 모르는 독자들의 흥을 돋우고 재미나게 따라오시라, 맨 첫 부분에 전격 배치했다. 64 바디 패턴으로 굳이 카테고리화를 시킨 이유는 2가지 '배려'에서다.

첫 번째 배려는 CST를 잘 모르는 '고객'들을 위한 것!

두 번째 배려는 CST를 잘 모르는 고객들에게 CST를 제대로 설명하고픈 CST 전문가들을 위한 것!

비디칸으로부터 트레이닝을 받은 CST 전문가라면 누구나 'CST 리딩'을 할 줄 알아야 한다. 각 레벨에 해당하는 리딩법으로 -소마 리딩, 플루이드 바디 리딩, 타이달 바디 리딩- 몸을 읽을 수 있어야 진짜 CST 전문가다. 'CST 리딩'은 훈련이 끝났다고 해서 누구나 습득할 수 있는 간단한 것이 아니라 지속적인 연습을 통해서만 습득이 가능하고 세월이 갈수록 더욱 그 스킬이 섬세해진다. 뼈를 깎는 연마의 기간 동안 CST 전문가들이 어렵지 않게 고객들과 소통하고 신뢰를 쌓으면서 경험을 이어 나가려면 리딩 후 프레젠테이션을 통해 CST에 대해 전반적으로 설명을 하거나 평가 차트를 통해 고객의 상태를 그려 주는 것 외에 뭔가가 더 필요하다고 생각했다.

트레이닝 끝난 지 얼마되지 않은 CST 초심자가 경력 10년이 된 베테랑 전문가와 얼추 비슷한 평가의 결과를 바란다면 아무래도 무리가 있을 것이다. 하지만 패턴을 카테고리화를 한다면 CST 새내기 전문가들도 도전해 볼 만할 것 같다. 64 바디 패턴으로 이미 카테고리화가 되어 있으면 CST를 처음 접하는 고객도 자신의 해당하는 패턴을 바로 볼 수 있어 어려운 CST에 대한 지리한 설명보다 자신의 현재 상태에 더 집중할 수 있을 것이다.

또 CST 전문가는 리딩 후 고객에게 브리핑을 할 때 고객에게 해당되는 바디 패턴을 간단히 표를 통해 보여 줌으로써 어려운 해부학 용어를 굳이 사용하지 않고서도 쉽게 고객의 상태를 설명할 수 있을 것이다. 상호간의 의사소통이 훨씬 수월해진다. 64 바디 패턴이 카테고리화가 되는 동안 내가 배려를 안배했던 이 부분들이 제대로 실효를 거두어 CST 필드가 더욱 간결해지고 편안하게 소통되었음 좋겠다.

64 바디 패턴으로 들어가기 전에 먼저 다양한 물의 모습을 소개한다. 아직 몸을 '물'로 바라보는 것이 익숙하지 않은 여러분들이 물에 입수를 하기 전에 천천히 몸에 물을 적시는 것처럼 천천히 '물'의 패턴을 보여 주려 한다.

우선 독자들의 호기심에 새콤달콤한 에피타이저가 되라고 바디 패턴을 16가지로 나누어 보았다. 재미있는 제목들이 붙어 있는 16가지 바디 패턴들은 '물'을 통해 본 '여러분의 현재 모습'들이다. 내 자신도 몰랐던 나를 움직이는 힘, 물을 통해 나를 움직이고 있는 실체를 만나 볼 수 있다.

다음 내 몸 안의 물이 가진 가장 기본적인 성격을 4가지로 소개했고 물길이 어떤 방식으로 흐르는지 그 방식에 따라 4가지 패턴으로 나누었다. CST로 물길을 읽기 위해서는 비단 물이 가진 성격만 안다고 해서 능사가 아니다. 물이 흐르는 길 위에서 만나는 다양한 장애물들, 그 장애물로 인해 물에 어떤 변화가 생기는지에 주목해야 한다. 그 변화의 패턴을 간략하게 6가지로 표현해 보았다.

물길을 감지하기 위해 CST 전문가는 '물속에 손을 넣었다.'라고 느껴야 한다. 그래야 몸 안의 물과 접속된다. 접속된 물에서 느낄 수 있는 다양한 감각들을 6가지 색깔로 나열해 보았다. 물속에 띄워진 색깔을 리딩할 정도면 CST 전문가의 수준이 상당 수준이라 생각해도 될 것이다. 몸에서 다양한 패턴이 생기는 가장 큰 이유는 물이 싫고 좋음을 확실히 말하기 때문이다. 좋아하는 부위로 물길이 방향을 틀거나 머물 수도 있고 싫어하는 부분으로는 아예 발길을 돌린다.

그래서 발생하는 패턴이 대부분의 바디 패턴을 선명하게 좌우한다. 8가지의 패턴을 제법 세세하게 서술했다. 64 바디 패턴은 위에서 소개된 물의 기본 성격과 물길 패턴, 그리고 장애물 패턴과 물의 선호도로 만들어진 8 패턴들이 조합된 하나의 거대한 물의 소리이다. 물의 소리에 공명하는 우리가 바로 지금, 여기에 있다.

제2장부터 3장까지의 대부분 내용이 BCST(바이오다이나믹스 필드의 유럽 7개 학교 연합) 소속을 위해 제출할 논문 내용이다. CST 전문가들끼리 쓰고 전문가들끼리 읽는 논문이다 보니 그 수준이 일반인들에겐 잘 맞지 않겠다는 생각도 있었다. 하지만 5000천 년 정신문화의 역사가 계승되어 온 한국인의 깊은 정서를 본다면 충분히 공감을 할 수 있겠다 싶었다. CST를 바라보는 독창적이고 독특한 시각이 갈증 날 때 한 번쯤 마셔 본 탄산음료처럼 여러분의 통찰력을 '톡'하고 시원하게 쏠지도 모른다. 시원한 청량감으로 가슴을 활짝 핀 채 호기심을 머금고 읽어 보면 우리 삶의 첫 출발지에서 마지막 종착지까지 아우르는 오지랖 넓은 CST를 보게 될 것이다. 그 광활한 모습에 어색해하지 마시고 두 팔 벌

려 환영해 주시기 당부드리며, 우선 제2장을 소개한다.

'물에서 태어나는 CST'라고 신비롭고 경이로운 제목을 붙여 보았다. 아직도 내게 CST는 신비롭고 경이로운 필드다.

CST의 시작은 '정골 의학'이었지만 CST 필드는 더 이상 현대 의학으로 설명이 되기 어려워졌다. 의학이 CST를 더 이상 품지 못할 만큼 더욱 깊은 생명의 신비로움 속으로 들어가고 있을 즈음 이미 CST 필드는 눈을 돌려 우리가 본 생명 현상을 설명케 할 다른 곳을 바라보기 시작한다. 결국 CST는 의학적으로 설명되지 않는 인체의 신비로운 생명 현상을 양자물리학과 홀로그램 이론 등을 빌려 말문이 트였고 더 나아가 동양의 의학 체계로 넘어와 그 신비로움의 첫 단추를 발견하였다.

그들은 그 첫 단추를 숭고히 받아들여 다시 양자물리학적 해석을 시도하였고 동양 의학은 어느덧 그 해석에 의해 꽤나 일리가 있는 것처럼 받아들여졌다. 그도 그럴 것이 동양 의학이 아니고서는 CST 선구자들이 몸을 통해 발견한 신비로운 생명 현상을 감히 설명할 도구가 없기 때문이었다. 그들은 중국 의학과 티벳 의학 심지어는 그들의 경전까지 연구하며 동양인들이 수천 년 전에 우리 몸을 바라본 시각을 다시 그들의 눈으로 재조명하였다. 참으로 대단한 모험이며 도전이다. 나는 그들의 생각이 담긴 글들을 읽을 때마다 존경스럽고 감사하다. 동양인 스스로 무시하고 의심해 왔던 것들을 그들은 다시 바라보고 이해하려 노력하였고 결국 인정해 주었다.

그럼에도 불구하고 그 말투는 참으로 어설프고 뭔가 깊이를 상실한 듯한 느낌이다. 마치 4살짜리 미국 아이가 이제 막 한국말을 배워 더듬더듬 자기 소개하는 듯한 느낌이랄까. 그래서 나는 이 기회에 그들이 다시 빛을 보내 준 동양 의학에 동양의 말투로 능숙하게 풀이를 해 볼까

한다. 그래서 아직 유럽에서 출판한 CST 원서에서는 사용되지 않는 나만의 시각으로 풀이한 글들이 사뭇 등장할 것이다.

물론 CST 용어는 그대로다. 단지 풀이한 내용들이 내가 이해하는 방식이며 나의 언어라는 것일 뿐, 이미 세상에 널리 알려져 있는 내용일 수도 있고 아주 새로운 내용일 수도 있을 것이다. 이미 알려진 내용이라면 나도 그 내용에 함께 공감을 느낀다는 뜻이고 새로운 내용이라면 새로운 공명을 통해 새로운 방식으로 CST가 알려질 것이다.

CST를 물에서 태어난다고 말할 수 있는 이유는 제2장을 차근차근 읽어 가다 보면 어느덧 같은 주파수대로 공명하고 있는 여러분 자신을 발견할 수 있을 것이다. CST 바이오다이나믹 필드의 가장 기본적인 개념을 나의 경험을 근거하여 설명하였고 이 개념은 기본인 동시에 CST를 이해할 수 있는 모든 것이다. 이 개념들만 잘 이해할 수 있다면 여러분은 이미 CST 절반을 가지게 된다. 개념을 이해한 후 여러분들을 안내할 곳은 색다른 장소다.

우리는 눈으로 보고 있는 '물질적 육체'를 보고 있다. 하지만 우리 몸은 단지 겉으로 보이는 '물질적 육체'만 가지고 있는 것이 아니라 마치 여러분이 속옷을 입은 후 바지와 티셔츠를 입고 거기에 가디건을 걸치고 있는 것처럼 독립적이고 하지만 상호 연결되어 있는 여러 겹의 '옷'을 입고 있는 것과 같다. 여러분의 눈은 단지 겉옷만 볼 수 있을 뿐이다.

이것을 다른 시각으로 보면 인터넷 창에 여러분이 보고 싶은 정보를 동시에 여러 개 띄워 놓은 것과 흡사하다. 처음에는 하나의 소스에서 시작한다. 하지만 이것저것 궁금한 것이 많은 당신은 검색을 통해 한 공간에 A라는 창과 B라는 창, 컴퓨터의 능력에 따라 10개의 창을 한 공간을 동시에 띄워 볼 수 있을 것이다. 그것은 보고 싶어 하는 '여러분의 의지와 의도'에 달려 있다.

　우리 몸도 마찬가지다. 내가 보고 싶은 몸에 대한 '의도와 의지'를 가진다면 인터넷 검색을 통해 '창'을 띄우듯 물질의 몸 위에 겹쳐져 있는 여러 개의 몸을 동시에 볼 수도 있고 하나씩 볼 수도 있다. 책에는 '몸이라는 우주'에 우리가 띄울 수 있는 '몸의 창'을 5개만 소개한다.

　빛의 몸, 물결의 몸, 물의 몸, 섬유의 몸, 전기의 몸! 이 몸들은 하나이면서 동시에 다르다. 이 몸들에 대한 정의는 CST 바이오다이나믹스의 개념과 다르지 않으며 더 나아가 내 눈으로 바라본, 내 경험이 전해 주는 소리를 바탕으로 신나게 풀어 보았다. 여러분이 숨을 쉬는 그날까지 늘 함께하는 몸이지만 아직도 다 알지 못하는 몸의 세계에 대해 다시 한 번 신선하고 관심 어린 눈빛을 빛내길 바라며!

　다음은 CST 세션 프로그램을 진행하면서 지금의 시대가 CST를 필요로 하게 되는 시대적 요인으로 '전자파'를 꼽고 있으며 전자파와 함께 건강하게 공존할 수 있는 방법에 대해 모색해 보았다. 건강을 위협한다고 적대감을 품고 밀어내는 것만이 능사는 아니다. 전자파에서 벗어날 수 없다면 끌어안아야 한다. 끌어안고 방법을 찾아야 한다.

　전자파를 우리 몸에서 해소할 수 있는 최고의 방법은 물론 CST다. 다음, 여러분이 스스로 해소할 수 있는 방법을 안다면 CST 전문가의 도움을 많이 받지 않아도 된다.

　제3장에서는 CST와 깨달음 그리고 다시 태어나기라는 거창한 제목이 붙어 있다.

　이 장은 가장 내 개인적 생각이 많이 담겨 있는 공간이다. 그래서인지 공간에 들어갈 글을 써 내려가는 동안에는 나도 내가 뭘 쓰고 있는지 모를 정도로 마치 뭔가에 홀린 듯 머릿속에서 글들이 줄줄줄 끊임없이 쏟아져 나와 자다가도 벌떡 일어나 메모지에 글을 써야 했고 출근길 차 안에서도 머리에서 번쩍하고 글이 쏟아져 나와 얼른 수첩을 꺼내서 갈겨써야만 했다(갈겨쓰는 이유는 머릿속에서 터져나오는 말의 속도가 너무 빨라서 글로 받아적기에 역부족이어서다*^^*).

어떤 때는 글을 갈겨쓸 시간적 여유도 없다. 머릿속에서 글들이 물이 쏟아져 내리듯 소리를 내기 시작하면 나는 차라리 녹음을 하고 싶을 지경이었다. 쓸 기회를 놓쳐 버릴 때는 기억이 나겠지 하고 여유를 부리다 결코 기억이 나지 않을 때는 매우 난처해진다.

하지만 글을 쓰다 보면 다시 기억이 스멀스멀 올라와서 내가 하고 싶었던 말을 무사히 완성할 수 있었는데, 제3장의 주된 내용은 깨달음이라고 해서 굳이 수련자나 수행자 혹은 구도자들만의 특별한 것이 아니라 우리 일상에서 흔히 일어나는 현상임을 소개하고 있다.

우리는 매일매일 깨닫고 있으며 삶은 곧 '깨달음의 연속'이라는 것이다. 깨달음이 무엇인지 정확하게 모르고 무의식처럼 '깨달음'을 향해 돌진하기보단 깨달음이 육체를 통해 어떤 방식으로 일어나는지 깨달음과 몸의 메커니즘을 설명해 놓았다. CST로 보면 우리는 이미 태어날 때 '깨달음'을 얻는다. 매우 자연스럽게!

삶이란 '출생'이라는 공짜 티켓으로 얻은 '깨달음' 상태로 다시 되돌아가는 것이다. 다시 아이처럼 순수하고 맑은 상태로 되돌아갈 수 있다면 막 태어났을 때와 똑같은 조건이 갖추어진다면 우리는 다시 '깨달음'이라는 티켓을 잡을 수 있다. 이미 어른이 된 사람들에게 다시 '아이처럼 되어라.'라고 말하는 어처구니없는 상황을 우리의 삶은 원하는 것 같다. 그런 삶을 디자인한 이유를 제3장에서는 설명하고 있으며 그것은 '죽음의 기술, CST'로 이어진다.

돌고 도는 삶! 그래서 우리는 삶을 수레바퀴라고 표현한다. 수레바퀴의 삶을 CST로 보면 매우 심플해진다. 심각할 것은 없다. 다시 원래의 자리로 되돌아가면 우리는 깨달음을 얻는다. 지금도 이 책을 읽으면서 깨달음을 얻고 있을 여러분들의 가슴속에 어머니의 자궁 속에서부터 피어난 빛의 꽃향기가 나는 것만 같다.

원시반본, 공수래공수거라는 말로 책은 마무리된다.

책을 보다 간결하게 만들고 싶어 이미 썼던 많은 글들이 잘려 나가는 수고를 했다.

하고 싶은 말이 많았던지 주저리 주저리 수다가 느는 것이 보여 과감히 정리를 하고!

책 제목에 걸맞은 내용들로 꽉꽉 더 알차게 채워지도록 다시 한 번 마음을 비워 본다.

마음이 비워지니 그 속에 '감사함'이 채워지는 것이 보인다.

지날 세월을 돌이켜 보면 감사해야 할 일들이 일일이 열거할 수 없을 정도로 많았고 감사해야 할 분들은 또 얼마나 많은지…

무엇보다 감사하고 행복한 것은 같은 필드에 공명할 수 있는 이들이 지금 여기에 나와 함께 있다는 것이다.

같은 필드에 공명할 수 있는 이들이 있어서 행복하다.

올 해(2011년) 4월에 개원한 비디칸 CST 서초점 율란 아카데미와 벌써 3년째 꼿꼿히 분당점을 지키고 계시는 여빈 아카데미에 나의 사랑과 감사를 전하며 트라이앵글로 튼튼한 구조를 이룬 비디칸 모든 식구들에게 기쁨과 행복이 함께 하시길 바란다.

그리고 언제나 내 곁에서 영감을 주고 기쁨을 주는 남편 칸에게 깊은 존경과 사랑을 보낸다. 같은 공간에서 같은 일을 하다 보니 거의 24시간을 붙어 지내 그리 신비로울 것도 없는 부부지만 쌍둥이 처럼 이심전심으로 통하고 한 몸 같아 여간 든든하지 않다.직설적인 조언으로 나의 겸손이 땅과 맞닿지 않도록 매번 나를 깨워주는 가장 무서운 스승이기도 하다.글을 쓰면서 새삼 다시 닿는 감사는 역시 우리 생명의 창조자이신 부모님들이신 것 같다. 굳이 수련을 하지 않아도 사람은 나이를 들어가면서 저절로 깨달음을 얻는구나를 알게 해 준 나의 어머니 김 여사와 70세가 넘어서도 여전히 5살짜리 장난꾸러기의 모습을 간직하고 계신 나의 아버지 정 회장님 그리고 칸에게 생명을 불어넣으신 시어머니 이 여사님과 다른 하늘에서 지켜보고 계실 시아버지께 무한한 감사를 전하며 이 글을 마무리한다.

2011년 6월
시원한 집에서 푸른 산과 새소리를 들으며 비디 씀

|CONTENTS|

들어가며 · 5

 CST로 읽는 64 바디 패턴

1. 몸 안의 물이 당신을 말하다_16 레귤러 바디 패턴   24

- 01 프린세스형 (손 하나 까닥 안 하고 나오리라) · · · · · · · · · · 38
- 02 자기연민형 (아파야 산다) · 40
- 03 도피형 (병은 나의 쉼터) · 42
- 04 아이스 차일드형 (세상으로부터 숨어야 산다) · · · · · · · · 45
- 05 잠 못 자는 숲 속의 공주/왕자형 (잠들면 죽는다) · · · · · · 48
- 06 일동 차렷형 (움직이면 죽는다) · · · · · · · · · · · · · · · · · · 51
- 07 돈키호테형 (움직여야 산다) · 52
- 08 기진맥진형 (아~ 숨 쉬는 것도 힘들다…) · · · · · · · · · · · 55
- 09 풋시형 (무조건 튕겨 낸다) · 57
- 10 허리케인형 (몸이 자꾸 돌아가요) · · · · · · · · · · · · · · · · 60
- 11 후크형Hook (애걸복걸 무조건 나만 바라봐) · · · · · · · · · 63
- 12 침묵형 (더 이상 말하고 싶지 않아) · · · · · · · · · · · · · · · 66
- 13 카오스형 (뭐가 뭔지 모르겠어) · · · · · · · · · · · · · · · · · · 67
- 14 의지 충만형 (제가 할 수 있는 거라면 뭐든지~) · · · · · · · 70
- 15 인텔리전트형 (오케이! 이해하겠어요!) · · · · · · · · · · · · · 72
- 16 오픈 하트형 (모든 것을 받아들이겠어요!) · · · · · · · · · · · 73

스톡홀름 신드롬 패턴 · 76

2. 내 몸 안의 물, 가장 기본적인 4가지 성격 · · · · · · · · 84

- **01** 상승형 Inhalation Lesion · 91
  1) 오리지널 피오나형 2) 매지컬 피오나형
- **02** 하강형 Exhalation Lesion · 95
  1) 오리지널 올리브형 2) 매지컬 올리브형

3. 물길 따라 패턴도 바뀐다: 플루이드 라인 베이직 4 플레임 · · 100

- **01** 수직형 (지켜야 산다) · 101
- **02** 지그재그형 (벗어나야 산다) · 102
- **03** 시프트형 (줄을 잘 서야 산다) · 103
- **04** 회전형 (돌아야 산다) · 104

4. 물길 위에 생기는 6가지 액세서리 패턴 · · · · · · · · · · · · 105

- **01** 블록형 (막힘형) · 106
- **02** 링킹형 (새는 형) · 106
- **03** 스파이럴형 (회오리형) · 107
- **04** 백프레슈형 (울혈형) · 108
- **05** 덴스형 (응집형) · 109
- **06** 블랑크형 (비어 있는 형) · 110

5. 물속에 띄우는 6가지 색깔 · 113

- **01** 빠르고 느림의 색깔 · 114
- **02** 가볍고 무거움의 색깔 · 114
- **03** 냉하고 열함의 색깔 · 115
- **04** 건조하고 습함의 색깔 · 116
- **05** 맑고 탁함의 색깔 · 116
- **06** 강하고 약함의 색깔 · 117

6. 물이 지배하는 몸의 8제국! ... 123

- **01** 머리형 물의 제국 ... 128
  1) 뇌간형 2) 제4뇌실형 3) 실비우스형
  4) 제3뇌실형 5) 뇌하수체형 6) 송과체형
  7) 외측뇌실형 8) 편도체형
- **02** 목형 ... 139
- **03** 가슴형 ... 141
- **04** 심장형 ... 142
- **05** 간형 ... 142
- **06** 신장형 ... 144
- **07** 배형 ... 145
- **08** 천골형 ... 146
  1) 배꼽형 2) 제니털형 3) 꼬리형

7. 물길로 읽는 CST 64 바디 패턴 ... 148

8. 비디칸 CST 리딩법 4종 세트 ... 167

- **01** 티슈 바디 리딩 ... 170
- **02** 플루이드 바디 리딩 ... 171
- **03** SBJ 패턴 리딩 ... 172
- **04** 브레인 리딩 ... 174
  1) RTM 리딩 2) 뇌실 리딩

 물에서 태어나는 CST!

1. 물에서 태어나는 CST 194

2. 우리 몸은 물에서 태어나 물로 만들어진다! 196
- 01 수정란, 생명을 호흡하다 198
- 02 수정란의 빅뱅 206
- 03 생명력을 길어 올리는 중심축, 퍼크럼! 212
- 04 빛의 설계도로 생명을 빚는 법:롱타이드Long-tide ... 215
- 05 인간, 생명을 호흡하다 217
- 06 미드타이드 세상에 대한 요약 223
- 07 흙을 빚는 힘의 출현_CRI 224

3. 다차원적 홀로그램으로 보는 몸 228
- 01 라이트 바디Light body: 빛의 몸 236
- 02 타이달 바디Tidal body: 물결의 몸 239
- 03 플루이드 바디Fluid body: 물의 몸 241
- 04 티슈 바디Tissue body: 섬유의 몸 244
- 05 일렉트론 바디Electromagnetic body: 전기의 몸 245

4. 전자파의 위협: 핸드폰-컴퓨터-이어폰 삼형제의 역습 CST와 함께하면 더욱 건강해져요~ 251
- 01 소식 257
- 02 등산과 산책 264
- 03 일찍 자기 265

# Chapter 03 CST와 깨달음 그리고 다시 태어나기

1. 재탄생의 기술, CST   268

2. 제3의 깨달음   273

3. 껍질 깨기 : 공수래공수거하여 원시반본하기   277

4. 죽음의 기술, 바르도와 CST   283

책을 마무리하며 · 294

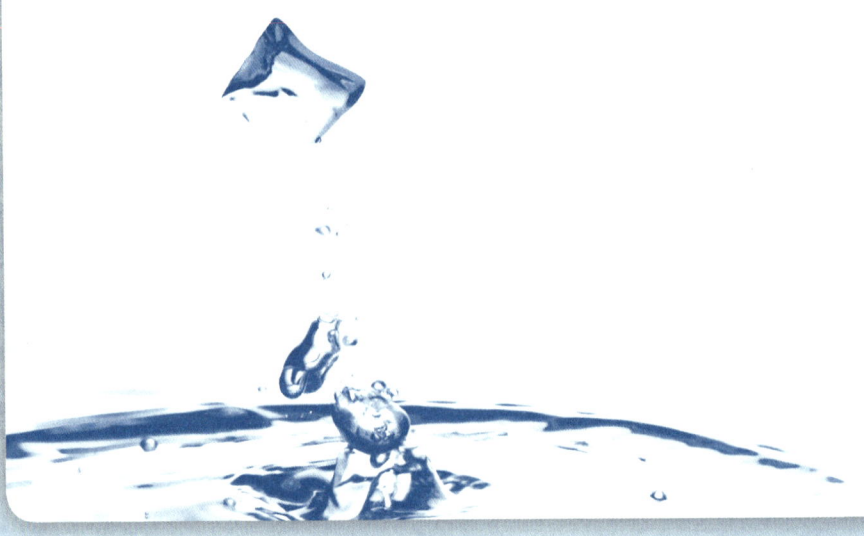

CST로 읽는 64 바디 패턴

몸 안의 물이 당신을 말하다_16 레귤러 바디 패턴 | 내 몸 안의 물, 가장 기본적인 4가지 성격 | 물길 따라 패턴도 바뀐다: 플루이드 라인 베이직 4 플레임 | 물길 위에 생기는 6가지 액세서리 패턴 | 물속에 띄우는 6가지 색깔 | 물이 지배하는 몸의 8제국! | 물길로 읽는 CST 64 바디 패턴 | 비디칸 CST 리딩법 4종 세트

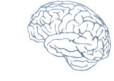

VIDHIKHAN CST
64 FLUIDBODY

01

몸 안의 물이 당신을 말하다
_16 레귤러 바디 패턴

리딩은 리딩일 뿐! No '점쟁이!'

우리 몸에 이상이 오면 가장 먼저 해야 할 것은 바로 정확한 '진단'일 것이다. 양의학에서는 진단을 위해 기본적으로 다양한 검사가 이루어지고 한의학에서는 진맥이나 기타 다양한 검사가 이루어질 것이다. 이 '진단'은 무엇 때문에 하는 것일까? 바로 여러분의 상태를 파악하고 원인을 찾고 처방을 알기 위해서다. 진단이 제대로 안되면 상태 파악도 안되고 원인도 모르고 원인을 모르면 처방도 쉽지 않다.

CST도 예외는 아니다. CST는 진단이 아닌 '평가 Reading'를 한다.

목적은 똑같다. 고객의 상태를 파악하고 현재 상태가 발생하는 원인은 무엇이며 그 원인에 적합한 테크닉을 선택하는 것이다. 평가가 안되면? 당연히 원인도 모르고 어떤 테크닉이 필요한지 판단이 안된다.

원인도 모르고 어떤 테크닉을 써야 될지 모를 때 필요한 것은? 바로

10 스텝 세션이라든가 우리 아카데미에서 CST 전문가 초심자들에게 제시하는 10 세션 매뉴얼(10회 시리즈 세션을 하는 동안 필요한 테크닉을 나열한 목록)이다.

처음부터 '리딩'이 가능하면 그보다 더 좋은게 있을까… 하지만 처음부터 리딩을 하는 사람은 없다. '기'에 능한 사람도 '물' 읽기는 힘들다.

그럼에도 불구하고 이 필드에 있다 보면 기고만장한 '기 치료사'들이 그까짓 물을 읽겠다고 덤벼드는데 내가 아는 몸속 물은 그런 '태도'를 가진 사람들에게 쉽게 모습을 보여 주지 않는다. 하여 그들이 읽어 내는 것은 다시 익숙한 '기'다. 물을 읽는 것은 누구나 훈련을 통해 연습을 하면 가능하다. 단, 기고만장한 마음만 쏙 빼고 말이다.

다시 '리딩'으로 넘어가서,

리딩을 제대로 하면 써야 할 테크닉이 제대로 보인다. 리딩을 잘해야 CST 전문가가 무엇을 해야 할지 정확하게 알 수 있다. 그래야 적재적소의 테크닉으로 고객의 몸 안에 봉인된 '치유 에너지'를 제대로 풀어낼 수 있다. 열쇠는 결국 고객의 몸 안에 있다. 우리는 그 열쇠를 찾을 수 있도록 라이트를 비춰 주고 이쪽으로 오시라 방향 제시도 해 주고 두려워하지 않도록 같이 있어 준다.

'리딩'을 한다는 것은 말 그대로 '읽는 것'이다.

'읽는 것'이지 '맞히는 것'이 아니다.

우리가 점쟁인가? 우리는 점쟁이가 아니다. 맞힐 필요가 없다. 읽을 것이 없으면 없다고 말해야 한다. 몸을 만지는 일에 있어 거짓이 있으면 내가 터치하는 몸이 내게 거짓을 한다. 몸을 읽는 일은 마치 판독하는 것과 같다. 같은 그림을 보고 어떤 사람은 '멋지다'라고 표현하고 어떤 사람은 별 감흥을 못 느낀다. 같은 노란 색깔을 보고도 어떤 사람은 '노란색'이라고 느끼고 어떤 사람은 '누리끼리한 색깔'이라고 말하는가 하면 어떤 사람은 '황금색'이라고 표현한다. 하지만 그들이 보고 있는 사물은 동일하다.

이와 마찬가지로 같은 고객을 '리딩'해도 CST 전문가마다 표현이 다를 수 있다. 하지만 정체지점, 커버가 발생하는 지점, 울혈이 생기는 지점은 같아야 한다. 즉, 물의 질(Quality)를 표현하는 데는 수천 가지 다양한 의견이 나올 수 있으나 구조를 읽는 것에는 동일해야 한다. 물론 노련한 전문가와 초심자 간의 차이가 있다면 노련할수록 더 많이 읽을 수 있다는 것이다. 더 잘 읽고 덜 읽어도 CST 테크닉의 초기 단계에서는 누구나 똑같은 처지가 된다.

CST 리딩과 '중립Neutral'

'읽는다'는 것은 무엇인가. 보이는 대로 느껴지는 대로 표현하는 것이다. 그것에는 읽는 자의 '개인적 감정'이 들어가서는 안된다. 그래서 '리딩법'에서 가장 중요한 것은 '중립 자세' 바로 전문가의 뉴트랄이다.

뉴트랄이란 말 그대로 '중립 상태'다. 이도 저도 아니고 이도 저도 되는 무한 가능성의 상태이면서 동시에 어느 쪽으로도 치우치지 않은 상태다. 리딩을 하는 전문가가 이미 생각의 색깔을 지닌다면, 편견을 가지고 있다면, 판단을 하려 한다면 제대로 된 리딩은 일어날 수 없다. 이미 '방향성'을 갖게 된 전문가의 리딩에는 이미 그 '방향'대로 결과가 나타난다.

리딩법은 아주 다양하다. 우리 생활 중에 가장 흔히 볼 수 있는 리딩법으로는 '오링 테스트'가 있다. 오링 테스트에 대해서는 의견이 분분하지만 CST 관점에서 본다면 일리가 있다. 하지만 오링 테스트가 논란이 생기고 그 정확도에 이의를 제기하는 이들이 많은 이유는 오링 테스트를 하는 '사람의 중립성'에 있는 것 같다.

마트를 가 보면 다양한 먹거리가 우리 눈앞에 펼쳐진다. 이 먹거리들 중 내게 맞는 것과 안 맞는 것을 찾고 싶은 욕망에 사로잡힌다. 마침 여러분의 친구가 '오링 테스트'에 일가견이 있는데다 시간까지 충분하다. 여러분과 친구는 마트 곳곳을 누비며 재미있게 사과를 잡고 오링 테스트를 하고 수박을 잡고 테스트를 해 볼 것이다. 어떤 경우는 손가락에 힘이 저절로 들어가서 떼려야 뗄 수가 없고 또 어떤 경우는 스르르 그냥 힘이 풀어져 버린다.

신기한 일이다. 이미 여러분은 흥분해 있다. 그렇다면 오링 테스트에 일가견이 있는 친구는 어떤 상태일까. 여러분과 함께 약간 들떠 있을 수도 있고 결과에 매우 집중되어 있을 수 있으며 또한 흥미로운 흥분 상태일 수도 있다. 이 상태는 이미 '중립'에서 벗어나 있다. 친구는 여러분이 좋아하는 과일에 손을 댔을 때 이미 마음속으로 '어, 저 과일 나 안 좋아하는데.'라고 생각을 했었을 수도 있고 무의식적으로 과일에 대한 '평가와 판단'을 했었을 수도 있다. 친구는 이미 결과에 대한 방향성을 가진다. 친구의 생각이 여러분의 오링 테스트 결과에 지대한 영향을 미칠 수도 있다면 과연 이 오링 테스트를 얼마나 신뢰할 수 있을까.

재미로 하는 오링 테스트는 얼마든지 즐겨라. 하지만 체질을 따져 약 처방을 하거나 섭생 방식을 선택해야 할 '신중한 일'에서는 마트에서 '내게 맞는 음식 찾기' 놀이로 오링 테스트를 하는 것과는 차원이 달라야 한다.

전문가의 상태가 반드시 '중립'이어야 한다. 적어도 '중립 상태'가 되도록 노력해야 한다. 중립 상태는 연습을 통해 충분히 가능하다. 우리는 전문가이기 이전에 한 인간으로서 삶을 통해 이미 많은 편견과 관념, 아집, 생각들을 쌓아 놓았다. 하지만 전문가이기 때문에 인간으로서 쌓아 놓은 개인적 역사물은 잠시 뒤로 밀어 놓아야 한다. 그것은 연습을 통해 충분히 가능하다. 리딩을 하기 전에 전문가가 '중립 상태'를 통해 무심의 상태가 된다면 리딩의 결과에 대한 신뢰도가 높아질 수 있다.

마음의 중화 Neutrization

비디칸 CST 전문가가 뇌진법 Fluid Reading을 통해 리딩하고자 하는 대상물의 대부분은 우리 몸속 '물'이다. 몸은 물이 담겨 있는 그릇이다. 그릇의 모양새를 CST 전문가들은 물의 모양새를 보고 가늠할 수 있으며 물의 흐름을 보고 곧 그릇의 모양새가 어떻게 바뀔 것인지 예측하곤 한다.

물이란 어떤 것인가?

CST 바이오다이나믹스 트레이닝에서 본 '워터Water'라는 다큐멘터리 영화는 우리에게 말한다. 물은 모든 기억을 저장할 수 있는 매개체라는 것과 물은 우리의 감정에 반응한다는 것이다. 다큐멘터리에서는 에모토 마사루의 저서 〈물은 답을 알고 있다〉에서 본 아름다운 물의 사진은 물론 일본 한 연구소에서 진행된 다양한 실험들을 소개했다.

가장 인상적이었던 것은 유럽의 한 성당에서 공업 용수가 '성수'로 변해 가는 과정이었다. 성당 안에 있던 성수를 모조리 빼내고 거기에 성당 밖에서 긴 호수로 공수된 어느 정도 필터가 되어 보이는 물로 가득 채운다. 이 사실을 모르는 채 성당에서는 신성한 기도와 노래, 음악이 평상시와 다름없이 진행된다.

시간이 얼마나 지났을까. 성당의 모든 일정이 끝났을 무렵, 공업 용수는 '성수'로 탈바꿈을 한다. 그것은 물 분자 구조의 변화를 통해 알 수 있다. 공업 용수였을 당시의 찌그러졌던 분자가 성당 내 신성한 기운이라도 받았는지 황금빛으로 빛을 내며 그 예의 '눈 분자 모양'으로 왕관처럼 당당하고 자신의 빛을 내고 있었다. 어떻게 이런 일이 가능할까. 영화에서는 성당 예배에 참석한 교인들이 이 물을 '성수'라고 믿었고 성수를 대하듯 신성시하였기 때문에 물은 황금빛 왕관의 모습으로 변신이 가능했다고 한다. **물은 바로 물을 바라보는 '신성한 마음'에 반응했다.**

몸 안의 물도 다르지 않다. 여러분이 눈앞의 대상을 어떤 방식으로 바라보느냐에 따라 그 대상물에 담겨 있는 '물'에 섬세한 변화가 일어난다는 얘기다. 여러분이 상대방을 사랑스러운 마음으로 바라본다면 상대방 내부의 물도 사랑스럽게 빛을 낼 것이다. 여러분이 상대방을 분노로 바라본다면 상대방 내부의 물도 분노로 그 모습을 바꿀 것이다. 물은 여러분이 '어떻게 바라보느냐'에 따라 변화무쌍하게 그 모습을 바꿀 수 있는 변신의 귀재다. 그래서 CST 바이오다이나믹 필드에서 이 영화는 다시 한 번 이 분야의 전문가들에게 강한 요청을 하는 것 같다.

CST 전문가들이여, 부디 자신의 상태부터 정화하소서…

우리의 상태가 중립 상태가 아니라면 우리의 리딩은 어떤 방식으로든 치우치게 되어 있다. 그럼에도 불구하고 CST 전문가가 되어 간다는 것은 '중립' 상태에 도달하는 속도와 꼭 비례하는 것은 아니다. 이것은 매우 상대적이다. 감지가 어려운 초심자 시절에는 오히려 '중립 상태'에 더 쉽게 도달한다. 중립이 잘 안되는 이유는 '대상'을 알고 대상에 대한 치우친 마음이 생기기 때문인데, 초심자 시절에는 그 '대상'이 잘 안 보이다 보니 치우칠 마음도 자연스레 덜해지는 것 같다. 그냥 맘 편하게 앉아 있다 보면 '중립 상태'에 도달하게 된다. 초심자 때 오히려 더 쉽게 '중립 상태'에 도달하는 아이러닉한 일이 실제로 이 CST 필드에서는 일어난다.

상대를 알기 시작하면 그것에 대한 반응 기제가 일어나는 것 같다. 리딩 스킬이 발전할수록 우리는 몸 안의 물과, 대상과 더욱 가까워진다. 전문가가 되어 간다는 것은 '중립 상태'가 되어 가는 과정을 스스로 지켜보는 것과 같다. 가까워질수록 여러분은 안달이 나고 숨겨진 흥분을 동반한 미세한 '긴장'이 발생하기 시작한다. 그럼에도 불구하고 '중립'이 되도록 노력한다면 리딩에 큰 영향을 미치지 않는다는 것을 전문가는 잘 알고 있다.

하지만 어느 시점에서 전문가는 자신도 모르는 찰나에 '중립' 상태에서 벗어나 고객의 물속으로 첨벙 다이빙을 하고야 만다. 전문가의 감지하려는 마음이 중심을 잃고 다이빙을 하는 순간, 고객의 물은 출렁이며 반응하기 시작한다. 이때부터 우리는 정확한 리딩의 적정 수준을 벗어나 '반응하는 물'을 읽기 시작한다. **'반응하는 물'은 그 사람이 아니다.** 리딩은 반응하는 물을 읽는 것이 아니라 있는 그대로의 물 상태를 읽는 것이다.

물이 담겨 있는 그릇(몸)이 가진 개인의 과거와 오늘이 담긴 역사를 읽는 것이지 그 역사를 읽겠다고 타임 캡슐을 타고 미래에서 불쑥 찾아온 불청객에게 자신의 정보를 빼앗기는 것처럼 읽혀서는 안된다는 것이다. 그것은 저항을 일으킨다. 하여 가장 먼저 CST 리딩에서 필요한 것은 전문가가 스스로를 '중립 상태'에 있을 수 있도록 '자각'하는 것이다. 자각을 하면 스스로 긴장된 마음, 더 읽어 내려는 마음, 더 잘하려는 욕심의 마음을 중화할 수 있다. 중립 상태로 다시 되돌아갈 수 있다.

이것을 위해 나는 지금도 연습하고 노력하고 있다. 17년 정도 했으면 누워서 떡 먹기처럼 순식간에 '뉴트랄' 상태로 진입할 수 있을 것 같은데 그것이 생각처럼 일어나진 않는다. 우리가 접속하는 대상이 다름 아닌 살아 있는 인간의 물속이기 때문인 것 같다. 변화무쌍하게 마치 터치폰(아직도 나는 터치폰 때문에 당황스러울 때가 많다. 그저 살짝 스쳤을 뿐인데 뭔가가 의도하지 않게 작동한다…)처럼 어떤 외부의 자극에도 긴밀하게 상호 반응하며 움직여 가는 '물의 속성' 때문에 CST 전문가는 최대한 '중립' 상태가 되어 물이 보여 주는 어떤 움직임에도 반응해서는 안된다. 물의 움직임에 어떤 판단도 일어나서는 안된다.

그냥 모든 것을 있는 그대로 봐야 한다. 그래야 제대로 읽을 수 있다. CST 리딩을 제대로 하려면 먼저 전문가의 마음부터 정리를 해야 한다. 중립 상태에 도달하기 위한 마음의 정리, 이것을 나는 '중화'라고 표현한다.

자각을 통한 뉴트랄!

나를 중화하는 단계는 '자각'을 통해 일어난다. 내가 똑바로 서 있는지, 내가 옆으로 삐딱하게 서 있는지 스스로 깨닫지 못하면 수정이 안된다. 전문가가 고객의 물속으로 뛰어들었다는 것을 알지 못한다면 빠져나오지 못한다. 전문가는 자신이 만들어 낸 '반응하는 물'을 열심히 읽어 고객에게 브리핑을 할 것이다. 그것도 제법 고객의 상태와 얼추 비슷하여 전문가는 자신의 리딩 실력에 대해 자신감을 보일 수 있다.

하지만 세션 프로그램으로 들어가면 달라진다. 리딩은 고객과 첫 만남에서 몸의 시스템이 우리가 무엇을 하는지 정확하게 모르는 상태여서 상대적으로 방어 기전이 크게 작동되지 않는 상태다. 그래서 전문가가 좀 욕심을 부렸다 해도 감히 읽어 낼 수 있다.

CST가 리딩 한 번으로 끝난다면 문제는 없다. 하지만 리딩은 리딩일 뿐 그다음 단계로 우리는 나아가야 한다. 본 게임인 세션 프로그램에서 지속적인 몸의 리딩이 이루어져야 한다. 하지만 물의 세계는 한 번 이상 자신을 무방비 상태로 두지 않는다. 첫 세션이 시작되면 전문가는 쉽게 안정이 되지 않는 고객의 물 상태를 맞이하게 될 것이고 그것이 전문가의 '뉴트랄' 상태에 대해 다시 한 번 돌아보게 만들어 줄 것이다. 제대로 감지를 하는 전문가를 전제로 해서 하는 얘기다.

결국 CST 세션 프로그램을 진행하다 보면 전문가는 계속해서 자신의 뉴트랄 상태를 돌아볼 수밖에 없는 시츄에이션이 벌어진다. 뉴트랄 상태가 되지 않는다면 우리는 다음 단계로 들어갈 수 없기 때문이다. 뉴트랄 상태를 되돌아보는 것, 바로 '자각'이다! 이것이 CST 바이오다이믹스 필드의 열쇠다. 자각을 통해 뉴트랄 상태가 일어나야만 바이오다이나믹스 필드는 열리고 그 속에서 치유가 일어난다.

이것은 과부하가 걸린 TV를 손보는 것과 같다. 열이 나서 연기가 나고 있는 TV를 고치려고 달려들었다간 손만 데고 아무것도 할 수 없다. 열이 식을 때까지 기다려야 한다. 성급하고 놀란 마음을 안정시키려고 자리에 앉아 깊이 호흡을 내리고 가만히 있는다. 마음을 중화시킨다. 그래도 여전히 안정이 잘되지 않는 마음이 보이면, 기다리면서 계속해서 노력한다. 노력을 하는 동안 TV도 안정이 되어 간다. 연기가 사라지고 열이 식고 나면 제대로 TV 내부의 탄 부위를 볼 수 있고 어디가 탔는지를 알아야 필요한 부속품을 알 수 있다.

몸도 마찬가지다. 현재 일어나고 있는 삶의 경험에 출렁이고 있는 물들이 조용히 가라앉을 때 기다려야 한다. 일단 내가 조용히 가라앉으면 내 앞에서 일어나는 출렁임도 가라앉는다. 나의 중립이 상대방의 중립을 가져온다. 중립 상태가 일어나 모든 것이 고요히 안정되면 우리는 그 밑을 유유히 흐르고 있는 물의 실체를 힘들지 않게 볼 수 있다.

출렁이는 물속에서 감지할 수 있는 것은 '출렁임'이다. 출렁임은 그저 출렁임일 뿐, 어떤 것도 아니다. 우리가 접속해야 할 생명의 움직임은 출렁임보다 더 깊은 곳에서 울림처럼 퍼져 나오는 거대한 물의 흐름이다.

물은 지금도 내 몸속에서 내가 이 글을 열나게 쓰는 동안 출렁이고 있다. CST는 이 출렁임에 관심을 두지 않는다. 출렁임은 그저 지금 내가 타이핑을 하고 있는 내 활동의 반응일 뿐이다. 일어나는 반응 그 너머를 바라보아야 우리는 진정한 리딩의 대상에 접속할 수 있다. 그것을 위해 반드시 필요한 것은 바로 전문가의 뉴트랄 상태다. 뉴트랄 상태가 되기 위해 필요한 것은 '중화'다. 중화를 위해 필요한 것은 바로 나를 '자각'하는 것이다.

CST로 나를 수련하다

자각을 위해 우리는 몇 가지 프로토콜을 가지고 있다. 보다 쉽게 뉴트랄 상태를 들어가기 위해서다. 이 프로토콜은 세션 전이나 중간이나 마무리에서도 끊임없이 지속되어야만 하는 전문가의 필수 사항이다.

초심자일 때는 이 순서대로 스스로의 상태를 자각해 나간다면 경험이 쌓이고 숙련이 되면 세션 내내 '자각' 상태가 되어 버린다. 물론 정신이 가끔씩 저쪽 알 수 없는 곳에 가 있기도 하고 아예 '멍' 때리기도 하지만 '자각'은 언제나 나를 지금 여기로 소환할 수 있다. 자각을 하는 '나'라는 존재가 마치 따로 작동하고 있는 것처럼 아주 자연스럽게 주시자처럼 '자각의 메커니즘'이 작용한다. 수행이 따로 없다.

지금 여기 내가 중립 상태, 뉴트럴로 있을 수 있도록 '자각'을 하고, 뉴트럴에서 벗어나는 것을 보는 순간 자각을 통해 중화를 하면 뉴트럴 상태로 다시 돌아온다. 언제나 세션 중에 깨어 있어야 우리는 '뉴트럴' 상태를 유지할 수 있다. 그래서 나는 CST로 나를 수련한다. 따로 수행을 하기 위해 수련 도장을 찾거나 마음을 안정시키기 위해 성당이나 절로 갈 필요가 없어졌다. 도곡동 내 사무실에서 하루에 5명의 아름다운 물소리(고객의 몸)에 접속을 하고 있으면 저절로 나를 바라보게 된다.

뉴트럴에 도달하기 위해 뉴트럴되어 가는 과정을 지켜보고 뉴트럴에 방해되는 내 몸 구석구석의 긴장을 찾아 풀고 뉴트럴을 위한 프로토콜들이 자동 진행되고 있음을 바라본다. 포지션을 바꾸어도 같은 일은 지겨우리만큼 반복된다. 하지만 나는 매우 진지하게 뉴트럴 상태에 임하고 있으며 또한 뉴트럴 상태에 도달하기 위해 노력한다. 이 점이 나를 매우 실망시키는 부분이기도 하다.

17년을 하고도 아직도 노력을 통해 뉴트럴 상태에 도달해야 하나, 손만 딱 대면 저절로 뉴트럴 상태에 도달이 될 법도 한데 말이다. 때론 이런 자괴감이 TV '생활의 달인'을 보면 더 진하게 느껴질 때가 있다. 생활의 달인들은 짧게는 6, 7년 만에 달인이 되고 대부분은 16년 이상이 되면 달인이 되더구만 나는 17년을 했는데 달인은커녕 명함도 못 내밀겠다. 달인이 뭐냐, 이미 종사하시는 분야의 감각이 통달되어 저절로 뭔가가 일어나는 경지가 아니던가.

나는 아직도 노력을 해야 하는 관계로 달인의 대열에는 낄 수도 없겠고 아마도 30년쯤 하면 손만 대면 척 하니 '뉴트랄' 상태에 도달하여 '달인의 경지'에 오를 수 있지 않을까. 그날이 될 때까지 부지런히 가야 한다. 달인의 경지가 무엇인지 아직 모르는 나로서는 새로운 목표가 생긴 것 같아 앞으로의 여행길이 더욱 신이 난다.

달인의 경지를 넘보는 가장 큰 이유는 이쟈크 벤토프의 저서 〈우주심과 정신 물리학〉에서 나오는 리듬 편승 효과에 있다. 전문가인 나에게 '뉴트랄' 상태가 일어나면 내가 접속하고 있는 고객의 몸도 곧 뉴트랄 상태가 일어날 수 있는 것! 즉 내게 일어난 뉴트랄이라는 리듬으로 고객의 리듬이 합류하는 것이다. 함께 공명하는 것이다. 뉴트랄 속에서 고객의 몸은 스스로 치유할 수 있는 첫 단계에 진입하게 된다. 스스로 치유할 수 있게 된다. 전문가의 뉴트랄은 '치유하고자 하는 마음' 또한 버릴 때 비로소 형성되므로 모든 마음을 내려놓아야 한다.

CST 바이오다이나믹스에서의 전문가의 역할은 바로 이것이다. 흥미로운 점은 리듬 편승이 역방향으로도 일어날 수 있다는 것이다. 고객의 혼란스러운 상태가 전문가에게 전달될 수도 있다. 하여 CST 전문가는 정신을 바싹 차리고 어떤 경우에도 뉴트랄 상태를 유지할 수 있도록 매 순간 자각해야 한다. 우리가 뉴트랄 상태를 유지할 수 있다면 고객의 쓰나미 같은 혼란 상태도 뉴트랄이라는 리듬에 중화되어 잔잔한 바다로 변할 수 있다.

어떤 곳도 바라보지 않는다.
어떤 곳으로도 갈 필요가 없다.
어떤 것에도 마음을 쓰지 않는다.
지금 여기에

있는 그대로 그저 바라본다.

이것이 바로 뉴트랄이며 중립 상태다.
불교에서 말하는 삼매라는 것이 바로 이런 것은 아닐지.

CST를 통해 펼쳐지는 '삼매' 속에 우리는 온 우주의 치유 리듬에 어느새 편승되고 있다.

16 베이직 바디 패턴

우선 이 공간을 빌려 많은 분들께 감사의 마음을 전하고 싶다. 비디칸에 대한 깊은 신뢰로 세션 프로그램에 참가하고 계시고 또 참가하셨던 고객들은 물론 우리가 개최하는 강의에 참석하신 참가자들을 통해 우리는 긴 세월 끊임없이 배울 수 있었고 진화할 수 있었다.

세션 프로그램에 참가하신 참가자들의 개별적인 몸에서 발견되는 공통적인 우주, 그 우주는 또다시 수천 갈래의 실가닥처럼 매우 독특하고 개성 있는 하나의 독립된 개체로 변하는 것을 보았다. 강의를 한답시고 2003년부터(CST를 시작한 지 8년 만에 전문가 코스를 오픈함) 시작된 CST 전문가 트레이닝에서는 다양한 전문 분야의 전문가들과 생활의 달인 주부님들의 경험을 통해 나는 내 자신이 지속적으로 발전할 수 있는 동기를 부여할 수 있었다. 이 모든 것들이 얼마나 고맙고 또 고마운지 세션 프로그램을 할 때마다 혹은 강의를 진행할 때마다 새롭고 진화된 모습을 보여 드리려 계속 나를 노력하게 만든다.

여기 소개되는 다양한 CST 바디 패턴들도 지금 여기 나를 있게 해 준 많은 분들의 숭고한 보임에 있다. 몸들이 보여 준 다양하고 색다른 세계에 대한 탐험이 없었다면 바디 패턴에 대한 통찰은 나오지 않았을 터이다. 이 글들이 쏟아져 나올 수 있었던 것도 다 그 덕분이니 다시 한 번 이 공간을 빌려 깊은 감사와 사랑을 전한다.

자, 그럼 본론으로 들어가서 64 바디 패턴으로 곧장 들어가기 전에 먼저 16가지 베이직 바디 패턴을 소개하고자 한다. 16가지 베이직 바디 패턴은 어떤 특정 패턴을 딱 지정했다기보단 오히려 패턴을 넘어 몸이 가진 '전형적 성질'에 대해 16가지로 나눴다고 해야 할 것 같다. 같은 패턴을 가지고 있어도 다른 성질이 나올 수 있다. 태어난 환경과 경험이 다르면 패턴은 비슷한데 나오는 증상도 다르고 표현되는 고객의 성품도 다를 수 있다.

몸 내부의 물 상태에 변화가 일어나면 이 패턴들도 변한다. 그래서 CST 바디 패턴에서는 어떤 전형적인 방식으로 생각을 고정하시지 말 것을 다시 한 번 당부드린다. 세션 프로그램이 어느 정도 진행된 뒤 참가자들에게 내가 한 마디로 현재의 상태를 꼭 짚어 얘기할 때 이 16가지 패턴 중의 하나를 선택한다. 듣자 마자 자신의 상태가 명료해지고 '아하' 하고 알아차린다. 각 패턴마다 보시기 지루해하지 마시라, 내가 직접 그린 그림들로 데코레이션을 해 보았다.

01 프린세스형 (손 하나 까닥 안 하고 나으리라)

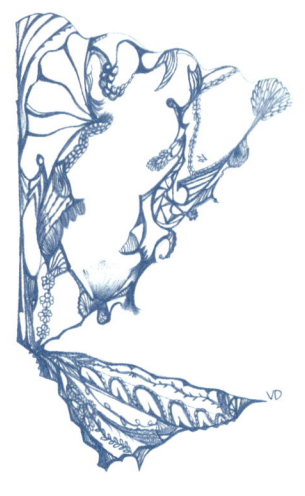

몸이 게을러서 절대로 자기 힘으로 뭔가를 하지 않고 자기 힘으로 하는 것은 어느 시점에서는 극복하지 못하고 그만두고 핑계를 댄다. 이런저런 핑계가 많아 몸을 치유하고 개선하는 데 시간이 많이 걸린다. 자신의 몸을 공주처럼 끔찍이 여기면서 귀하게 군다. 하지만 게을러서 남의 손을 빌려 자신을 세우려 든다.

몸이 내게 이렇게 말하는 것 같다.
"난 공주야, 그러니까 네가 다 알아서 해~"
그럼 나는 하녀란 말인가.

괘씸한 생각이 들 법도 한데 오히려 안쓰럽고 안타깝다. 매우 여리고 착한 성품을 지니신 참가자들이 대부분이며 기억하지 못하는 어떤 특정 사건과 사고를 통해 자신을 보호하려는 기전이 과하게 나타날 때 드러나는 패턴 중의 하나다.

대부분 출생 후 만 5세 이전, 몸이 기억하고 있는 '몸 기억' 패턴이다. 이 패턴이 해소되지 않은 상태에서 우리는 성장을 하게 되고 성인이 되어 패턴이 형성되었을 당시와 맞먹는 스트레스나 상황을 경험하면 잠자던 '프린세스형' 패턴이 깊은 잠에서 깨어나 지배를 시작한다. 더 이상 위험한 상태가 아님에도 불구하고 스스로 자신이 다칠까 두려워 철저하게 자신을 보호하고 행여라도 깨질까 '금지옥엽'처럼 자신을 다룬다.

지나친 '자기 사랑'으로 이기적으로 보일 수 있으나 내면에서는 아직도 겁을 먹고 떨고 있는 '어린아이'가 있다. 또 다치면 어떡하지, 아냐 누군가를 통해 그것을 막아야 해!

　기억하지도 못하는 시기에 위험한 상황을 경험하면 트라우마 패턴이나 쇼크 패턴으로 넘어가지만 독특하게 '공주형' 패턴으로 드러나는 것은 어린 시절 위험한 상황에서 경험한 부모님의 케어 방식과 그 케어 방식을 받아들인 개인적 성향인 듯하다.

　같은 경험을 해도 나타나는 패턴은 매우 다르다. 현재는 '프린세스형'으로 나타날 수 있어도 CST를 통해 변화가 일어나면 다른 패턴으로 넘어갈 수 있다. 다른 패턴으로 넘어가지 못하면 세션 프로그램의 진행 기간이 길어질 수도 있다. 자신의 의지가 약하다 보니 CST 세션 외에 스스로 하면 더 도움이 되는 것들, 예를 들면 가벼운 산책을 한다거나 자기 전에 스트레칭을 한다거나 단 음식을 줄여 본다거나에 대한 나의 조언을 아주 가볍게 무시한다. 무시하려 해서 무시하는 것이 아니라 의지가 약하여 지키지를 못한다.

　이런 케이스는 CST를 통해 몸의 컨디션이 좋아지다가도 강한 스트레스를 만나면 바로 '현재의 건강한 패턴'을 포기하고 '공주 상태'로 재빨리 돌아간다. 그리고 지나친 보호로 오히려 신경계가 매우 불안정해진다. 몸을 크게 쓰지 않고 머리를 굴리다 보니 하체가 약하고 물들이 주로 가슴 윗쪽에서 분포되어 있어 소화가 어렵고 과민하며 쉽게 상처를 받는다.

　프린세스형을 만나면 처음부터 강하게 나가지 않는다. 내가 만나고 있는 사람은 30대의 통통하고 귀여운 여성이 아니라 아직도 겁에 질려 자신에게 누가 해를 가할까 잔뜩 겁을 먹고 있어 쉽게 이완하지 못하는 '내면의 상처받은 어린아이'이다. 시간을 두고 몸이 스스로 열 때까지 기다릴 수도 있고 CST 테크닉을 통해 깊은 이완 상태를 참가자의 몸이 갈 수 있는 수준까지- 도와줄 수도 있다. 잠을 깊이 자지 못해 몹시 피곤한 상태가 대부분이라 CST를 통해 깊은 잠을 경험하는 것만으로도 '충전'이 된다.

충전이 되어 힘이 생기면 공주께서도 서서히 몸을 쓰려 하신다. 쓰고 싶지 않아도 몸에서 힘이 생기면 누구도 가만히 있지 못한다. 몸이 들썩들썩 저절로 움직인다. 이때 CST 전문가가 주의해야 할 점은, '프린세스 패턴'이 형성되는 동기가 될 수 있었던 부모님의 물심양면 금지옥엽 케어 방식보단 중심을 잡고 객관적으로 참가자를 지지하는 태도를 보여야 할 것이다.

무의식적으로 받아들이고 해석한 부모님의 케어 방식에 다시 기대지 않도록 누군가의 손을 빌려 자신을 세우려 들지 않고 '내면의 아이'가 두 발로 스스로 설 수 있도록 CST 전문가는 섬세한 부분까지 볼 수 있어야 하고 도와야 한다.

02 자기연민형 (아파야 산다)

'병증'을 치유하고자 하는 의지가 아예 없다. 겉으로는 꼭 치유하고 싶고 힘들어 죽겠다는 말을 반복하지만 자신의 '병'을 무기로 가족의 사랑과 관심을 받고자 한다. 이런 케이스는 스스로 장시간 '병' 속에 자신을 가둔다. 무의식적으로 아프길 원한다.

세션이 진행되는 동안 전문가는 이런 의문을 가지게 된다.
'과연 이 몸이 진정 원하는 것은 무엇일까…'
참가자가 겉으로는 매우 적극적으로 치유 과정에 동참하고 있는 것처럼 보이지만 치유의 결과는 언제나 참담하다. 몸이 이젠 제대로 서나 보다 싶으면 무너지고 진짜 제대로 안정 시기에 왔나 보다 하면 여지없이 무너진다.

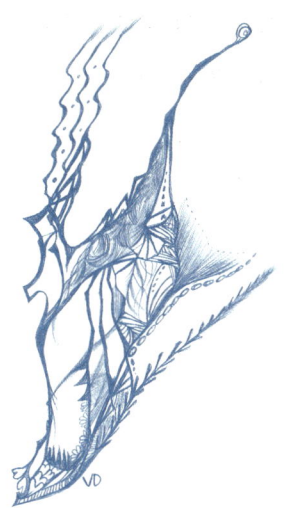

무엇 때문일까에서 시작된 의문이 '과연 이 몸이 진정 원하는 것은 무엇일까?'로 바뀐다. 전문가는 본능적으로 참가자의 몸이 '치유'를 원하지 않는다는 것을 알게 된다.

몸은 목적을 갖고 균형을 무너뜨렸다. 목적을 갖고 아프기 시작했다. 이유 없이 몸이 아플 수는 없다. '이유가 없다.'에 대한 대부분의 답은 우리의 '무의식'에 숨겨져 있는 것 같다. 이유가 없다기보단 '알고 싶지 않다.'가 더 올바른 표현일 수 있다.

원하는 사람으로부터 사랑과 관심을 지속적으로 받고 싶은데 진작에 그 사람은 자신에게 그럴 마음이 없으면 아파서라도 그 사랑과 관심을 얻어야 한다. 목적을 위해서 몸이 아파야만 살 수 있다. 이런 케이스는 밑 빠진 독에 물 붓기다. 하지만 참가자의 표면 의식은 하루 빨리 건강해지고 싶어 한다.

그래서 CST뿐만 아니라 건강에 좋다는 것은 다 시도한다. 단, 진짜 건강해지는 수준을 절대로 넘지 않는다. 그러다 보니 좀 좋아졌다 다시 나빠졌다를 반복하게 되는데 전문가가 몸의 깊은 무의식을 알아차리지 못한다면 지치기에 딱 좋은 패턴이다.

건강이 좋아진다 싶으면 어김없이 어떤 방법을 동원해서 자신을 피곤에 지치게 만들어 컨디션을 뚝 떨어뜨린다. 그리고는 '아, 저 죽겠어요.'

라고 말하는 패턴이 어김없이 반복된다. 이 패턴이 바뀌기 위해 필요한 것은 '생활 방식'의 대대적인 개선과 사랑과 관심을 원하는 대상을 직면하고 인식하는 것이다. 더 나아가 건강한 몸이 오히려 더 사랑과 관심을 받을 수 있다는 경험이 필요하다.

이런 케이스의 깊은 곳에는 '가족 이슈'가 있다. 참가자는 무의식적으로 어린 시절 부모로부터 받은 적절치 못한 대우를 현재 자신이 속해 있는 가족 중 남편/와이프나 자식에게 요구하고 있을지도 모른다. 하지만 남편/와이프는 남편/와이프일 뿐 어린 시절 아버지/어머니가 될 수 없고 자식은 또한 자식일 뿐이다.

참가자의 깊은 내면에 똬리를 틀고 있는 피해의식과 자기 연민의 근원에 대한 접근은, CST를 통한 깊은 이완과 안정 상태에서야 제대로 볼 수 있고 편안하게 직면할 수 있다.

03 도피형 (병은 나의 쉼터)

충분히 회복할 수 있는 힘이 있지만 현재의 여건이 회복을 해도 비전이 없을 때는-몸이 낫는다 해도 현실적으로 직장을 가지기 힘들거나 가족들로부터 공격을 받을 수 있다고 생각될 때- 개선이 되다 가도 다시 '병증' 상태로 회귀! 이 경우는 가족의 뒷받침과 가족의 지지 없이는 혹은 한쪽 부모의 반대와 질시가 있을 때는 쉽게 개선되지 않는다.

이미 '치유 과정'의 마지막 단계에 다다랐다. 하지만 무슨 이유인지 그 마지막 단계를 가려 하지 않고 오히려 서서히 무너지기 시작한다. 갑자기 현재까지 끌어올린 좋은 컨디션을 일부러 무너뜨리려는 듯 평소에 주의를 하던 음식을 마구 먹는다든가 컴퓨터를 밤 늦게까지 한다든가 친구를 만나 오랜 시간 밖에서 논다든가 뻔히 알면서 자신의 건강 상태를 방해한다. 표면 의식에는 '건강이 많이 좋아져서 이 정도는 괜찮을 줄 알았어요.'라고 말한다.

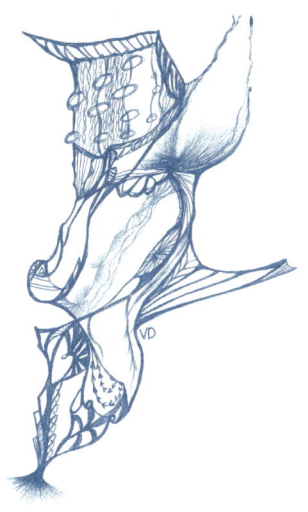

하지만 이런 패턴이 반복되면 무의식에서 무엇인가가 말을 하고 있는 것이다. 무의식의 소리를 들을 수 있는 것은 몸 안의 '물'을 통해서다. 물은 여러분의 표면 의식, 잠재 의식, 무의식 등 여러분의 모든 것을 담고 있다. 도피형의 경우 '물'은 대개 이렇게 말한다.

"큰일 났다. 이런 식으로 몸이 완전히 건강해져 버리면 어떡하지?"

건강해지기 위해서 CST 프로그램에 참가한 사람이 '건강해지면 어떡하지?'라며 걱정을 한다. 걱정을 하고 있는 물의 소리를 듣고 나면 다음 할 일은 참가자에게 직접 물어보는 것이다. 정공법을 택하는 것이 가장 빠르지만 대부분 무의식에서 일어나는 일이라 물어보면 스스로 답을 못한다.

몸이 건강해지면 큰일이 날 일이 과연 무엇일까. 몸이 건강해지면 아이들은 새처럼 날아 신나게 놀 일만 있을 것이고 성인이라면 새처럼 날아 사회로 나아가야 하거나 가족의 일원으로서 그간 맡지 않아도 될 '역할'과 '책임'을 떠안게 될 것이다. 사회로 나가 자신의 역량을 발휘하고 소위 '돈도 벌어야 한다.' 하지만 아픈 관계로 대부분의 시간을 몸을 회복하는 데 보냈는데 이제 그 회복의 고지가 눈앞에 보이는데 사회로 나아가는 문 앞은 전혀 안 보인다.

이런 경우 대부분 도피형 패턴을 보이며 몸이 건강해지는 것을 무의식이 거부할 때가 있다.

건강해지면 뭔가를 해야 한다. 병은 나의 유일한 쉼터였다. 아픈 동안에는 눈엣가시 같은 언니도 내가 하고 싶은 독설을 퍼붓지 못하고 시금치의 '시'자도 싫을 정도로 맘이 맞지 않는 시어머니도 내게 말을 가려서 한다.

하지만 내가 다시 건강해진다면… 생각만 해도 끔찍한 일들이 벌어지겠는걸… CST 프로그램을 진행하면서 많은 참가자들이 다시 찾은 건강으로 사회로 복귀를 하여 자신의 능력을 맘껏 발휘하는 것을 보았고 심지어는 직업을 바꾸어 진정 자신이 원했던 방향으로 과감히 도전을 하기도 했고 더 나아가 자신의 회사를 창업하는 멋진 일들을 많이 보았다.

하지만 '도피형'은 자신이 없다. 아직 준비가 되어 있지 않다. 이런 경우 발목이 잡히는 '치유 과정'을 부드럽게 넘어가기 위해서는 가족들의 전폭적인 지지가 필요하다. 건강해졌다고 사회가 두 손 두 팔을 벌리고 웰컴하지는 않는다.

건강은 매우 개인적인 일이다. CST 세션으로 불안해진 신경계를 더욱 안정시켜서 참가자가 자신의 상태와 자신의 처지를 똑바로 인식하게 도와주어야 한다. 다음, 충분히 안정된 시스템으로 현실을 똑바로 대면하면 참가자는 현시점에서 필요한 것이 무엇인지, 현시점에서 무엇을 원하는지를 정확하게 보게 된다. 모든 것이 명료해지면 가야 할 방향이 조금씩 보이기 시작한다. 더 이상 '아픔과 병'으로 도망가지 않도록 스스로를 격려하고 지지해야만 이미 눈앞에 놓인 '건강'의 고지에 다다를 수 있다.

그 곁에 CST가 함께 힘이 되어 줄 것이다.

패턴에 얽매이지도 말고

패턴에 고정되지도 말고
흐르는 물처럼
삶은 흘러야
살아 있다.

04 아이스 차일드형 (세상으로부터 숨어야 산다)

정신적, 물리적 충격으로부터 자신을 세상으로부터 격리시킨 대표적인 케이스. 충격으로 놀란 자신의 '내면의 아이'를 극심하게 보호하고 싶어 세상과의 소통을 일시적 혹은 영구적으로 단절한 상태. 지극히 보호 기재에서 발현. 얼음 속에 갇힌 아이.

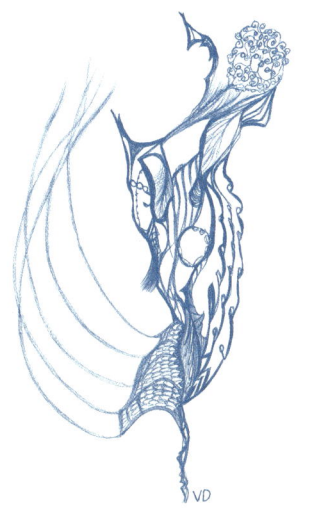

대부분 엄마 뱃속에서나 출생 시의 충격으로 발생하는 전형적인 트라우마 패턴이다. 요즘은 출생 이후 겪은 충격으로 세상으로부터 숨는 패턴으로 나타나기도 한다.

너무 충격이 크면 우리는 할 말을 잊어버린다. 아이들은 말을 배우기도 전에 경험한 엄청난 충격에 아예 '말과 연결된 센서'를 닫아 버린다. 말을 배운 후에 받은 놀람으로도 아이는 어떻게 말을 해야 할지 말문이 엉켜 버린다. 그래서 더욱 쉽게 자기 세상으로 더 깊이 들어가 버리게 된다.

자기 안에 갇힌 아이.

자신의 세상에만 있는 아이.

육체의 나이가 얼마이건 갇힌 것은 '아이'다.

세션 프로그램을 진행하는 데 있어 가장 도전심을 느끼게 하는 패턴이면서 동시에 가장 감동이 따른다.

자기 안에 갇힌 아이들도 언어를 사용하는 케이스와 전혀 사용하지 않는 케이스에 따라 매우 다른 결과가 나타난다. 그 결과를 좌우하는 것은 '교감'에 있다. 아이들은 세상과 더 이상 '교감'을 하지 않겠다고 '넌 절교야!'라고 이미 선언한 상태다.

하지만 CST를 통해 '교감'이 일어난다는 것은 매우 좋은 사인이다. 아이들이 천천히 눈을 돌려 바깥을 보기 시작한다는 것이다. 천천히 내 눈을 응시할 수 있고 내 소리에 대답도 할 수 있다는 것이다. 아이스 차일드 패턴의 열쇠는 '교감'이다.

문을 너무 오래 닫고 있으면 여는 법을 까마득하게 잊어버린다. 어떻게 교감을 하는지도 잊어버린다. 아이가 세상과 교감을 나누는 법을 배우기도 전에 너무 놀라 문을 꽉 닫아 버렸을 때는 얼마나 큰일이 아이에게 있었던 것일까. 무엇 때문에 놀랐는지는 그리 중요하지 않다. 지금도 놀란 상태라는 것이 중요하다.

얼어붙은 아이의 몸과 마음, 정신을 녹이기 위해 필요한 것은 자신의 밖에서 접촉해 오는 외부 세계와의 접속이다. 교감이다. 이 접속의 방법에 따라 아이는 '문을 열 수도 있고' '문을 더 꼭 걸어 잠글 수도' 있다. 아이스 차일드 패턴의 아이들을 만나면 우리는 일단 모든 것을 접어 두고 '교감' 형성하는 데 더 많은 관심과 시간을 쓴다. 교감이 일어나지 않는다면 우리는 물에 접속할 수 없다. 마음을 열지 않으면 물이 안정되지 않는다.

안정되지 않은 물에서 우리가 할 수 있는 것은 오로지 기다리는 것뿐이다. 아이스 차일드 패턴은 매우 강한 인내심을 필요로 한다. 인내심이 필요한 것은 비단 우리뿐만 아니라 부모님들도 마찬가지다. 아니 오히려 부모님에게 더 필요한 '덕목'일 수 있다. 우리는 CST 전문가로서 '인내와 기다림'이 전문이다.

하지만 아이의 부모들을 그렇지 않다. 그들은 '인내와 기다림'의 전문가가 아니다. 그래서 매우 조급하고 초조하다. 이때 필요한 것은 급할수록 돌아가라는 속담인 것 같다. 아이의 부모가 우리가 가진 만큼 비례적으로 '인내와 기다림'이 가능하다면 아이스 차일드 패턴은 어떤 경우에든 변화가 일어난다.

시간문제다. 우리는 아이스 차일드 패턴을 가진 참가자들의 세션 프로그램 진행 기간을 적어도 1년을 생각한다. 엄청난 충격으로 급하게 문을 닫아 버린 아이의 마음을 여는 데 최소한 1년은 걸린다는 얘기다. 1년이라는 시간도 매우 짧다. 아이들에 따라 1년~3년 정도의 시간이 흐르면 얼음 속에 갇힌 아이들의 마음에 불이 켜지면서 천천히 얼음이 녹는다.

세상과의 소통이 일어난다. 이 아이들을 우리는 '깨어나는 아이들'이라 부른다. 아이들은 깨어난다. CST 세션 프로그램을 통해 조금씩 깨어나는 아이들을 바라보는 것은 마치 한 생명이 알을 깨고 스스로 태어나는 것을 보는 것과 같은 경이로움이다. 아이스 차일드 패턴이 일단 몸에 생기면 아이들은 지속적으로 CST 세션을 필요로 한다. 한 번 문을 열었다고 해서 끝나는 것이 아니다.

아이들은 세상을 시험하고 또 시험한다. 정말 안전한지 이젠 믿어도 되는지 긴장을 풀어도 되는지 끊임없이 '경계의 끈'을 늦추지 않는다. 하여 우리는 아이스 차일드 패턴인 경우 부모님들이 CST 전문가가 되어야 한다고 말한다. '경계의 끈'을 지속적으로 풀어 주어야 비로소 아이들은 완전히 이 세상의 일부가 된다.

우리는 3년 정도 아이의 무겁고 딱딱한 얼음을 녹이는 데 도움을 줄 수 있다. 나머지는 함께 살아가는 부모님들이 시시때때로 아이들의 시스템을 녹여 주어야 한다. 생명의 초기 단계에서 받은 엄청난 충격은 시스템에 큰 자국을 남긴다. CST로 그 흉터의 많은 부분이 사라져 희미해졌다 해도 몸은 그 자국을 잊지 못한다. 조금만 위협이 가해지거나 공포와 두려움이 생기면 '아이스 차일드' 패턴이 가동될 수 있다.

가장 많이 옆에 있어 줄 수 있는 가족이나 부모님이 이 패턴이 가동될 때 재안정을 시켜 주면 큰일이 일어나도 다시 보호받을 수 있구나, 아무 일도 일어나지 않는구나를 경험하게 되고 그 경험이 아이를 더 안정시켜 줄 수 있다.

05 잠 못 자는 숲 속의 공주/왕자형 (잠들면 죽는다)

잠은 곧 죽음이다. 출생 시 발생한 쇼크나 출생 후 어린 시절 죽을 뻔한 경험을 한 사람들이 갖게 되는 전형적인 패턴. 잠 들기가 매우 힘들고 잠자는 것을 거부한다. 잠을 자는 것은 곧 죽는 것이라는 무의식이 크게 작용하여 '잠'을 곧 죽음으로 받아들인다. 몸이 잠을 받아들이지 못해 항상 피곤하고 곤두서 있으며 짜증이 심하게 난다.

잠을 두려워한다. 잠자는 시간만 되면 무의식적인 두려움이 엄습하여 어떻게든 잠들지 않으려 기를 쓰다 결국 자신도 모르게 잠드는 경우가 많다.

하지만 육체는 잠들었을지언정 신경계는 여전히 알람을 울리고 있는 상태라 '뇌의 잠'이 일어나지 않는다. 언제나 피곤하고 지친다. 그래서 짜증이 심하다. 소화도 안되고 나이와 상관없이 삭신이 쑤시고 불편하다. 쯧!

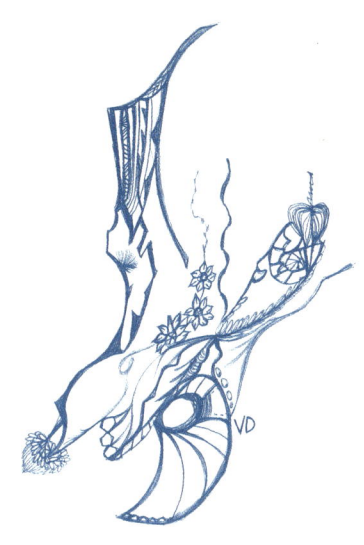

잠 못 자는 숲 속의 공주/왕자 패턴은 트라우마 패턴에서 볼 수 있는 또 하나의 전형적인 모습이다. 자신이 무방비 상태에서 원치 않은 사건이 일어난 경우 혹은 무방비 상태에서 아무것도 할 수 없었던 상황이었다면 '잠'을 허락하지 않는다. 잠은 그 자체가 완전히 무방비 상태다. 무방비 상태에서 또 어떤 일을 당할지 모른다. 잠을 자면 큰일난다. 잠은 곧 죽음이다.

CST 세션 프로그램에 참가하는 다양한 연령대의 참가자들이 이 패턴을 보일 때 우리가 할 수 있는 것은 언제나처럼 '기다리는 것'이다. 몸이 '잠은 곧 휴식이다.'라는 새로운 정보를 받아들일 때까지 우리는 몸에게 매우 천천히 그리고 깊이 '휴식'에 대한 교육을 시작한다.

CST는 '휴식과 이완 그리고 쉼'에 대한 개인 레슨이다. 휴식에도 수준이 있다. CST에서는 단지 육체적 휴식과 이완을 뛰어넘어 '물 차원의 이완, 휴식'의 수준으로 들어갈 수 있다. 큰 충격이 가해지거나 트라우마 패턴이 발생할 때 육체적 차원에서의 수축 현상은 물론 몸 안의 물이 거대하게 출렁이거나 갑자기 흐름을 멈추고 얼어붙는다. 충격을 최소화하기 위한 몸의 메커니즘이다.

시간이 지나면 육체적 차원의 긴장과 수축 현상은 외부의 자극으로 충분히 풀릴 수도 있지만-마사지를 받거나 찜질, 휴양림에서의 휴식 따위- 물 차원의 출렁임과 얼어붙는 현상은 사라지지 않는다. 이 현상은 시간을 초월한다. 이것이 엄마 뱃속에서 시작되었건 어제 시작되었건 해소가 될 때까지 내 몸에 머무르며 건강 시스템을 지배한다.

그것이 지배를 시작하면 '패턴'이 형성되고 패턴이 형성되면 우리는 우리도 모르는 사이 '내'가 아닌 '놀란 내'가 지배하는 세상을 살게 된다. CST를 통해 '잠'에 대한 재교육을 받게 되면 참가자들은 달라지기 시작한다. 처음에는 안 자려고 별짓을 다하다가-아이들의 경우 자신의 눈을 찌르거나 아예 눈꺼풀을 손으로 올려 눈을 감지 않으려 한다- 얼떨결에 잠으로 빠져 버리는 역사적인 경험을 하면! 이때부터는 만사형통이다.

몸이 '잠'에 대한 인식을 달리하기 시작한다. 경험이 중요하다. 잠을 잤는데도 여전히 안전한 상태인데다 머릿속까지 개운하다. 올레~ 그러니 어찌 더 이상 '잠'을 거부할 수 있겠는가. 잠을 받아들이기 시작하면 참가자들은 '잠의 수준'이 남다르다는 것을 잠의 질이 특별하다는 것을 금방 눈치챈다. 아이들은 엄마에게 말한다.

"엄마 CST 받으면서 자는 잠은 달라. 집에서 자는 거하고는 비교도 안돼. 시험 기간 다가오니까 가서 푹 자야지. 그래야 성적이 잘 나오잖아. ^^"

나도 모르게 거부하고 있던 잠은 나도 모르게 충격을 받았던 몸 내부의 물의 불안정에서 온다. 물이 안정되면 물이 지배하는 신경계도 편안해지고 안정된다. 죽음보다 더 달콤한 잠! "너희가 잠을 알아?"라고 누군가가 내게 말을 하는 것만 같다.

06 일동 차렷형 (움직이면 죽는다)

장기간 해소되지 않는 스트레스가 반복되면 몸의 모든 티슈가 몸 중심으로 강한 수축이 일어나면서 물의 통로가 제한되는 상태. 마치 물 속에 들어가 숨을 참고 있는 것과 같다. 숨통이 막히고 강한 감정적 이슈가 보이며 자율신경계가 과도한 경직 상태를 보인다. 소화는 물론 잠자기도 힘들며 만성 피로에 시달리고 매사 민감해진다.

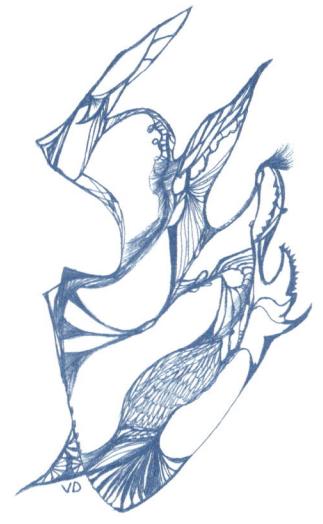

몸이 마치 보이지 않는 갑옷을 입고 있는 것 같다. 접촉한 손이 보이지 않는 강력한 에너지장에 감전이 되는 듯 참가자의 온몸이 수준 높은 긴장을 보여 준다. 온몸이 차렷한 상태에서 숨도 쉬지 못하고 있는 것 같다. 이런 패턴은 현재 강력한 스트레스를 맞아 신경계가 급격히 경직된 상태다.

아마도 이것은 어린 시절, 어려운 상황을 맞닥뜨렸거나 문제 해결이 어려울 때 안으로 깊이 숨을 참듯 긴장하는 태도가 고착이 되면서 만들어진 것일 수도 있다. 엄한 집안 환경 탓일 수도 있고 문제 해결에 대한 개인적 성향의 고착일 수도 있다. 성인이 되어서도 이 패턴은 사라지지 않고 문제 해결이 쉽게 되지 않아 스트레스가 장기간 지속되면 척추선 중심으로 주변 근육이 과도하게 긴장이 되고 목은 움츠러들 듯 수축한 상태에서 가슴 또한 중심으로 과도하게 위축된다.

이때 물은 꼬리뼈를 향해 하강하는 운동성이 강해진다. 꼬리뼈를 향해 움직이는 물의 운동성이 강해지는 패턴이 지속이 되면 점차적으로 기운이 쭉 빠지면서 잠도 잘 안 오고 속도 불편한 것이 턱도 아픈 것 같고, 괜히 민감해지면서 쉽게 풀리지 않는 근육통까지 오는 전형적인 '부교감 신경 쇼크' 증상이 나타난다. 이 패턴에서는 무엇보다 CST 스킬 중 '스틸' 테크닉이 가장 유용하다. 이미 꼬리뼈로 향해 하강하는 패턴이 강하게 나타나기 때문에 이 운동성을 더욱 가동시켜 주면, 반대 방향으로의 반동이 일어난다.

반대 방향 즉 머리쪽으로 상승하는 운동성이 표현되기 시작하면 우리 몸은 더 이상 처진 시스템을 유지할 수 없다. 활기찬 시스템으로 변화될 것이다. CST 세션을 함에 있어 유의해야 할 것은 써야 할 테크닉이 눈에 보이듯 뻔함에도 몸이 그 테크닉을 받아들이지 않는다면 우리는 아무것도 할 수 없다는 사실이다. 물 차원에서는 어떤 강압적인 테크닉도 통하지 않는다. 내 몸 안의 물은 누구보다도 솔직하고 직설적이다. 억지로 뭔가를 하려 들거나 뭔가 하려는 마음만 먹어도 눈치 9단 물은 즉각적으로 출렁이며 '누가 나를 건드리는 거야?'라며 으르렁거린다.

어느 패턴보다도 접근성이 용이하고 테크닉을 사용하기에 쉬워 보이지만 전문가의 태도에 따라 상황은 얼마든지 변할 수 있으니 어떤 패턴을 만나더라도 태도는 한결 같아야 한다.

뉴. 트. 랄!

07 돈키호테형 (움직여야 산다)

한시도 제자리에 있지 못하고 잠시도 멈출 수 없다. 머리에 열이 나고 심장이 발랑거려 잠시라도 멈추면 불안해서 견딜 수가 없다. 뭔가를 하거나 뭔가를 만지고 있어야 안정이 되고 편안하다. 이리저리 움직이며 산만하고 쉽게 집중을 할 수 없어 인간관계를 형성하거나 사회생활을 하기가 힘들다.

아이가 지나간 자리는 허리케인이 지나간 자리다. 완전히 싹쓸어 버린다. 정신없이 왔다 갔다 하면서 관심이 있는지 없는지 뭐든 만지고 던지고 부수어 흐트려 버린다.

돈키호테 패턴도 대부분 출생 시 혹은 출생 전 엄마 뱃속에서 받은 스

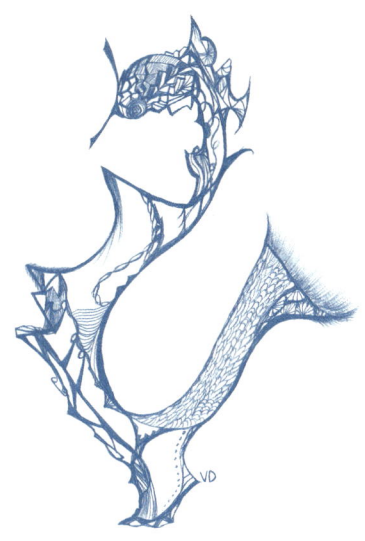

트레스가 해소되지 않고 남은 경우가 대부분인데 주로 머리가 뜨겁고 배가 차가운 패턴을 보인다. 열이 머리에 꽉 차서 스스로도 정신이 없다. 눈에 보이는 것들이 빙글빙글 돌고 있는 것 같아 무섭다.

과부하가 걸린 심장은 시도 때도 없이 발랑거려 아이를 한시도 제자리에 있지 못하게 만든다. 심장이 발랑거리니까 말도 제대로 안 나온다. 자꾸만 높은 곳으로 올라가고 싶다. 머릿속의 생각을 말이 씹는 통에 말들이 나오면서 다 엉켜 버린다. 엄마도 내 말을 못 알아들으니 화가 나서 미칠 지경이다.

먹는 것도 힘들다. 배는 항상 고프고 맛있는 것도 많이 먹고 싶은데 제대로 씹을 수가 없다. 조금만 씹으면 턱이 막 아프면서 머리에서 열이 팍팍 난다. 밥을 먹으면서 물을 마시지 않으면 못 먹겠다. 세상에서 젤 맛있는 것은 고기다. 육즙만 쪽쪽 빨아 먹고 더 이상 씹지 않을래, 퉤!

뭔가에 집중을 하고 있음 맘이 편해진다. 비행기, 공룡, 버스 노선표, 지하철 노선, 반복하고 돌고 돌아야 가슴이 편안해진다. 코가 꽉 막혀 숨을 잘 못 쉰다. 언제나 입을 벌리고 숨을 쉬니까 목 안에 까칠하고 폐가 마르는 것 같다.

돈키호테 패턴의 전형적인 모습이다. 부모님들이 보기에 아이가 너무 산만하고 정신없다고 생각할지 모르지만 아이들도 일부러 그렇게 하는 것이 아니다. 위에서 표현된 것처럼 아이들은 머리에 열이 꽉 차 있고 심장이 발랑거려 정신을 차리기가 힘들 정도다. 그래서 언제나 한자리에 있지 못하고 정신없이 돌아다녀야 하고 그래야만 살 것 같다. 여러분도 머리에 열이 꽉 차 있고 심장이 벌렁거린다면 어떻게 가만히 앉아 있겠는가. 여기저기 불안해서 서성이게 될 것이다.

아이들은 뭔지 모르는 불안감에 사로잡혀 쫓기고 있는 기분인 것이다. 이 패턴에 해당하는 아이들도 우리에겐 '깨어나는 아이들'이다. 이 아이들도 자랑스러운 부모님들의 아들, 딸이 되고프다. 그런 알찬 희망 사항에도 불구하고 뭔가에 불만을 품은 시스템이 아이들을 '돈키호테'로 몰고 간다.

이 패턴은 드라마틱한 출생에서 대부분 형성된다. 제왕 절개나 난산, 무통 분만 혹은 조산으로 인한 인큐베이터 경험을 한 후 아이들의 자율 신경계가 쇼크 상태를 경험하게 된다. 아이들의 부드러운 티슈는 쇼크 상태에서 심하게 수축이 일어나고 수축된 티슈를 통과할 수 없는 물의 흐름이 고착화되면 아이들은 출생 후 초기 단계에서부터 '돈키호테'가 될 수 있는 씨앗을 몸에 심게 된다.

출생 후 아이와의 충분한 교감이 형성되고 엄마와의 유대감이 제대로 자리를 잡으면 씨앗은 깨어나지 않을 수도 있다. 하지만 요즘은 산후 조리원이라는 문화로 인해 아이들은 엄마와의 깊은 유대감 형성에 실패함으로써 아무리 잘 태어난 아이들도 유대감과 교감의 결핍으로 본의 아니게 '돈키호테' 패턴으로 성장해 가기도 한다. '아이스 차일드' 패턴보다 치유 과정이 다소 수월하고 프로그램 진행 중에 참가자에게 많은 변화와 치유의 과정이 있어 프로그램이 생기 있고 역동적이다. 하지만 역시 장기적인 프로그램이 요청된다.

 1년~3년 정도 CST 프로그램에 참가한 경우 많은 아이들이 출생 시 발생한 쇼크를 해소하고 전형적인 SBJ 패턴을 티슈 차원에서 교정을 통해 스스로 완벽하게 다시 태어난다. 그리고 다시 힘차게 날아오른다. 3년 만인가, 오랜만에 찾아온 아이가 벌써 초등학교 1학년이 되었단다. 녀석이 내게 처음 왔을 때만 해도 "와이빨라바비오알요요~"라며 옹알거리는 소리만 냈었다. 세션을 하는 동안 또래 아이들 만큼 말문이 트이고 늘 요가 자세로 뒤틀던 몸이 바로잡히면서 6개월간 진행된 세션 프로그램이 종료됐었는데… 아이가 나를 보며 "안녕하세요~ 저 기억하시죠?"라고 말한다.

 아이는 완전히 깨어나 '원래의 모습'을 되찾았다.
 감동이다~

08 기진맥진형 (아~ 숨 쉬는 것도 힘들다…)

 충전 시스템이 거의 바닥이 났는데도 충전이 잘되지 않아 애를 먹는다. 만성 피로는 기본이요, 자도 자도 충전되지 않는 시스템으로 인해 삶 자체가 고달프다. 워커홀릭형의 경우에도 많이 보이는 패턴으로 힘이 없어도 무의식적으로 끊임없이 움직여 스스로를 소진시켜야 직성이 풀린다.

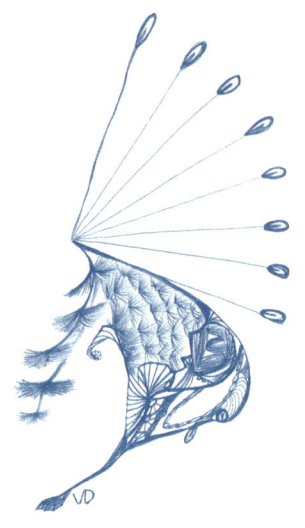

첫 마디가 "기진맥진하셨네요!"다. 몸 안의 물의 흐름이 약하고 몹시 느린 경우가 대부분이다. 이런 케이스는 몹시 놀란 경우 이후 발생할 수도 있고 아무리 노력해도 해결의 기미도 안 보이고 해소되지 않는 문제가 반복될 때 건강 시스템이 최종적으로 선택하는 스테이지다. 이 패턴이 오기 전에 과도한 흥분 상태로 감정의 기복이 심하고 흥분 상태가 지속될 수 있다. 액티브한 상태로 문제에 적극적으로 개입했음에도 불구하고 결과가 좋지 못하거나 원하는 대로 일이 일어나지 않으면-장기간에 걸쳐- 결국 몸은 '진'이 빠져 버린다.

이때 '진'이란 한의학에서 말하는 '원기'에 해당될 것이고 CST에서는 '물(뇌척수액_의학적 혹은 해부학적 개념의 뇌척수액에 개념에 맞추지 말고 수정란 당시의 물이라고 이해하시길)'에 해당한다. 그럼에도 불구하고 물의 흐름이 애처로울 만큼 약하고 축 처져 있으면 나는 이렇게 말한다.

"한의원에 가면 이렇게 말씀하실 것 같네요. 원기가 부족하다…"

그러면 한결 같은 대답을 들을 수 있다.

"와~ 어떻게 아세요? 한의원에서 진맥을 하면 원기가 너무 부족하다고 하세요!"

원기가 무엇이냐, 곧 물이다. 기진맥진형의 경우 시스템이 '깊은 잠'을 이루지 못해서 충전이 안되기 때문에 CST 세션 프로그램은 시스템 전체를 깊이 안정시키고 이완 상태를 도모한다. 처음부터 기절하듯 잠 속으로 빠지는 경우가 많으며 세션 프로그램이 진행되는 동안 CST를 통해 '충전할 수 있는 시스템'으로 회복되기 시작하면 얼굴에 빛이 나고 생기가 돌며 참가자는 '삶의 의욕'을 느끼게 된다.

지금까지 해결하지 못했던 문제들이 저절로 풀리기 시작하면서 참가자는 더욱 적극적으로 삶에 임하게 되고 삶은 그 태도에 긍정적인 화답을 한다. 처음에 내가 보았던 지치고 얌전하고 힘이 쭉 빠진 모습의 참가자는 사라진다. 충전된 시스템으로 싱싱하게 빛나는 참가자가 다시 태어난다.

09 풋시형 (무조건 튕겨 낸다)

극심한 회의 상태. 그 누구도 믿을 수 없다. 어떤 테크닉도 다 튕겨 내고 받아들이지 않는다. 이때 가장 좋은 방법은 기다리는 것이다. 못난이 삼형제 인형 중 심술궂은 아이 인형과 같다. 팔짱을 끼고 잔뜩 찌푸린 얼굴을 하고 무조건 거부한다. 자신이 누군가 가장 필요로 할 때 누구도 있어 주지 않았던 경험을 한 이후 발생할 수 있는 패턴으로 '부모'와의 이슈가 강하다.

결국 이 이슈는 사회관계까지 이어져 어려움이 가중된다. 겉으로는 '예스맨'이지만 몸은 '노'를 외치고 있다. 몸을 설득하기까지 많은 시간이 소요되며 일단 설득이 되면 오히려 쉽다. 결국 몸이 원하는 것은 '필요로 할 때 누군가가 내 옆에 있어 주는 것이다.'

세션 프로그램 초기에 많이 보이는 패턴이다. 이런 경우는 대개 예측

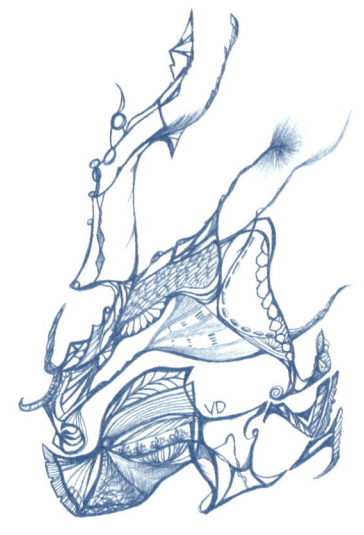
치 못한 상태에서 부모님의 케어를 받을 수 없었거나 필요할 때 누구도 도움의 손길을 내밀지 않은 것에 대한 심각한 쇼크 상태에서 기인한다. 최근 사례들 중에는 엄마가 아이가 자는 사이 잠시 집을 비운 케이스, 잠자는 아이를 차 안에 두고 잠시 나갔다 온 케이스, 병원이나 한의원에서 억지로 주사나 침을 맞고 쇼크를 받은 케이스 등이 있다. 아이들이 잠든 사이에 엄마가 잠시 슈퍼에 간 것뿐인데 아이는 그 사이 엄마가 존재하지 않는 것을 보고 쇼크 상태에 빠진다. 엄마의 부재는 곧 '죽음'이다. 아이는 엄마가 슈퍼에서 돌아올 때까지 울고 발버둥을 친다. 마침내 엄마가 도착했을 때는 쇼크 상태에서 미친 듯이 울고 있는 아이를 보게 된다. 비록 엄마가 등장했더라도 이미 신경계는 쇼크 상태에 도달했고 그 상태를 중화시킬 수가 없다.

   이때 적절한 대응이 이루어졌고 신경계를 안정시킬 수 있는 여건과 환경이 조성된다면 서서히 쇼크 상태가 해소될 가능성도 있겠지만 자라보고 놀란 가슴 솥뚜껑 보고도 놀란다고 잠시라도 엄마가 눈앞에 보이지 않으면 다시 쇼크 상태에 쉽게 빠진다.

   하지만 대부분 엄마 입장에서는 '잠시 밖에 나갔다 왔을 뿐인데 얘가 왜 이러나?'할 수 있다. 아이에게는 엄마가 생명줄이다. 언제나 곁에 있어야 할 생명줄이 내가 잠든 사이에 사라졌으니 상황이 이해도 안되고 믿을 수가 없다. 이때부터 아이는 쉽게 믿을 수 없는 성향이 형성되면서

'교감과 유대감' 형성에 어려움을 겪게 되고 집착 성향이 강해질 수 있다. 엄마에 대한 강한 집착이 시작되면서 아이의 모든 관심은 엄마에게로 집중된다. 외부의 어떤 것도 믿을 수 없다.

 세션 프로그램 초기 단계에 우리가 할 수 있는 것은 역시나 '기다림'과 뉴트랄 상태다. 아이의 시스템은 사건이 일어난 지 몇 해가 지났는데도 여전히 출렁이며 불안정하고 몹시 격분되어 있다. 이 시스템이 중화될 때까지 기다리는 것이 관건이다. 아이는 우리의 존재에 대한 신뢰감을 쉽게 형성하기 어렵고 자신을 도와준다는 것에도 쉽게 마음이 열리지 않는다. 아이의 마음이 열릴 때까지 우리는 기다리고 또 기다려야 한다. 아이의 몸이 '아, 이 사람은 믿을 만한 것 같아… 이 사람에게 마음을 열 수 있음 좋겠어.'라고 느낄 때까지 기꺼이 우리는 기다린다.

 이것은 비단 아이들에게만 있는 패턴이 아니다. 어린 시절 같은 경험을 했어도 학습이나 언어 능력에 큰 지장 없이 잘 성장할 수 있다. 하지만 어느 시점에서 이유를 정확하게 모르는 계기가 성인 된 여러분을 자극하게 되면 이 패턴이 살아난다는 것에 주목해야 한다. 한 번 형성된 쇼크 패턴이 해소되지 않고 남은 상태는 여전히 깨어나지 않은 '씨앗'을 몸속에 지니고 있는 것과 같다. 환경이 형성되면, 씨앗이 깨어날 수 있는 적절한 자극이 주어지면 씨앗은 언제나 깨어날 수 있다.

 어린 시절 경험한 드러나지 않는 쇼크 상태가 여전히 몸에 해소되지 않은 상태로 남아 있을 경우, '의지' 혹은 부모님의 충분한 써포트로 그 상태를 어느 정도 이겨 내거나 극복할 수 있다. 하지만 감당할 수 없을 정도의 스트레스에 놓이거나 자신의 능력 이상의 것을 요구하는 일이 발생하면 시스템에 과부하가 걸리면서 숨겨진 쇼크 상태가 정면으로 모습을 드러낼 수 있다. 당당하게 '나 여기 있었어요.'하면서…

몸은 다시 어린아이로 되돌아간다. 어른의 몸속에 어린아이 시절의 해소되지 않은 시스템이 지배를 시작하면 몸도 마음도 어린아이처럼 변하게 된다. 다시 몸의 과부하가 일어난 시스템을 안정시키고 어떤 테크닉도 믿지 못하고 요지부동으로 밀어내기만 하는 몸도 어느 시점에서는 CST의 부드럽고 든든한 써포트적 에너지장에서 문을 열기 시작한다. 한 번에 열리는 문을 본 적이 없다. 믿었던 사람에게서 배신이라도 당한 것처럼 문을 열었다가도 다시 닫고 시험을 하기를 여러 차례 반복하다 '정말 믿을 만하네.'라는 사인 떨어지면 그때부터 치유의 힘이 가동되기 시작하고 진정한 치유의 문에 도달하게 된다. 같은 경험을 해도 패턴은 달라진다.

몸은 언제나 우리를 시험한다.

그 시험에 통과할 때 우리는 참가자 속에 닫혀 있던 '치유의 문'이 활짝 열리는 것을 볼 수 있다. 그 광경은 매우 장엄하며 경이롭다…

10 허리케인형 (몸이 자꾸 돌아가요)

이 케이스는 전형적인 '디지털 세대'의 패턴이다. 전자기기를 많이 만지거나 컴퓨터 사용이 과다하고 핸드폰 사용이 많은 경우 전자파 해소가 제대로 되지 않을 때 물은 회오리처럼 휘감는 현상을 보인다. 물이 몸의 미드라인을 따라 허리케인처럼 감아서 돌고 있다. 이런 경우 몸이 전반적으로 회전을 하면서 세월을 거쳐 천천히 혹은 어느 날 갑자기 무너져 내리고 변이된다. 이미 몸의 왜곡과 변이를 알아차렸을 때는 상당히 진행된 경우다. 이 케이스는 몸이 깊은 내부에서 획획 돌고 있기 때문에 원인 모를 불안을 경험한다. 끊임없이 걱정하고 걱정하며 자신의 상태에 집착한다.

몸에 접촉을 하고 물 운동성을 감지하면 비정상적인 물의 회오리 운동성이 보인다. 기본적으로 물은 나선 운동성에 의해 흐름이 발생하기 때문에 어찌 보면 나선형 회오리 운동성은 자연스러울 수 있다. 이 케이스는 자연스럽고 유려한 회오리 운동성이 아니라 화가 나서 미친 듯이 주변을 마구 잡아당기며 할퀴는 듯한 심술궂음이 있다.

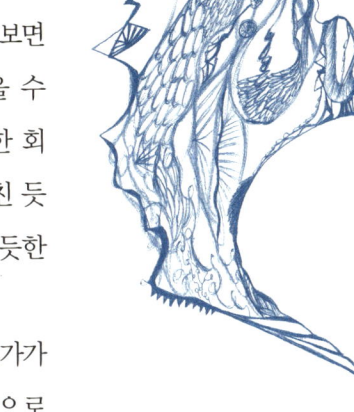

물은 흐름이 좋지 못한 곳이나 뭔가가 비정상적으로 생성이 될 때 일반적으로 회오리 같은 운동성을 보이는데 이것과 별개로 중심선에서 발생하는 회오리 패턴은 시스템 전체를 흔들어 놓아 안정하는 데 시간이 걸린다. 이 패턴이 발생한 중심선의 위치에 따라 나타나는 증상은 달라지겠지만 대부분 목_허리에서 커플링으로 발생하는 것을 많이 보았고 이것을 상쇄하기 위해 보상 패턴으로 가슴 중앙 부위에 또 다른 수축 현상이 발생하기도 한다.

최근 컴퓨터와 핸드폰 사용이 늘어나면서 경추에서 발생하는 회오리 운동성은 몸 전체를 한쪽 방향으로 돌리려 한다. 우리는 무의식적으로 한쪽으로 몸이 쏠리는 것을 느끼며 반대 방향으로 몸을 의식적으로 돌리기도 한다. 무엇 때문인지 정확하게 인식할 수는 없지만 몸은 점차적으로 틀어지고 왜곡되는 지점을 확장한다.

대부분 이 케이스는 외부의 시각으로는 틀어지거나 왜곡된 몸의 패턴을 크게 인식할 수 없고 참가자들 본인만 심한 뒤틀림을 느끼기 때문에 스스로 동조해 줄 사람도 없고 써포트해 줄 사람이 없어 외롭다. 아무도 그 불편함을 함께 느껴 줄 수 없다.

CST 세션 프로그램은 허리케인 패턴의 경우 무엇보다 시스템을 안정시켜 체내에 불필요하게 채워져 있는 전기 에너지를 방전할 필요가 있다. 과도한 전기 에너지 혹은 전자파는 몸속으로 관통하여 침투하지만 배출이 어렵다. 과도한 전자파는 자연스러운 몸의 생체 에너지의 흐름을 방해하고 생체 에너지의 불편한 흐름은 몸이 제대로 기능하는 데 방해를 하게 될 것이고 몸의 기능이 방해를 받으면 결국 물의 흐름에 지대한 영향을 미치게 된다.

몸은 전자기파를 머금은 채 순환을 하게 되고 해소를 위해 자연스러운 회오리 운동성을 더욱 가동시킬 수밖에 없게 된다. 하지만 해소에 실패를 하면 손에 뭐가 묻었는데 그것을 털어 내려고 탈탈 털어 대는 것처럼 지속적으로 윙윙거리며 회전을 통해 해소를 하려 든다.

CST는 실패한 전자기파 해소를 위해 물이 충분히 힘을 찾을 수 있도록 깊은 이완 상태를 제공한다. 목에 일어난 회전 운동성은 결국 안면골과 두개골까지 영향을 미쳐 서서히 얼굴 변이를 일으킨다. 과도한 회전 운동성이 몸에서 발생하는 것은 종국에 나도 모르는 사이 내 몸이 심하게 뒤틀려 간다는 것을 의미한다.

이 패턴은 어린 시절 발목을 다쳤거나 넘어져서 엉덩방아를 찧었거나 혹은 떨어져서 몸의 일부를 다쳤을 때 한쪽으로만 힘을 쏟았던 경험으로 몸이 이미 한쪽으로 이동하는 성향을 가진 경우 더욱 가속화가 될 수 있다. 허리케인형은 육체적으로 마사지를 하거나 경락, 지압, 카이로프락틱을 해도 일시적인 해소감은 있으나 물의 비정상적인 회전력을 안정시킬 순 없다.

CST 세션 프로그램을 통해 물의 회전력을 최대한 안정시킨 후 다른 테라피를 병행하면 치유에 큰 힘이 될 것이다.

11 후크형Hook (애걸복걸 무조건 나만 바라봐)

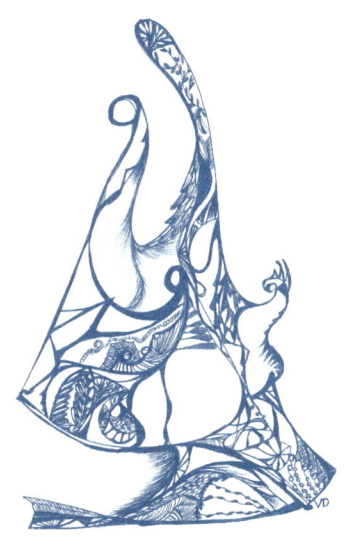

부족한 에너지를 채우기 위해 주변의 모든 것을 자신에게로 끌어들이려는 형. 일종의 후크 현상이 많이 발생한다. 불안에서 기인한 감정적 요소들을 안정시키기 위해 주변 사람들을 괴롭히거나 성인이어도 어린아이처럼 유치하게 행동하는 경우가 많다. 무조건 자기만 보길 원하고 타인이 딴 곳으로 시선을 돌리거나 딴 사람을 보는 것을 견디지 못한다. 가족 이슈가 근원적인 문제로 시스템이 몹시 격앙되어 있고 쉽게 이완되지 않는 특징이 있으며 일단 이완되면 내부에 충분한 생명력이 있음을 보게 된다. 하지만 스스로 그 생명력을 억제한다. 그래야 더 많은 요구와 요청을 할 수 있는 자신을 합리화시킬수 있다.

자기 연민형과 비슷하나 더 공격적이고 적극적인 상태다. 후크 패턴은 무의식적으로 일어난다. 살아남기 위한 '생존 방식'의 하나다. 후크형은 자신보다 훨씬 우월한 사람을 찾는 특별한 안테나를 가지고 있는 것 같다. 사회생활을 하면서도 자신보다 우월한 사람을 참지 못하고 신경전을 벌이면서 에너지적으로 공격을 한다. 그 공격을 통해 상대방이 진이 빠져야 비로소 만족을 한다.

주변의 모든 눈길을 사로잡아야 편안해진다. 비로소 사랑받고 관심을 받는 것 같아 그것으로부터 생명 에너지를 취한다. '나한테 없음 너에게서 가져와야겠어.'라는 강한 무의식이 작용한다. 이 케이스는 어린 시절 양쪽 부모님으로부터 충분한 사랑을 받지 못했거나 엄마 뱃속에 있을 당시 영양 공급이 부족했을 때 혹은 엄마가 아이를 가진 상태에서 몹시 불안한 상태가 장기간 지속되었을 때 선택되는 삶의 방식이다.

같은 경험을 해도 선택되는 패턴은 다르다. 뱃속에서 9개월을 함께 살고 세상으로 태어난 쌍둥이들도 삶의 경영 방식과 성격이 다르다. 똑같이 사랑받고 똑같이 대우해 줬어도 받아들이는 사람은 그들만의 방식으로 제각기 받아들이게 된다. 후크 패턴은 위의 경험 외에도 몸에 암이 생겼거나 소위 '불치병'이라는 진단을 받은 경우에도 몸에서 자연스럽게 발생한다.

몸은 애를 쓴다. 어떻게 해서라도 자신의 몸을 살리고 싶다. 참으로 딱하고 측은하다. 하지만 남으로부터 취하는 생명 에너지는 순간적이다. 그래서 CST 세션 프로그램을 통해 몸은 다시 재교육을 받아야 한다. 이때 CST 세션 프로그램을 진행하는 전문가가 꼭 알아야 할 것은 후크 패턴의 경우 '뉴트럴' 상태가 어느 때보다도 강력히 요구된다는 것이다. 뉴트럴 상태에서 벗어나 조금이라도 전문가의 마음이 '이분을 치유하고 싶어.' '내가 치유할 수 있어.'로 방향성이 생긴다면 전문가는 각오를 해야 할 것이다. 마음껏 주어야 할 것이다.

전문가가 후크 패턴을 작업함에 있어 마음의 방향성이 생긴다면 제대로 CST 세션 프로그램을 진행할 수 없다. 치유는 전문가로부터 오는 것이 아니라 참가자 내부에서 일어나야 한다. 뉴트럴 상태를 벗어난 전문가의 적절치 못한 태도는 참가자가 실행해야 할 치유 과정을 놓치게 만들 수 있다. 전문가 자신의 뉴트럴 상태를 매번 점검하면서 참가자가 '생명력 형성'에 대한 교육을 제대로 받을 수 있도록 노력해야 한다.

생명력은 스스로 내부에서 찾아야만 다시 건강한 상태, 충전된 상태, 생명력이 빵빵한 상태로 되돌아갈 수 있다는 것을 다시 교육해야 한다. 늘 바깥 쪽으로 신경이 곤두서 있던 참가자가 CST 세션을 통해 오랜만에 깊은 이완 상태를 맞이하면-이완 상태에 도달할 때까지 제법 많은 기간이 필요할 수도 있다- 깨닫게 된다.

나는 이미 채워져 있는 상태다.

나는 계속 채울 수 있다.

자신에게로 눈을 돌리기 시작할 것이다. 내부에 웅크리고 있는 스스로의 거대한 생명력에 깜짝 놀랄 것이다. 이 정도의 수준에 도달하면 후크 패턴을 가진 몸들은 이 사실을 받아들이려 하지 않는 성향을 종종 보인다. 원래의 패턴으로 돌아가고 싶어 한다.

이때 전문가의 언어를 통한 지지가 필요하다. 북돋워 주고 격려해 주어야 한다. 다시 옛날 패턴으로 돌아간다면 평생 민폐를 끼치고 살아야 될 것이다. 현재 내 눈앞에 무한한 생명력을 가진 분께서 자신의 실체를 깨닫고 다시 찾을 수 있도록 CST는 도와줄 수 있다. 다시 옛 패턴으로 돌아가더라도 지속적인 CST 세션 프로그램으로 몸은 반복적으로 학습을 한다.

원래 나는 무한한 에너지 소스를 가지고 있으며 원하면 언제든지 쓸 수 있다. 깊은 이완과 평화를 통해!

12 침묵형 (더 이상 말하고 싶지 않아)

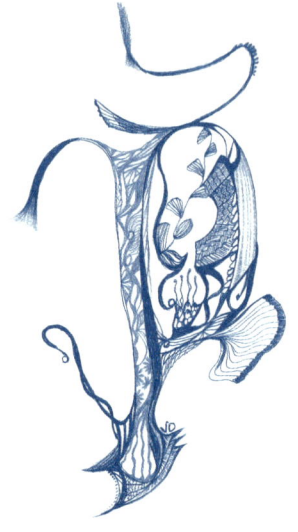

쇼크 상태가 장기간 지속되었으나 달리 해소 방법을 찾지 못하고 스스로 체념한 상태. 아무리 노력해도 소용없다는 무의식이 작용하고 있다. 노력할수록 좋지 못한 결과를 자주 경험한 시스템이 과부하 상태에서 체념이라는 패턴으로 자신을 규정한 상태. 이 패턴은 누구의 도움도 필요 없고 그냥 이 상태로 쭉 지낼 거야라는 무의식 때문에 건강 시스템이 응답을 하지 않는 경우가 많다. 자신을 보려 하지 않기 때문에 자신이 가진 잠재력과 생명력을 쉽게 보여 주지 않아 치유 과정이 길어질 수 있다. 하지만 일단 침묵 패턴이 풀어지기 시작하면 놀라운 일이 일어난다.

하지만 침묵 패턴은 '너는 하세요, 나는 모르겠어…'라고 말하는 것 같다. 어떤 테크닉에도 무반응이다. 시간이 많이 소요될 뿐만 아니라 눈을 감고 팔짱을 낀 채 요지부동처럼 느껴진다. 차라리 풋시형이라면 역동적인 반응에 기다리면 시스템이 잠잠해지면서 중화되기 시작한다. 그 기다림은 도전적이고 전문가로서 해 볼 만하다.

하지만 침묵형은 대답 없는 메아리 같다. 대답이 없다면 안 들으면 된다. 굳이 말을 하고 싶어 하지 않는 몸과 대화를 시도할 필요는 없다. CST 초심자들께서는 어떡하든 물의 운동성을 통해 몸과의 대화를 하려고 기를 쓴다. 기를 쓴다는 것은 이미 전문가의 '뉴트랄' 상태를 벗어났다는 것이고 전문가가 쥐도 새도 모르게 은근히 '말을 하라' 압박을 가하고 있는 것이다. 겉으로는 아무 일도 일어나지 않는다.

물의 세계는 '마음'의 움직임에도 반응한다. 뉴트랄 상태를 벗어나서는 침묵 패턴의 입을 열게 할 수는 없다. 진정한 뉴트럴 상태에 도달하는 것에 전문가는 관심을 기울여야 한다. 뉴트럴이 일어나기 시작하면 침묵하던 몸도 너무나 고요한 세상이 이상해서 천천히 둘러보기 시작한다. 조금씩 반응이 일어나기 시작한다. 이때 전문가가 함께 반응하면 뉴트럴은 다시 깨어진다.

하지만 괜찮다. 다시 뉴트럴 상태로 되돌아가면 된다. 자각하고 중화하고 뉴트럴 상태로 되돌아가는 것에 집중을 하다 보면 몸이 언제나 같은 상태, 같은 태도로 일관하고 있는 전문가에게 호감을 느끼게 된다. 그리고 한 번 시험 삼아 믿어 보는 날이 온다. 그때 깊고 깊은 이완 상태를 경험하게 된다. 몸이 이 상태를 경험하는 것은 매우 중요하다.

한 번 믿었다고 또 믿지는 않는다. 몸의 시험은 랜덤으로 일어난다. 전문가가 아차 하는 순간 몸이 우리를 시험에 들게 할 수도 있다. 하지만 언제나 같은 상태, 같은 태도로 있다면 몸은 문을 활짝 열고 자신의 이야기를 들려줄 것이다. 치유는 이미 시작되었다.

13 카오스형 (뭐가 뭔지 모르겠어)

시스템이 대혼란 상태에 빠진 패턴. 이 케이스는 험난한 출생 과정을 겪었거나 교통사고 직후나 방사능 치료 후 등에 발생하는 전형적인 패턴으로 몸이 현재 자신의 상황을 정확하게 파악하지 못해 몸 안의 물이 격동하고 있는 상태. '건강' 상태로 다시 돌아가고픈 의지는 강하나 의지와 상관없이 몸-마음-정신의 상태가 따라 주지 않는다.

몸속에 핵폭탄이라도 터진 걸까. 몸 안의 물들이 감히 글로는 표현하

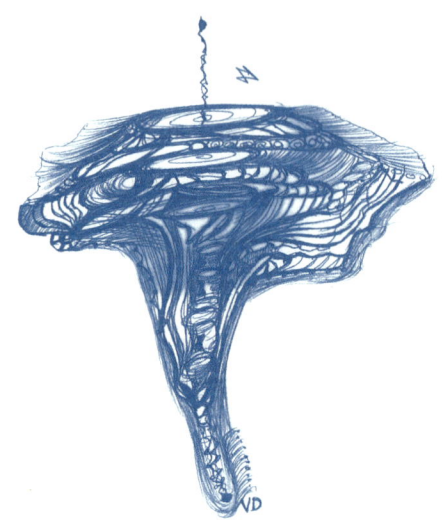
지 못할 정도로 출렁이며 몸을 강타하고 있다. 카오스 패턴은 대부분 외부로부터 강한 속도로 다가오는 '뭔가'에 물리적 혹은 심리적으로 타격을 입었을 때 발생하는 초기 현상이다. 초기 현상이 제대로 안정을 찾지 못하면 이것이 패턴으로 고착되어 건강 시스템을 마음대로 쥐락펴락하면서 혼란 상태에 빠뜨린다.

카오스 패턴이 많이 발견되는 경우는 교통사고를 당한 후 2주간은 몸의 시스템이 안정을 찾기 위해 먼저 카오스 패턴을 강하게 보인다. 2주간 카오스 패턴이 안정이 되지 않는다면 이 상태가 고착될 수 있어 언제든 교통사고 후유증으로 나타날 수 있다.

10년 전의 교통사고가 현재 드러나는 경우도 많이 보아 왔다. 10년간 어떻게 패턴이 숨겨져 있었냐 하면 '먹고살기 바빠서' 패턴도 드러날 틈이 없었던 것이다. 하지만 어느 정도 생활이 안정이 되고 마음도 편해지기 시작하면 갑자기 몸에서 적신호가 켜지는 경우. 주변에서 많이 봐 온 시츄에이션이다.

카오스 패턴이 몸과 마음이 편안해진 틈을 타서 과감히 모습을 드러내기 시작한다. 경제적으로 안정이 되었지만 몸이 우리의 발목을 붙잡는 상황이 벌어진다. 높은 곳에서 떨어지거나 심리적으로 '한 방 맞았다.'라는 경험을 했을 때도 상황은 마찬가지다. 그것이 물리적이든 심리적이든 몸 내부의 물 시스템이 받아들이는 메커니즘은 동일하다. 이것은 마치 뇌가 현실과 가상 현실을 구분 못하는 것과 비슷해 보인다.

물리적으로든 심리적으로든 크게 '한 방 맞았다.'는 경험이 발생하면 몸은 그 충격을 최소화하기 위해 일단 스폰지처럼 충격을 흡수한다. 물이 흔들리면 신경계가 흔들리고 뇌가 흔들린다. 정신을 차리기 힘들고 생각을 정확하게 하기 힘들어지고 시야도 불편해지면서 속도 매스꺼워질 수 있다. 흡수된 충격은 물 시스템을 크게 흔들어 놓는데 그것의 강도는 일어난 사건과 사건에 비례하는 심리적 상태에 따라 다르다.

내가 세션 프로그램을 진행하는 동안 보아 온 몸들은 충격을 받은 후 약 2주간 천천히 몸을 이완하면서 충격을 해소하려 한다. 이 기간 동안 절대 안정이 요청되면 2주간 최소한의 안정이 보장되지 않으면 몸은 2주 후에 카오스 패턴 초기 상태대로 되돌아가 다시 시작하려고 한다. 몇 번의 시도에서 해소가 일어나지 않으면 몸은 그대로 패턴을 고착시켜 온 몸을 뒤흔들어 놓는다.

방사능 치료를 받는 경우 물에 거대한 핵폭발 후의 버섯 구름이 핀 것 같다. 이 버섯 구름이 활짝 피어 있는 물 시스템에서 대부분의 참가자들은 구토와 어지럼증을 호소한다. 버섯 구름이 CST를 통해 얌전해지고 물이 얌전해지면 방사능 치료를 받는 참가자들이 구토와 어지럼증, 인체 특정 부위의 통증들이 사라져 편안하게 방사능 치료를 받는 것을 보았다.

카오스 패턴은 발생한 직후부터 2주간의 케어가 핵심인 것 같다. 이 때 케어가 제대로 일어나지 않으면 우리는 '병마의 씨앗'을 심게 된다. 조건이 맞아지면 '씨앗'은 언제든 깨어난다. 카오스 패턴은 물과의 접촉이 가능한 CST 바이오다이나믹 방식의 세션 프로그램이 가장 적합하다.

14 의지 충만형 (제가 할 수 있는 거라면 뭐든지~)

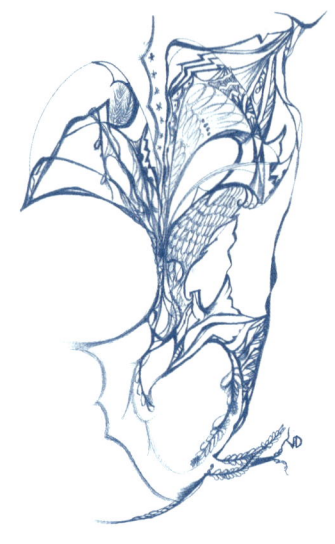

이 패턴은 그 사람의 본질과 관련 있다고 본다. 현재의 상황은 스스로에게 최악의 건강 상태일 수도 있으나 '중화'를 거치고 난 후의 상태에서 보면 본질적으로 생명력이 강하고 몸의 의지가 현재 자신의 정신적 의지보다 강한 상태. 이런 케이스는 치유 과정이 즐겁고 속도가 신이 나면 큰 성격 변화를 겪어 주위로부터 긍정적인 피드백을 많이 듣는다.

세션 프로그램을 진행함에 있어 전문가의 의욕에 불을 지피는 패턴이다. 매 세션 때마다 응답이 즉각적으로 온다. 프로그램 참가자에 따라 치유의 패턴이나 속도는 개별 차가 몹시 크다. 초반에 치유 속도가 지지부진하다가도 어느 순간 점프를 하는 경우도 있고 초반에 빠른 속도로 앞서 가다가 중반에 속도를 멈추고 더 이상 치유의 속도가 일어나지 않는 경우도 있는가 하면 롤러코스터를 타듯이 속도가 붙었다 줄었다를 반복하는 경우도 있다.

이런 케이스들은 참가자들이나 참가자들의 보호자들의 깊은 인내가 요구된다. 인내를 갖고 기다리면 언제나 한결같이 '치유'라는 아름다운 결실을 맺을 수 있지만 언제나 우리들 마음 같지 않다. 성급하고 조급한 마음이 참가자들의 마음에 내분을 일으키며 시스템을 혼란에 빠뜨린다. 스스로 판 무덤에 뛰어 들어가 우리에게 이렇게 소리친다.

"왜 나를 구해 주지 않나요?"

우리의 역할은 구하는 데 있지 않다. 우리의 역할은 '치유의 본능'을 다시 찾을 수 있도록 잠자고 있는 건강 시스템이 일어날 수 있도록 도와주는 것이고 깨어나 치유를 해야 하는 당사자는 바로 '참가자'들이다. 살아 있는 모든 사람은 모두 스스로 치유할 수 있는 능력이 있다.

　스스로 치유할 수 없는 몸에 우리가 할 수 있는 일은 없다. 삶의 경험에서 '치유하는 본능'을 잊어버린 몸을 다시 일깨워 주면 현재 상태가 아무리 심각하여도 결국 우리 몸은 다시 기억을 해낸다. 그리고 다시 치유를 시작한다. 그래서 세션 프로그램의 참가자들은 모두 치유될 수 있다.

　놀라운 일은 막 태어난 신생아들의 시스템에서도 우리는 '의지 충만형'을 만날 수 있다는 것이다. 아이들은 놀라울 정도로 치유 과정에 적극적이고 치유하고픈 의지를 강하게 드러낸다. 치유에 제대로 불을 붙이지 못한 경우를 살펴보면 대부분 깊은 무의식에 '나는 치유되기 싫어.' 혹은 '내가 어떻게 나을 수 있어.'라는 마음이 작용하고 있다. 치유의 열쇠는 바로 참가자 의지에 있다. 우리는 그 열쇠를 찾을 수 있도록 방법을 알려 주고 그 열쇠로 참가자의 깊은 곳 본능 같은 치유력이 풀려 나올 수 있도록 도울 것이다.

　의지 충만 패턴은 이런 점에서 CST 전문가의 의지마저 북돋워 준다. 치유 과정이 재미있고 신나고 매 세션에서 보람을 느낀다. 다양한 패턴들의 최종 단계에서 이 패턴으로 전환된다면 치유 과정은 더욱 힘차게 앞으로 나아갈 수 있다. 패턴은 결코 한 모습에 머무르지 않는다. 참가자가 변하면 패턴은 변해 간다. 변해 가는 참가자와 패턴에 따라 전문가들도 유연하게 변해 가야 한다.

15 인텔리젼트형 (오케이! 이해하겠어요!)

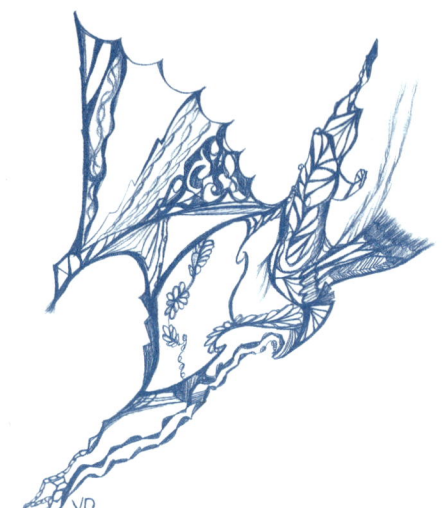

현재의 상태와 상관없이 몸이 가진 지성이 높아 현재 자신의 몸에 거행되고 있는 일련의 '치유 과정'에 대한 이해와 각 테크닉에서 도달하고자 하는 근원적 상태에 대한 높은 이해가 보인다. 이런 경우 초기 단계에서는 속도가 느리지만 생명력을 응축할 만한 시스템이 구축된 다음부터는 스스로 높은 수준의 치유 단계에 도달할 수 있다.

인텔리젼트 패턴을 몸속에 내재하신 참가자들은 언제나 감동적이다. 우리가 지향하고자 하는 방향을 정확하게 이해한다. 몸이 이해를 한다. 세션 후 브리핑을 할 때 나는 지성형을 가지신 참가자들에게 이렇게 말한다.

"와~ 몸이 대단하던데요!!!"

참가자들께서는 다소 어리둥절하다. 그저 깊은 잠을 잤을 뿐인데 자신이 뭔가를 해냈다고 말하니 어리둥절할 수밖에. 몸은 여러분이 생각하고 있는 것보다 더 진화되어 있고 현재의 여러분이 이해하는 범위를 넘어 생명에 대한 깊은 통찰와 영감을 가지고 있다. 이 인텔리젼트 즉 '지성'은 누구나 갖고 태어나는 것 같다.

하지만 삶의 경험을 통해 지성이 사라지고 무지와 아집이 지배하는 경우도 있고 무지와 아집에도 불구하고 '지성'이 끈질기게 버텨 '치유의 공연'에 동참, 무한한 능력을 발휘할 때도 있다. CST 전문가 입장에서 지성형은 반갑고 또 무척 고맙다. 걸릴 게 없다. 척하면 착이다.

어떤 패턴도 일정 수준의 이완 상태가 일어나기 시작하면 '지성형'이 드러날 수 있다. 우리는 삐죽삐죽 날이 선 패턴들이 시간이 지남에 따라 신경계가 안정되고 충분히 힘이 비축되면 깊은 곳의 지성이 서서히 모습을 드러내는 것을 많이 본다. 지성형을 세션하는 것 자체가 기쁨이요, 행복이다. 세션 프로그램에 참가하시는 모든 분들이 '지성형'이 될 때까지 쭉~~~~ 우리는 세션 프로그램을 통해 탐험하고 구할 것이다.

16 오픈하트형 (모든 것을 받아들이겠어요!)

이미 모든 것을 받을 준비가 된 몸이다. 어떤 테크닉도 쉽게 받아들이고 흡수해서 치유 속도가 엄청나다. 테크닉에 대한 어떤 평가나 판단 없이 깊은 신뢰감으로 마음을 활짝 열고 받아들인다. 마치 물을 그리워하던 물고기가 물을 만나듯 목 마른 뿌리가 물을 빨아들이듯 척척 받아들인다. 전문가는 이런 몸을 만나면 무조건 신난다!

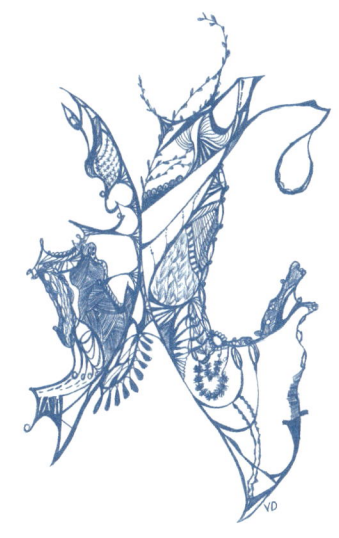

감사드린다.

매번 감사드린다. 나는 내가 세션을 통해 몸과 대화를 할 수 있고 몸속의 물을 통해 참가자의 본성을 볼 수 있다는 점에서 항상 고맙고 또 고맙다. 이것은 어디에서도 찾아볼 수 없는 최고의 공부다. 몸에는 모든 것이 담겨 있는 것만 같다. 우주의 원리도 자연의 섭리도 몸 안에 고스란히 내장되어 있어 그것을 접속한 나를 가르치고 깨쳐 준다.

CST를 통해 만난 수많은 몸들을 통해 배우고 있는 나는 참으로 행복한 사람이다. 이 행복한 사람이 '오픈하트형'을 만나면 입이 귀에까지 걸린다. 세션 프로그램이 진행되는 동안 나는 나도 모르게 입가에 미소를 짓고 있으며 심하면 소리 없이 웃고 있을 때가 있다. 몸이 내게 보여 주는 무한한 신뢰에 감동하고 고마워서 나도 모르게 웃음을 터뜨리고 있다. 빵!

내가 무엇이기에 이토록 마음을 여는 걸까. 대견하다. 그리고 그 열린 마음에 보답은 빨리 온다. 치유의 속도가 엄청나게 빠르다. 몸의 시스템 여기저기에 변이도 많고 왜곡된 곳도 만만치 않지만 오픈하트형은 개의치 않는다. 그냥 내게 맡겨 버린다. 이게 제일 무섭다. 미용실에 가서 '알아서 해 주세요.'하는 고객을 헤어 디자이너들이 무서워하는 것과 같다.

내게 맡겨진 몸에게 나는 비례하는 화답을 하고 싶다. 하지만 뉴트랄 상태를 지켜야 한다. 매우 기쁘고 행복한 마음으로 뉴트랄! 단지 그 마음을 갖고도 참가자의 시스템 속으로 뛰어들지 않는다면 물의 운동성을 쫓아가거나 따라다니지 않는다면 뉴트랄 상태는 충분히 유지가 된다. CST 교육 중에 이런 질문이 있었다.

"세션 중에 기쁜 마음을 가지는 것도 중립 상태에서 벗어나는 거 아닌가요?"

기쁘다고 행복하다고 흥분하진 않는다. 기쁨과 행복의 마음은 전문가의 마음을 편안하게 해 주고 더 나아가 근육을 이완시켜 주는 본능과도 같은 감정! 단지 그 마음을 갖고도 참가자의 시스템 속으로 뛰어들지 않는다면, 물의 운동성을 쫓아가거나 따라다니지 않는다면 뉴트랄 상태는 충분히 유지가 된다.

뉴트럴 상태는 기쁨과 행복의 마음속에서 충분히 가능하다. 단지 이 상태가 좋다고 억지로 기뻐하고 행복하려 애는 쓰지 말 것! 매일같이 오픈하트형을 만나면 행복에 겨워 깨달아 버릴 것만 같다.

패턴의 반전: 인생이 바뀐다

지금까지 살펴본 16 바디 패턴은 '물'을 통해 바라본 여러분의 모습이다. 패턴을 인식하는 것은 매우 중요하다. 패턴을 알아야 제대로 쓸 수 있는 테크닉과 세션에 대한 대략적인 디자인이 구상되니까 CST 전문가는 '현재' 참가자의 시스템을 지배하고 있는 패턴을 반드시 알아야 한다. 단지 주의를 요하는 것은 참가자들이 한 패턴에 고정되지 않도록 '현재 패턴'임을 강조해야 할 것이다.

패턴으로 참가자를 평가하지 말아야 한다. 패턴은 변해야 한다. 패턴이 변하지 않는 것은 그만큼 '치유 과정'이 더디다는 것이고 패턴이 변하지 않거나 못하는 것에는 분명 이유가 있다. 그 이유는 전문가와 참가자가 마음을 모아 찾아야 할 공통 과제다.

1에서 13까지의 패턴은 '트라우마와 스트레스' 유형에서 시작된다. 이 유형이 어느 정도 해소되면 14 인텔리젼트형과 15 의지 충만형 16 오픈하트형으로 변화될 수 있다.

• 패턴의 변화는 시스템의 변화로 이어지고 시스템의 변화는 몸과 마음을 모두 변화시켜 어느 순간 우리는 '새로운 나'를 발견하게 된다. 새로운 나는 구식 패턴이 지배했던 방식으로는 삶이 연결이 되지 않는다. 새

로운 나는 새로운 방식으로 삶의 경영을 시작한다.

새로운 삶 속에 새로운 나!

바로 이것이 CST가 추구하는 세션 프로그램의 해피엔딩이다.

스톡홀름 신드롬 패턴

변화의 과정에서 CST 전문가는 공통적인 패턴을 보게 된다. 나는 이것을 '스톡홀름 신드롬 패턴'이라고 부른다. 16패턴에 굳이 소속되어 있지 않지만 14~16패턴으로 넘어가는 과정에서 만나게 되는 이 패턴은 '습관의 기전'인 듯하다. 마치 인질처럼 특정 패턴에 잡혀 있다 보면 그것이 오히려 편해지는 느낌, 몸에 딱 붙는 듯한 느낌 때문에 패턴으로부터 벗어나려는 중요한 시기에 마치 인질이 자신을 납치한 범인을 사랑하듯 특정 패턴으로 다시 돌아가고 싶어한다. 몸과 마음이 그 어느 때보다도 편안해지고 안정이 되어 가고 있음에도 오히려 그 상태를 불안하게 여긴다. 다시 불안정하고 불편한 상태를 그리워한다. 이 과정을 겪을 때 CST 전문가의 적절한 조언이 필요하다. 무엇보다 참가자가 자신의 상태를 인식하는 것이 중요하다. '아~ 내가 또 그 상태로 되돌아가려고 하는구나.'라고 참가자 스스로 느끼는 것이 필요하다. 인식하면 '의지'가 생긴다. 이때 의지가 생기지 않으면 '차라리 고통 속에서 편안하게 살아야겠다.'라는 이해받지 못할 상황이 생긴다. '고통과 불편함'이 오히려 '편안함'으로 작용하여 다시 특정 패턴의 '인질'이 되고 싶어 한다. 벗어나고 싶어 하면서도 벗어나기 싫어하는 '이중성'이 참가자와 전문가를 시험하는 순간이다.

스톡홀름 신드롬 패턴은 치유의 과정에서 언제나 마주하게 된다. 이 과정을 잘 극복하고 넘어가는 참가자들은 '치유'의 시간이 단축되지만 이 과정을 계속해서 반복하는 경우 시간은 길어지고 참가자는 지쳐 가게 된다. 선택은 참가자에게 달려 있다. 올바른 선택을 위해 필요한 것 다름아닌 '의지'!

치유, 개인 레슨이 필요해!

CST 세션 프로그램을 진행하면서 내가 경험한 것은 치유는 결코 CST 전문가가 하는 것이 아니더라는 것이다. 몸을 오랫동안 봐 오고 경험해 본 전문가들이라면 이 말에 전적으로 동의할 것이다. 대부분의 치유는 세션 프로그램에 참가한 참가자의 몸 스스로 행하였으며 전문가가 하는 일은 몸이 '치유'할 수 있는 환경을 형성하고 그 환경이 안전하게 유지될 수 있도록 필드를 중화하는 것이다.

일단 환경이 안정되면 다음 전문가가 하는 일은 몸에게 '치유 교육'을 시작하는 것. 그 과정에서 전문가는 마치 아무것도 모르겠다고 시치미를 뚝 떼고 있는 몸들에게 처음부터 걸음마를 가르치듯 '깊은 이완' 상태에 대해 설명하기 시작한다. 이미 보아 왔던 16 바디 패턴 중 아이스 차일드형이나 잠 못 자는 숲 속의 공주/왕자형처럼 트라우마 패턴의 경우 몸은 통째로 '잠'에 대한 메커니즘을 잊어버린 듯 거부하고 공포스러워한다.

CST 전문가는 세션 프로그램을 진행하면서 끈질긴 설득과 CST의 특별한 테크닉을 통해 '잠'에 대해 설명하고 잠이 주는 효과와 잠의 실체를 끊임없이 보여 준다. 처음에는 들은 체 만 체하던 몸들이 얼떨결에 허락한 일시적인 '이완'을 통해 '잠'을 살짝 맛보고 나면 그 경험을 시작으로 서서히 몸을 걸어 잠갔던 빗장을 걷어 올리기 시작한다.

CST 세션은 '치유'를 하는 것이 아니라 '교육'을 하는 것이다. 1:1 치유 개인 레슨이다. 그래서 CST 세션 프로그램의 치유 주체는 전문가가 아닌 '참가자'여야 한다. 일체 경비를 지불했다고 몽땅 전문가에게 맡기고 참가자는 무조건 받기만 하겠다는 일방적 마음은 세션 프로그램의 결과에 치명적인 영향을 미친다. 치유의 주체가 직무를 유기하는 셈이다. 참가자는 적극적으로 나서야 한다. 적극적으로 치유를 쟁취해야 한다.

몸은 현재 여러분의 나이, 성별과 상관없이 '치유의 힘'과 '의지'를 가지고 있으니 치유의 적극성에 어떤 변명도 나설 수 없다.

치유는 참가자가!

치유 교육은 CST 전문가가!

각자 자신의 전문 분야를 나눠 책임을 지고 세션 프로그램을 진행한다면 도망가던 치유도 마음을 돌려 우리에게로 돌아올 것이다. 그럼에도 불구하고 세션 프로그램을 진행할 때 내가 참가자들에게 어떤 요청도 하지 않는 것은 참가자들도 안 하고 싶어서가 아니라 힘들어서 못하는 것이기 때문이다. 단지, 몸이 할 수 있음에도 얄팍한 계산술로 스스로 치유의 과정을 더디게 하는 경우도 있어 그 마음에 조금이라도 자각이 생겼음 하고 이 공간을 빌려 말씀을 드린다.

부디, 참가자 여러분 안에 있는 큰 힘을 자각하여 스스로 무너지지 말고 또 스스로 무너뜨리지도 말고 세션을 통해 '치유'를 잘 배워서 삶이 끝나는 날까지 '스스로 치유하는 법'을 잊지 말기를 부탁드린다. 아울러 세션 프로그램은 참가자와 전문가의 연합 작전을 통해서만 성공할 수 있으니 CST를 통해 진정한 치유에 도달하고픈 분들은 전문가의 말 좀 잘 들었음 좋겠다!

일찍 자라고 하면 잤음 좋겠고!

식사량을 줄이라 하면 줄였음 좋겠고!

컴퓨터와 핸드폰 좀 줄이라 하면 줄였음 좋겠고!

운동 좀 하라면 했음 좋겠다!

하지만 참가자들은 도통 말을 잘 안 듣는다. 헐~ CST만 받는다고 치유가 옆구리로 착 달라붙을 것 같으면 세상의 모든 의학과 테라피는 사라져야 한다. 여전히 사라지지 않고 병원은 문전성시를 이루고 날이 갈수록 더욱 다양한 각도로 개발되는 건강 식품과 수만 가지의 테라피들이 존재하는 이유는 CST를 통해 여러분을 완전히 '치유'로 이끌 수 없기 때문이다.

나는 자신이 있지만 참가자들은 자신이 없다. 위에 줄줄이 나열한 다양한 치유법들이 목숨을 보전하는 것도 다 참가자들의 절절한 '수요 욕구'에 있다. 끊이지 않는 수요가 있으니 공급이 사라지지 않는다. 치유가 뭐 별건가. 잘 쉬고 잘 먹고 잘 싸면 저절로 일어나는 것이 치유지만 그 '잘' 쉬고, 먹고, 싸는 것이 안되는 것이 참가자의 현실이다 보니 '치유의 값'이 점점 높아지고 있는 것이다. 점점 값어치가 올라가고 있는 '스스로 치유하는 능력!'

CST는 여러분께 그 능력을 개인 레슨한다. 세션을 통해 잘 배운 '치유 능력' 평생을 쓸 수 있다. 쭉~

상대적이면서 절대적인 '치유'에 대한 평가!

비디칸의 CST 세션 프로그램의 전제는 '살아 있는 모든 사람은 스스로 치유할 수 있다.'이며, 치유가 된다 안된다에 대한 언급이 일절 금지되어 있다. 치유가 안되는 걸 본 적이 없는 나로서는 '치유가 되나요?'라고 질문하는 참가자들에게 '치유가 왜 안되나요?'라고 되묻게 된다. '치유에 대한 확답'을 주지 않아 신뢰감이 제대로 형성되지 않은 참가자들은 떠난다. 장기간 지속되는 세션 프로그램에서도 몸은 이제 막 준비를 끝냈는데 지쳐 버린 참가자들은 떠난다.

아무 말도 하지 않았는데도 자신에게서 조용히 일어나는 치유의 깨어남을 지켜보며 그것이 신기하고 경이로워 10년이 넘도록 우리에게 자신을 맡기는 가족 같은 참가자들은 지금, 여기에 있다. 그리고 앞으로도 많은 사람들이 우리에게 오고 갈 것이다. 모든 것은 참가자들의 선택에서 일어나는 일이며 우리는 그것을 존중한다. 오고 가는 인연들 속에서 그것이 어떤 인연이든 우리는 배우고 깨달을 수 있어 모든 것이 소중하다.

이렇게 인연의 교차가 생기는 것은 치유는 언제나 일어나고 지금도 일어나고 있다는 '치유의 절대성'과 내가 볼 땐 치유가 되고 있고 당신이 볼 땐 치유가 제대로 안되고 있다고 생각하는 '치유의 상대성'에 있는 것 같다. 몸은 어떤 상황에서도 '치유 본능'이 깨어날 수만 있다면 젖 먹던 힘을 다해 스스로를 치유한다. 모든 참가자들은 스스로 치유할 수 있다. 나는 치유가 안 일어나는 것이 오히려 이상하다. 치유가 안되고 싶으면 모를까 누구나 100% 치유력을 태어날 때부터 배급받고 평등하게 우린 태어났다. 이것이 치유의 절대성이다.

치유의 상대성은 치유에 대한 이해도와 치유가 일어난 수준에 대한 평가 차이다. 이 필드에 있다 보면 참으로 신기한 일들을 많이 겪게 된다. 내가 볼 때 몸은 이제 치유의 걸음마 단계를 시작한 것 같은데 참가자는 이미 몸이 다 나았다고 생각하는가 하면 내가 볼 때 몸은 이미 높은 단계의 치유 상태를 보이는데 진작에 참가자는 전혀 치유가 일어나지 않는다고 말한다.

과연 누구의 말이 옳은 것일까. 친구 따라 강남 간다고 CST로 뭔가 특별한 경험을 하신 분들은 건강 고민이 많은 가족은 물론 주변 친구들과도 그 경험을 나누고프다. 그래서 설명도 잘 안되는 CST를 '나만 믿고 한 번 같이 가 보자!'라고 꼬드겨서 우리 앞에 대령해 놓는다. CST의 C 자도 들어 보지 못한 이들은 끌려온 것도 모자라서 갑자기 누우라니까 눕고 또 그렇게 처음 온 장소에서 코까지 골면서 잠까지 잤다. 자고 일어나니 전문가라는 여자(비디) 왈 "CST 세션이 필요 없을 것 같아요. 운동을 하시거나 시간이 되시면 휴가를 신청하셔서 푹 쉬시면 몸이 충분히 회복되실 것 같습니다."란다. 몸이 천근만근 힘들어 죽겠는데 몸 안의 생명력이 강하다면서 세션은 필요 없고 그냥 쉬라고 하니 오히려 막막해지는 그들!

그들은 치유 레슨이 필요하다 말하지만 전문가는 아니라고 말한다. 과연 누구의 말이 옳은 것일까. 이렇듯 치유 상대성의 원칙에 입각하여 전문가의 입장과 참가를 원하는 자의 입장이 확연히 다를 수 있다. 그럼에도 불구하고 여러분은 치유를 할 것이냐 말 것이냐, 내 몸을 맡길 것이냐 말 것이냐에 대해 결정을 해야 한다.

그 결정에 '결정적인 영향력'을 행사하는 것은 바로 '신뢰'다. 당연하다. 내가 보아 온 치유 결과의 상대성은 초기 단계에서는 '전문가에 대한 신뢰도'가 결정적인 것 같고 어느 정도 신뢰감이 형성된 후에는 '참가자의 희망 치유 수준'이 관건인 듯하다. 전문가의 눈에는 아직도 참가자가 희망하는 치유 수준에 도달할 수 없는 상태임에도 불구하고 참가자가 그 상태를 원한다면 치유에 대한 상대성의 간격이 커져 버린다. 합의에 도달하지 못할 정도의 간극이 생긴다면 깨진다. 전문가는 제대로 치유 교육도 못해 보고 몸을 떠나보내야 한다. 안타까운 현실이지만 전문가는 가는 사람 잡지 말고 오는 사람 막지 말아야 한다.

이것은 치유 과정에서 딜레마일 수도 있지만 전문가를 더욱 분주하게 노력하게 만드는 자극제일 수도 있다. 의견은 달라도 '치유'라는 목표는 하나다. 치유에 대한 상대성이 참가자와 전문가가 좁히지 못할 간격을 형성한다면 프로그램은 저절로 종료될 것이다. 그럼에도 불구하고 참가자가 의식하지 못하는 사이에 몸은 프로그램이 진행된 기간만큼 치유 교육이 될 것이고 그 교육을 통해 배운 '치유 메커니즘'으로 프로그램 종료 후에도 참가자 내부에서 치유의 힘을 발휘하게 될 것이다.

우리는 세션을 받지 않는 동안에도-칸과 내가 장기간 여행을 가거나 외국으로 세미나 참가를 하는 동안 길게는 3개월 짧게는 2주- 몸이 알아서 치유를 하고 교정을 하는 경험의 이야기들을 신기한 듯 말씀하시는 참가자들의 소리를 많이 듣는다. 전문가 입장에서는 이 또한 대단히 당연한 일이다.

치유의 절대성, 치유는 본응이다!

일단 깨어나면 가만히 있지 않는다.

온몸을 구석구석 물을 이끌고 아프고 지친 우리 세포들을 어루만지고 닦아서 빛을 내어 준다. 생명력으로 반짝반짝 빛나게 해 준다. 이미 참가자 내부에서 느끼지도 알아차리지도 못할 정도로 미미한 수준에 있을지라도 한 방울의 치유는 거대한 생명의 바다에서 시작된다. 그때는 알아차리지 못했지만 나중에는 알게 된다.

"CST를 할 때가 아이가 제일 편안하고 좋았던 것 같아요!"

지금은 더 이상 CST 치유 교육을 받고 있지 않지만 나중에 그 경험을 뒤돌아보며 하신 한 어머니의 말씀이다.

치유라는 것!
그리 멀리 있지 않다.
바로 내 코 석 자에 안에 있다.

02

내 몸 안의 물,
가장 기본적인 4가지 성격

    자, 지금까지 여러분은 물을 통해 본 16가지 바디 패턴을 구경하였다. 16가지 패턴 중에 여러분은 어디 소속일까. 유연한 패턴이 형성되어 있다면 16가지 바디 패턴 중에 어디에도 속하지 않을 수 있다. 속하지 않는 것이 건강하다.

    16 바디 패턴은 특정한 사건, 사고로 인해 몸에 발생한 강력한 패턴이 시스템을 지배할 때 나타나는 무의식의 형상이다. 패턴에 대한 인식과 의식화가 일어난다면 패턴을 녹이는 것은 어렵지 않다. 대략적인 바디 패턴은 섭렵을 하였으니 바디 패턴을 형성하는 '물'의 실체에 대해 눈을 돌려야 할 때다.

    우리 몸은 여러분이 간단하게 두 눈을 통해 보고 있는 사람의 형태를 지닌 육체뿐만 아니라 차원을 달리하는 숨겨진 몸이 2개 더 있다. 이것은 물리학자 데이비드 봄이 주장한 양자 이론에서 소개된 접힌 우주와 펼쳐진 우주와도 같다. 1개의 펼쳐진 우주와 2개의 접힌 우주, 총3종으로 구성된 우리 몸은 필요에 따라 접힌 우주가 펼쳐지기고 하고 펼쳐졌다가도 접히기도 하는 접이식 화려한 부채처럼 매우 편리한 시스템을 가지고 있다.

접힌 우주를 챠악 하고 펼칠 수 있는 기술, 그것이 바로 CST이다. 펼쳐진 첫 번째 우주는 바로 여러분의 두 눈이 보고 있는 사람 형상의 몸, 물질의 몸 소마Soma다. 물질의 몸속에 접혀 있는 우주를 챠르르 펼쳐 보면 두 번째 몸 플루이드 바디Fluid body, '물의 몸'이 보인다. 마지막으로 더 깊은 곳에 행여나 우리가 그 존재를 눈치 챌라 꽁꽁 숨겨 놓은 마지막 우주를 펼치면 타이달 바디Tidal body, '물결의 몸'이 나타난다.

소마 안에 물의 몸 있다. 물의 몸 안에 물결의 몸 있다. 이것을 다 접으면 소마(육체)만 보인다. 64 바디 패턴은 '물'을 통해 패턴을 리딩하게 된다. 물은 물질도 될 수 있고 에너지도 될 수 있는 중간자다. 이것은 마치 물이 0도 이하에서 얼음이 되고 100도 이상에서 기체가 되는 것과 같다. 3 우주를 가진 우리 몸은 중간자 '물'을 통해 통합될 수 있고 연결될 수 있다.

대부분의 의학 체계는 소마(육체) 즉 물질의 몸을 편협적으로 바라보고 있고 동양 의학은 소마를 높은 차원에서 지배하고 있는 에너지와 같은 타이달 바디, 물결의 몸에 관심이 치중되어 있는 것 같다. 건강은 한 우주의 편협된 '건강'만으로는 일어나지 않는다. 우리 몸을 구성하고 지배하고 있는 3개의 우주가 나란히 손을 잡고 탄탄하게 통합되어 있을 때 몸-마음-정신의 삼합처럼 심신이 건강하고 에너지 넘치는 '인간'으로 행복할 수 있다.

2번째 우주 '물의 몸'은 출생 때부터 그 모습이 확고해지면서 CST 스킬을 통해 펼쳐질 수 있다. 펼쳐진 2번째 우주를 통해 우리는 출생 때부터 시작된 여러분의 모든 개인 히스토리를 관람할 수 있다. 두번째 우주를 통해 우리는 3번째 우주를 펼칠 수 있고 3번째 우주를 통해 우리는 여러분의 뱃속 아기 시절 스토리도 들을 수 있다.

'물의 이야기'야말로 여러분의 가장 오래된 역사이며 여러분의 근원적 모습이다. 엄마 뱃속에서 시작되는 '모태 체질' 바로 '물'을 통해서 들을 수 있다. 물을 통해 진정한 여러분의 근원적 바디 패턴을 보기 위해서는 먼저 어떤 패턴도 생기지 않은 순수한 물의 상태, 순수한 물의 성격을 알 필요가 있겠다.

2번째 우주: 플루이드 바디 속의 티슈 바디

2번째 우주는 순수한 물로만 구성되어 있는 것이 아니라 물을 담고 있는 또 다른 바디가 존재한다. 그것을 우리는 티슈 바디Tissue body(직물의 몸 혹은 섬유의 몸)라 부른다. 그것은 마치 씨실과 날실로 만들어진 직물이 물을 머금고 있는 것과 같다. 아무리 싱싱한 야채도 시간이 지나 물이 빠져나가면서 말라 버리듯 물을 머금고 있을 때만 싱싱하게 생명력을 유지할 수 있다. 우리 몸도 티슈 바디를 통해 물을 충분히 머금고 있어야 건강하고 싱싱하며 활력이 생긴다.

물은 티슈 바디를 통과해야 한다. 물길로 사용되는 혹은 물의 통로가 되는 티슈 바디는 물의 흐름에 유연하게 움직여 나갈 필요가 있다. 티슈 바디가 유연하게 움직이면서 물의 흐름에 잘 대응해 나갈 때 우리의 몸은 어떤 외부의 자극이나 쇼크에도 '생명력'을 거뜬하게 유지하고 보호할 수 있다. 곧 알게 되겠지만 64 바디 패턴이 형성되는 데 매우 핵심적인 역할을 하는 것도 티슈 바다다. 티슈 바다는 마치 그 자체가 스마트폰처럼 내외부 자극 어떤 것에도 긴밀하게 반응하며 움직여 나가는 데 유연성이 채 회복되기 전에 반복되는 스트레스나 쇼크는 더 이상 반기지 않고 밀어내기 시작한다. 수용할 수 있는 한계가 넘어가기 시작하면 티슈 바다는 물길을 틀어막고 물의 흐름에 저항하며 물을 가두기도 한다.

이 기묘한 성격 탓에 우리 몸에는 특정 패턴이 형성되기 시작한다. 여러분이 하는 한 마디 한 마디를 티슈 바다는 듣고 새긴다. 우리가 기억할 수 없는 모든 스토리를 티슈 바다는 엄마 뱃속에서부터 자신의 섬세한 섬유 조직에 기록하기 때문에 우리는 내 몸일지라도 절대로 내 '몸'을 속일 수가 없다. 그래서 거짓말 탐지기라든가 키네올로지나 오링 테스트와 같은 방식에 신뢰의 관심을 둘 수가 있는 것이다. 결국 우리의 '기록쟁이' 섬유, 티슈 바다도 물에서 만들어진다. 그래서 같은 물에서 태어나는 티슈 바다를 따로 부르지 않고 통합해서 2번째 우주를 '플루이드 바디'로 부른다.

자, 그럼 여기서 우리는 2번째 우주 플루이드 바디를 대표하는 '물'로 다시 돌아가 보자!

물이 지배하는 우주, 플루이드 바디

2번째 우주를 구성하는 물의 성격은 자연의 물과 크게 다르지 않다. 자연에서 보는 물은 대부분 위에서 아래로 흐른다. 우리 몸도 자연의 몸과 다르지 않다. 머리에서 발 쪽으로 즉 위에서 아래로 흐른다. 더 나아가 우리 몸 안의 물은 자연의 물보다 훨씬 진화된 것 같다.

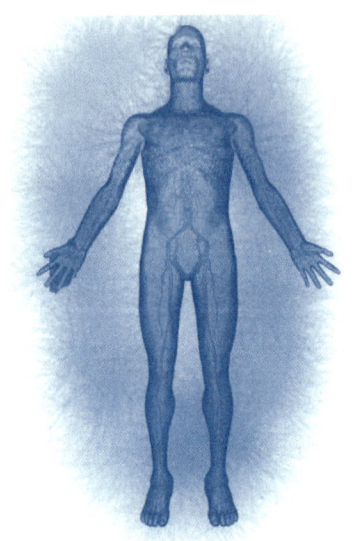
아래로 흐르다가 다시 위로 올라가는 역행을 저지른다. 물이 거꾸로 솟구쳐 올라간다. 정말 멋진 일이다! 중력을 거슬러 꼬리뼈 쪽에서 머리을 향해 나아가려면 얼마나 많은 힘이 필요할까. 내려왔다가 반드시 거꾸로 역행을 해야만 살아갈 수 있는 물의 운명, 오래전에 읽었던 책 한 구절을 생각나게 한다.

'도'란 하늘을 역행하는 것이고 고로 '도인'이란 하늘의 뜻을 역행하는 자다. 인간은 자연스럽게 늙어서 죽는 것이 하늘의 뜻이라면 '도'를 닦는 도인은 하늘의 뜻을 거역하고 늙지도 죽지도 않는 사람이 된다는 것이다. 그 참 말이 된다 싶었는데 이미 우리는 몸속에 '도인' 기질을 가진 '물'을 가지고 있었다. 이 물만 제대로 흐른다면 우리도 저 도인들처럼 하늘을 역행하며 늙지도 죽지도 않는 삶을 살 수 있지 않을까.

그래서 CST 세션 프로그램에 참가하시는 분들이 빛나는 피부와 요즘의 대세인 동안을 유지하시는 걸까. 언제나 또래 보다 젊어 보이고 나이가 정지된 것 같다는 소리는 물론 점점 더 젊어지는 것 같다는 친구들의 부러움을 사고 있는 프로그램 참가자들이 대부분이다. 한의사 한 분이 이런 말씀을 하셨다. '우리 몸의 시스템을 본다면 우리가 노화될 이유가 전혀 없다. 우리 몸은 1년마다 새 몸으로 갈아입기 때문이다.' 우리의 몸 원자가 완전히 바뀐다는 뜻이다. 그럼에도 불구하고 나이가 드는 것은 무엇 때문일까라고 의문을 던지신 그 한의사께서 지금쯤이면 답을 찾지 않았을까 희망해 본다.

나는 그 답을 '물'에서 찾았다. 하늘의 뜻을 거역하고 역행하는 물의 생명력! 그 생명력으로 중력을 거슬러 끊임없이 상승할 때에 우리는 평생 젊음을 유지할 수 있지 않을까!

플루이드 바디로 생명을 호흡하다

물은 기본적으로 우리 몸의 중심선을 따라 수직 상승하고 수직 하강한다. 눈에 띄지 않게 나선형으로 살살 감아 돌면서 수직으로 상승하고 하강을 하다 보니 물길에 파동이 치듯 물살이 생긴다. 이것은 '수직 파동Longuitudinal Fluctuation'이라고 부른다. 실제로 손으로 감지되는 물의 흐름은 파동치는 물결이라기보단 오히려 자연의 물처럼 그저 흐르는 듯한 감각이다. 마치 몸이란 거대한 바다로 합류할 '강줄기'에 손을 담그고 있는 듯한 느낌이랄까.

그 강에는 '생명'을 담고 있는 물이 흐르고 있어 '생명의 강River of Life'이라 부른다. 생명의 강이 중심선에서 수직으로 상승하고 수직으로 하강할 때 몸 전체가 그 흐름에 화답을 한다. 수직 상승하는 물의 흐름을 우리는 '인헐레이션'이라고 부른다. 마치 숨을 잔뜩 머금은 '복어' 모습 같다. 단지 들이마신 것이 공기가 아니라 '생명력'이라는 것! 그래서 이것을 우리는 생명의 호흡Breath of Life라 부른다. 생명력을 들이마시는 '인헐레이션' 즉 물의 수직 상승형에 대해서 영화 슈렉에 나오는 와일드 공주 '피오나'가 여러분의 이해를 도와줄 것이다.

다음 수직 하강하는 물의 흐름을 우리는 '엑설레이션'이라고 부른다.

숨을 모두 내뱉은 모습이 마치 내가 어렸을 때 즐겨 보았던 애니메이션 '뽀빠이'의 걸 프렌드 올리브를 많이 닮아 그녀를 통해 엑설레이션 상태를 재미있게 묘사해 보았다.

인헐레이션과 엑설레이션은 각 10초~14초씩 번갈아 가며 주기적으로 나타난다. 우리 몸은 여러분이 의식하지 못하는 사이 약 20초~28초 동안 '생명력'을 들이마셨다 내뱉었다를 반복하고 있다고 생각하면 된다. 겉옷인 육체 소마soma는 '생명력'을 매우 가쁘게-5초에서 10초/1cycle- 호흡하지만 속옷 '플루이드 바디Fluid body'는 보다 길고 느리게 '생명력Vital energy'를 호흡한다. 물을 통해 '생명력'을 공급받고 '생명력'을 충전해야만 우리는 지금처럼 살아 있을 수 있다.

인헐레이션의 모습은 한의학에서 보면 '양'의 모습에 가깝고 엑설레이션은 '음'의 모습에 가깝다. 우리 몸은 음과 양을 주기적으로 나타내며 '나'라는 모습을 유지하고 '나'라는 의식을 형성한다. 남자라고 해서 양의 모습이 강할 것이다, 혹은 여자라고 해서 음의 모습이 강할 것이라는 선입견은 플루이드 바디에서는 와장창 깨져 버린다. 여러분의 겉모습이 남자든 여자든, 아이든, 어른이든 플루이드 바디를 통해서 보는 음양의 규칙은 남녀노소를 막론하고 평등하다. 우리 몸은 음양의 주기적이고 규칙적인 리듬 속에서만 조화로우며 남자든 여자든 음양의 규칙이 깨질 때 생명의 호흡, 엑설레이션과 인헐레이션이 한쪽이 더 길어지는 패턴을 가질 수 있다.

남자라도 음의 성격, 엑설레이션이 길게 나타나 '음의 성질'이 나타날 수 있다.

여자라도 양의 성격, 인헐레이션이 길게 나타나 '양의 성질'이 나타날 수 있다.

01 상승형 Inhalation Lesion

상승형을 크게 2가지 패턴으로 나누어 볼 수 있다. 64 바디 패턴에서는 상승형에서 보여 주는 2가지 패턴 모두를 통틀어 '상승형'으로 분류할 것이다. 상승형으로 다시 2가지 패턴으로 분류한 이유는 물은 깊이에 따라 그 모습이 다르다. 마치 변화무쌍한 여인들의 감정 스펙트럼처럼.

전형적인 상승형은 1번 오리지널 피오나형이다. 2번 상승형은 매직컬 피오나형으로 마법에 걸린 슬림한 피오나 공주의 모습이다. 2번 상승형은 리딩 실력이 쑥쑥 성장하는 전문가들이 나중에라도 자신이 리딩한 근거를 찾을 때 도움이 되시라 함께 소개해 본다. 리딩 실력이 늘어날수록 물속으로 더 깊이 들어갈 수 있다. 몸 안의 깊은 물에서 다양한 물의 모습들을 본 사람들이 이미 있으니 혼자서만 본 게 아닐까 걱정하지 마시고 편안하게 물과 접속하시라 미리 훈수를 둬 보았다.

누구나 조금씩은 선호도가 생긴다. 유연한 선호도는 오히려 더 건강하다. 1번 상승형을 선호하는 사람들은 대부분 진취적이고 열정적이지만 선호도가 너무 강해져서 한의학으로 말하면 상승형 항진,내 관점에서 말하면 상승형이 극성을 과도하게 띄게 되면 균형이 깨지기 시작한다. 패턴이 형성되기 시작한다. 적정한 수준에서의 상승형을 선호하는 것은 오히려 개인의 개성을 드러낼 수 있어 건강하지만 '중도'를 벗어나면 오히려 '병'이 된다. 2번 상승형은 이미 '중도'에서 크게 벗어나 패턴이 견고해진 상태이며 많은 다양한 증상들이 이 패턴에서 드러나게 된다.

1. 오리지널 피오나형(상승외측형) 전형적인 상승형(+양형)

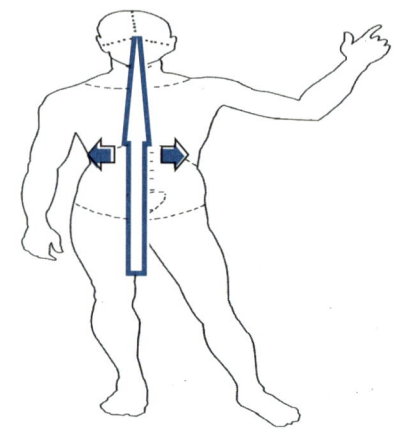

지배하는 물의 운동성이 주로 상승하는 방향을 선호. 이 패턴이 발생하는 경우 외관상으로 보이는 육체의 형태와는 달리 몸의 내부 구조를 형성하는 플루이드 바디의 모양새는 위, 아래로는 짧고 옆으로 퍼지는 다소 성난 복어마냥 '땅딸한 모습'이다. 땅딸한 물의 몸에 어떤 사람은 그 모양 그대로 육체를 입고 있는 경우도 있고 그 반대로 비쩍 마른 육체를 입고 있는 경우도 있다. 겉모습만으로는 판단할 수 없는 것이 바로 '플루이드 바디'다.

내 겉모습을 보면 체질을 좀 안다는 사람들은 나를 소음인이라고 한다. 작고 얇은 겉모습이 겉모습만 보고 판단하는 체질로는 '소음인'으로 보기에 딱 좋다. 하지만 소음인은 나와는 정반대의 성격을 보인다. 그렇다면 나는 소음인일까? 오링 테스트나 다양한 체질 검사법을 해 보면 나는 언제나 '태양인'이다. 태양인의 성격을 보면 바로 나의 성격이다. 그럼 나는 태양인인가.

CST 물의 패턴으로 볼 때 나는 전형적인 오리지널 피오나형에 가깝다. 플루이드 바디 패턴에서의 양형(+) 성질을 띄게 된다. 오리지널 피오나형이 극성을 띄지 않을 때는 양형의 건강한 상태가 표현된다. 적극적이고 활발하고 열정적이며 지기 싫어하고 자신이 리더하려 든다. 하지만 좋은 것도 너무 많이 마시면 탈이 난다. 생명력이 아무리 좋다고 들숨만 계속 쉬고 있으면 숨통이 막힐 것이다. 계속 상승만 하려는 편협된 물의 운동성이 지속적으로 나타나면 심장이 쿵쾅거리고 호흡이 거칠어지면서 계속 뭔가를 해야만 할 것 같은 생각에 사로잡히는 특정 패턴이 형성될 것이다. 이 패턴이 바로 양형의 극성을 띤 '오리지널 피오나 패턴'이다.

CST를 통해 극성을 띤 양형의 성질이 중화되면 한결 수월하게 패턴이 해소되고 원래의 건강한 모습을 되찾을 수 있다.

2. 매직컬 피오나형(상승내측형)
비정상적 상승형 패턴(+-양형 속에 음형이 함께 존재하는 혼란 상태)

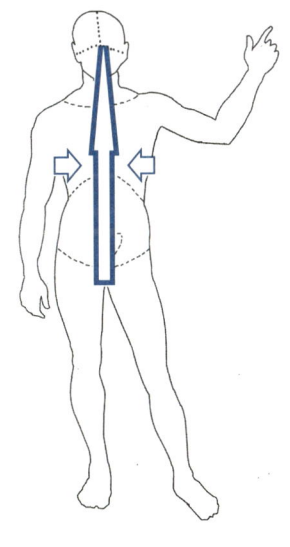

어떤 것이든 한 가지를 드러내면 속이 다 편안하다.

맞다 아니다로 나눠지면 함께 있는 사람들도 솔직하다, 편안하게 여기겠지만 맞다고 하면서도 그게 아닌데라고 말하면 무엇을 원하는지 알 길이 없어 솔직히 짜증스럽지 않을까. 매직컬 피오나형은 상승하면서도 그 통로는 하강하기 좋은 길로 만들어져 있다 보니 물이 상승을 시작하면서 "내가 하강을 해야 하는 건가?"하며 올라가면서도 '내려가는 길'을 쳐다보는 어처구니 없는 일이 발생한다. 비행기를 몰고 가는 기장이 하늘 길을 잘

가다가 갑자기 뒤를 돌아보며 "저 길로 가는 게 맞는 거 아냐?"라고 하면 분명 비행기 내 모든 크루들이 경악을 할 것이다. 마찬가지로 물이 상승하면서 티슈 바디가 만들어 준 활주로의 생김새 때문에 혼란이 생기면 우리 몸 전체 시스템이 '혼란' 상태에 빠진다.

 올라가야 할 것 같으면서도 활주로로 보아서는 내려가야 할 것 같고 이런 혼란 상태로 우리의 신경계는 극심한 스트레스를 경험하게 된다. 한 마디로 스스로 갈 길을 정하지 못해 갈팡질팡하는 케이스다. 이것은 큰 트라우마나 쇼크를 경험한 후 발생할 수 있는 패턴으로 매우 혼란스럽고 불안정하다. 그도 그럴 것이 마법에 걸린 슬림하고 아름다운 모습이 피오나 자신일 거라고 생각했다가 마법에 풀려 보니 난데없이 뚱뚱하고 얼굴이 두 배는 커 보이는 와일드한 피오나가 떡 하니 나타나면 차라리 마법에 걸린 채 살고 싶을 수도 있을게다.

 영화에서는 피오나가 자신의 있는 모습 그대로를 받아들여 해피하지만 여기 매직컬 피오나형은 현실을 있는 그대로 받아들일 수 없어 쇼크를 받고 몹시 언해피한 상태다. 매직컬 피오나는 한 마디로 '현실을 받아들이기 힘든 쇼크' 패턴이라 할 수 있다. 이 패턴은 CST 초심자들이 감지하기 어려울 수 있다. 하지만 물이 상승할 때 어정쩡하고 외측으로 파동이 생기면서 폭탄이라도 떨어진 듯 불안정하면 설령 티슈 바디의 활주로 형성 운동성을 감지 못하더라도 '매직컬 피오나형'이라는 것을 알아차릴 수 있을 것이다.

02 하강형 Exhalation Lesion

자연의 물이나 몸 안의 물이나 물이 위에서 아래로 흐르는 것은 매우 자연스럽고 편안하게 느껴진다. 닭이 먼저냐 달걀이 먼저냐는 우스꽝스러운 질문처럼 우리 몸에 일어난 생명의 호흡도 하강이 먼저일까 상승이 먼저일까… 간단하지만 매우 심오한 질문을 해 보고 싶다.

물은 처음에 우리 몸속으로 내려왔을까, 올라갔을까… CST 세션을 통해 몸들이 내게 해 준 답은 '내려가는 물'이 먼저였다. 몸에 뉴트랄이 일어난 다음 '생명 창조의 첫 번째 단계'인 '스틸' 상태가 일어나면 몸은 언제나 길쭉하게 뻗는 하강형이 일어나곤 한다. 상승형이 일어나는 것을 별로 본 적이 없는 나로서는 경험상 '하강형'이 먼저였구나라고 생각하게 되었는데 일단 하강형이 확실하게 일어나야만 물이 상승할 수 있는 여건이 만들어진다. 물이 상승하면서 생명의 호흡을 온몸에 불어넣게 되는 것이다.

하강형도 2가지 패턴으로 나누어 보았다. 64 바디 패턴에서는 2가지 패턴의 하강형을 한 가지로 통합할 것이며 전형적인 하강형 패턴으로 '오리지널 올리브형'을 소개하고 있다. 전형적인 하강형은 한의학에서 보면 '음형'에 가깝다. 극성을 띄지 않는 상태에서의 오리지널 올리브형 패턴은 정적이며 조용하고 자신을 쉽게 드러내지 않는 내향적 성향을 보인다. 하지만 이 패턴이 극성을 띄며 지나치게 강할 때는 과민하고 신경질적이며 히스테릭해질 수 있다.

전형성을 벗어나 다소 격한 왜곡을 보이는 패턴으로 '매직컬 올리브형'을 소개한다. 매직컬 올리브형에서 대부분 심각한 불균형적 증상들이 드러나며 이 패턴이 오랜 기간 고착된 경우 해소가 쉽지 않은 경우가 많았다.

1. 오리지널 올리브형(하강내측형) 전형적인 하강형(-음형)

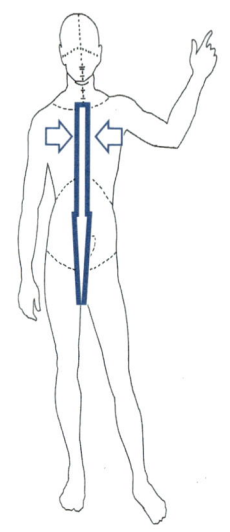

지배하는 물의 운동성이 주로 하강하는 방향을 선호. 이 패턴이 발생하는 경우도 외관상의 겉모습과는 상관없이 위아래는 길어지면서 홀쭉해지는 모양새를 가지게 된다. 하강형의 경우도 '홀쭉한 속 모양새'하고는 달리 뚱뚱한 육체를 걸치고 있을 수도 있고 내부의 격대로 틀을 짜서 육체도 홀쭉하면서 옆모습은 도톰할 수도 있다.

오리지널 올리브형은 극성을 띄지 않을 때는 전형적인 음형으로 건강한 상태가 표현된다. 물이 밑으로 하강할 때 플루이드 바디 전체가 외측에서 중심부로 마치 물을 쫘악 짜듯이 모여든다. 마치 우리가 레몬즙을 짜려고 할 때 가운데 방향으로 레몬을 양쪽에서 짜서 모으면 중앙에서 레몬즙이 시원하게 주르르 떨어져 내리는 것과 같다. 우리 몸도 물의 하강을 돕기 위해 티슈 바디가 바깥에서 중심부를 향해 들어오면서 짜듯이 길쭉해진다. 물의 통로가 좁혀지면서 길어져 하강하기에 한결 수월한 형태가 된다. 이 모습이 마치 만화 뽀빠이에서 나오는 전형적인 '올리브'의 모습과 같다.

하강형은 편안하고 침착하며 조용한 성품이 많다. 자신을 드러내기보단 타인을 더 많이 배려한다. 이 성향이 너무 강해지면 즉, 음형으로 강한 극성을 띄게 되면 오히려 속에서 부글거리며 속병이 생기거나 극심한 하강형 패턴을 보여 겉으로는 조용해 보일지는 모르나 속은 '화'와 '분노'로 가득 찰 수 있다. 이 상태가 패턴으로 형성되면 공통적으로 '만성 피로 증후군'이 발생하면서 소화 장애나 대인관계의 어려움, 신경증 등이 발생할 수 있다. 그간의 배려함이 오히려 자신을 무시하고 업신여기게 만들었다는 자괴감이 조용한 성격을 오히려 무섭게 변화시킬 수 있다.

극성을 띄는 하강형 패턴은 16 바디 패턴 중에 '일동 차렷형'의 전형적인 모습으로 개인적 차이는 있겠지만 해소가 가능하며 빨리 해소될수록 자신의 원래 모습으로 되돌아올 수 있다.

2. 매직컬 올리브형(하강외측형)
비정상적인 하강형(-+음형 안에 양형이 존재하는 혼란형)

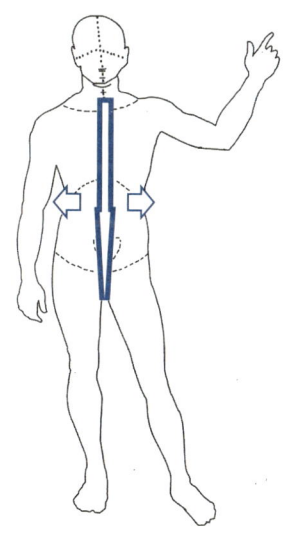

물이 하강쇼를 시작할 때 활주로가 길쭉해지면서 슬림해져야 하는데 오히려 넓적하고 짧은 활주로가 계속 펼쳐진다면 물은 어떤 생각을 하게 될까. 안정감을 느낄 수 없고 내려오는 길이 편하지 않을 것만 같다. 티슈 바디가 무슨 연유에서인지 중심부를 향해 짜듯이 들어오지 않고 여전히 옆으로 퍼져 있으니 일이 나도 단단히 난 모양이다. 이 또한 트라우마나 쇼크 패턴이다.

오리지널 올리브형보다 해소되기 힘들 수 있으며 해소하는 데 장기간이 소요될 수 있다. 상승형 매직컬 피오나형보다 더 복잡미묘하며 혼란스러운 패턴일 수 있다. CST 초심자들에게는 매직컬 피오나형이 훨씬 접근하기 쉬울 수 있을 정도로 매직컬 올리브형은 트라우마 리솔류션에 노련하고 경험이 풍부한 CST 전문가의 도움이 필요할 것이다.

출생 전 트라우마나 출생 트라우마의 가장 극적인 패턴으로 보이는 케이스. 매직컬 올리브형의 경우 조절하기 힘든 분노로 신경계가 과도하게 흥분되어 있으며 몸이 오랜 기간 쉬는 방법을 잊어버려 불면증이나 TMJ, 근육통이나 성격 장애, 노이로제, 이중 성격의 형성으로 스스로 힘들 수 있다. 원래 자신의 모습으로부터 너무나 먼 길을 떠나와 버린 듯하지만 시간이 얼마가 걸리더라도 해소가 가능한 패턴인 만큼 감히 도전해 볼 만하다. 삶이란 바로 잃어버린 '나'를 찾는 길, 도道 아닌가 싶다.

오리지널 패턴에서 제로 패턴으로!

플루이드 바디 패턴을 간단하게 2가지로 나눈다면 간단하게 상승하는 양형과 하강하는 음형으로 나뉠 수 있을 것이다. 여기서 우리가 주의를 해야 하는 것은 CST 리딩을 통해 처음 참가자들의 패턴을 접했을 때 그 패턴은 참가자의 '오리지널 패턴'이 아닐 수도 있다는 것이다. CST 리딩을 통해 드러나는 참가자의 최초 패턴은 몸을 불편하게 만들고 마음을 어지럽히는 소위 '왜곡 패턴'이다. 우리는 어느 정도 극성을 띠지만, 말하자면 어느 정도 선호도가 생겨 패턴이 형성되었지만 우리 몸과 마음을 적정 수준의 건강 상태에 머무를 수 있도록 허락하는 패턴을 찾아야 한다. 그 패턴은 참가자의 플루이드 바디가 어느 수준까지 '중화'가 된 후 나타나는데 그 패턴을 나는 '오리지널 패턴'이라 부른다.

처음 참가자의 몸에서 나타난 패턴이 하강형 1번인 오리지널 올리브형이었다고 하자. 시스템이 어느 정도 중화가 되고 스스로 이완 상태에 도달할 수 있는 수준이 되면 몸은 상승형 1번을 선호하기 시작한다. 처음에 나타난 패턴은 전형적인 하강형이었지만 하강형이 해소된 후에는 상승형을 더욱 선호하는 패턴이 보인다. 상승형 패턴이 보이면서부터 참가자의 시스템은 더욱 편안해지고 진취적이면서 자신감을 갖게 된다.

이런 경우 참가자의 오리지널 패턴은 무엇일까. 나는 상승형에 한 표 던진다. 오리지널 패턴이었던 상승형이 억압을 받으면서 하강형이 지배를 하는 동안 참가자의 시스템은 조화롭지 못하고 불안정했다. CST를 통해 충분히 중화되고 안정되고 난 후에 나타난 오리지널 패턴으로 시스템이 가동되면서 어떤 불균형도 '이완' 상태에 도달하면 쉽게 해소될 수 있다. 이것이 바로 오리지널 패턴의 메커니즘이다.

현재의 패턴이 사라지고 나면 진짜 우리를 지배하는 근원적 패턴이 모습을 드러낸다. 하지만 오리지널 패턴을 찾는 것은 그리 중요하지 않다. 오리지널 패턴은 건강해지면 알아서 나타나고 더 건강해지면 알아서 사라질 것이다. 중요한 것은 '생각의 고착'이다. 64 바디 패턴이라는 거대한 카테고리 안에 자신을 한 방향으로 몰아넣어서는 안된다. 어떤 패턴에도 속하지 않을 때 진정 우리는 자유롭고 평화롭다.

삶의 초기 단계인 엄마의 뱃속에서부터 우리는 다양한 자극에 무의식적으로 반응을 하게 되고 그 반응으로 물의 몸에 무늬가 새겨진다. 패턴이 만들어진다. 그 무의식적 반응은 일종의 생존을 위한 것! 생존 패턴의 형성으로 우리는 지금도 살아남기 위해 '나도 모르게' 무의식적으로 반응하는 삶을 살고 있다. 패턴이 없는 삶, 제로 패턴은 모든 것이 '의식적'일 때이다. 모든 것을 의식적으로 행할 때 패턴으로부터 자유로울 수 있다.

VIDHIKHAN CST 64 FLUIDBODY PATTERN

03

물길 따라 패턴도 바뀐다
:플루이드 라인 베이직 4 플레임

위에서 우리는 물의 가장 기본적인 성격이자 패턴인 수직 상승형과 수직 하강형을 보았다. 사람들마다 선호하는 패턴은 다르다. 상승형을 선호하면 몸도 상승형으로 만들어지고 그 몸에 담겨 있는 마음도 상승형으로 만들어진다. 물론 소마(육체)는 어떤 방식으로 드러날지 여기서는 다루지 않을 것이다. '나'를 단지 2가지 패턴으로 무 자르듯 나누기엔 우린 너무나 복잡미묘한 존재! 가장 기본적인 나뉨이 일어났으니 지금부터 슬슬 섬세 분류로 들어가 보자.

도곡동 우리 아카데미 근처에는 내가 너무 사랑하고 아끼는 양재천이 있다. 시간이 날 때마다 운동화로 냉큼 갈아 신고 양재천을 향해 뛰어가곤 하는데 양재천이 얼마나 긴지 그 전체 내천 줄기를 한눈으로 보는 것은 어림도 없다. 징검다리가 곳곳에 있어 징검다리 가운데쯤 서서 시원한 바람을 맞으며 앞으로 펼쳐진 양재천 구경을 해 본다. 그 모습이 조금씩 다르다. 1자로 쭉 뻗어 가는가 싶으면 물이 더 많이 쏠려 있는 쪽으로 커브가 생기는 것이 보인다. 물이 줄어들면 내천의 줄기의 폭이 좁아지고 물 양이 많은 곳은 폭이 아주 넓어지는 것을 볼 수 있다. 폭우라도 쏟아지는 날에는 이 다양한 내천의 모습은 사라지고 웅장한 물들이 일자로 넘실거리며 흘러, 하나의 일정한 내천 줄기만 보인다. 이렇듯 물이 어떻게 흐르느냐에 따라 내천의 모습이 만들어진다.

우리 몸 안의 물이 어떻게 흐르느냐에 따라 몸 안의 물길도 변한다. 물길이 변하면 패턴이 생기고 그 패턴에 우리의 시스템은 강한 영향을 받게 된다. 몸 시스템을 지배할 만큼 강한 파워를 지닌 물길을 4가지만 간략하게 소개하고자 한다. 넓은 시야로 강줄기 전체를 보듯 우리 몸 안의 물길을 바라보자. 단순하지만 강력한 4가지 물길이 우리에게 미치는 영향은 참으로 대단하다. 리딩 실력이 늘수록 물길 패턴 또한 더 섬세해지고 복잡해질 수 있다. 그전에 일단 이 4가지 패턴부터 섭렵해 보자!

01 수직형(지켜야 산다)

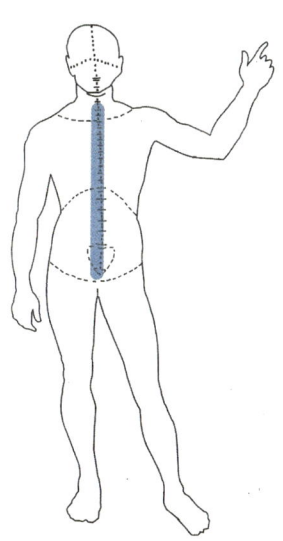

형편이 어려운 가운데에서도 꼿꼿하게 자존감을 지키면 그 어떤 유혹에도 마음을 빼앗기지 않는 조선 시대의 진정한 선비의 모습인 청렴결백형. 하지만 덕분에 집안 식구들은 쫄쫄 굶는다. 자기만 결백하고 청렴하면 될 것을 가족 전체가 원하든 원치 않든 함께 청렴결백해야 하는 관계로 현실은 고달프다. 유연성이 없이 오로지 수직선을 지키고자 하다 보니 중심선에 패턴들이 응집된 상태를 많이 보인다.

이런 케이스는 수직선을 지키고 있어 어찌 보면 참으로 좋아 보이나 긴장된 패턴들이 주로 중심선상에 있다 보니 오히려 타격이 더 크다. 대부분 우리 몸은 중심선에 그 어떤 긴장 덩어리들을 만들지 않으려는 성향이 큰데 이 케이스는 무척 고지식하여 하나는 알고 둘은 모른다. 중심선만을 청렴결백하게 지켰을 뿐, 그 청렴결백이 건강과는 매우 무관하다는 것이 문제다. 온갖 긴장과 아집이 중심부에 뭉쳐 있다 보니 풀리는 시간이 오히려 왜곡된 케이스보다 더 걸리는 경우가 많다. 유연성이 많이 떨어진다.

02 지그재그형 (벗어나야 산다)

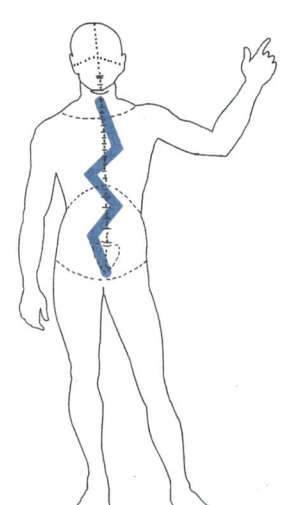

몸의 중심선이 아주 유려하게 좌측, 우측을 번갈아 가면 지그재그로 패턴을 형성. 유연성이 뛰어남에는 틀림없으나 그 뛰어난 유연성과 대처 능력이 오히려 병이 되는 케이스.

물의 이동 경로가 지그재그로 형성되는 경우는 몸의 구조도 중심선이 지그재그로 틀어지면서 마음의 기능도 지그재그로 왔다 갔다 해서 스스로 자신의 생각 때문에 헷갈리는 경우가 많다. 척추 변이가 가장 많이 일어나는 케이스. 지그재그 형태대로 장기들도 압박을 받을 수 있다.

자신이 진정으로 원하는 것이 무엇인지 정확하게 파악하기도 전에 먼저 움직여서 스트레스나 긴장의 상황을 많이 만드는 경우.

03 시프트형 (줄을 잘 서야 산다)

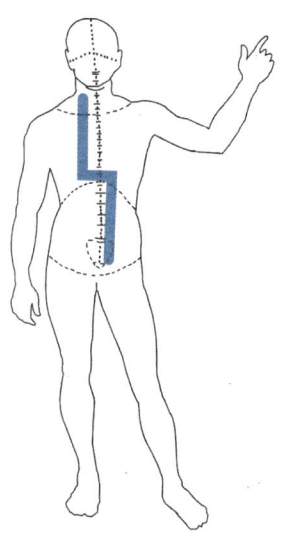

몸의 중심선이 한쪽 라인을 선호하여 중심 전체 혹은 부분이 좌측 혹은 우측으로 이동된 상태. 스케일이 너무 크다. 통째로 움직여 버린다. 둘 중에 하나라는 생각 패턴 때문에 자신의 건강에 무모한 도박을 하는 셈! 건강 상태로 회복되기까지 장시간이 걸릴 수 있으며 쉽게 긴장을 풀 수 없다. 한쪽으로 편협된 긴장이 몸, 마음 모두 편협된 긴장을 만든다. 유연성을 잃으면서 동시에 고집스러운 상태. 웬만해선 타인의 말을 듣지 않는다.

마음과 생각의 기능 또한 한쪽으로 지나치게 치우치는 경우가 보여 대인관계가 불편할 수도 있고 사고의 방식이 남달라 이해받기가 힘들어 스스로 고독할 수 있다.

04 회전형 (돌아야 산다)

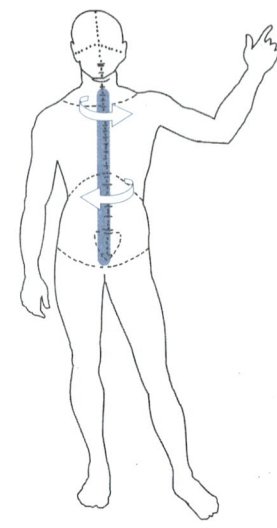

육체적, 심리적으로 강한 외부의 압박이 왔을 때 정공법을 택하거나 유연성 있게 지그재그로 움직이거나 아예 한쪽으로 피하는 대신 슬쩍 한쪽 방향으로 돌면서 회피를 한다. 이 케이스는 무의식적으로 한쪽으로 돌면서 사물을 정확하게 바라보지 않기 때문에 마음과 생각의 기능 또한 그렇게 작용한다. 그래서 자신에게 일어난 다양한 육체적 불편함이 어디서 오는지 쉽게 알지 못하며 중심선의 회전력으로 인해 몸 구조 전체가 회전하여 변이 현상이 심하게 일어날 수 있다.

04

물길 위에 생기는 6가지 액세서리 패턴

    물의 흐름을 통해 물길의 모양새를 보다 보면 물길 위에 마치 인상적인 액세서리라도 달아 놓은 것처럼 특별한 존재들이 보인다. 물길을 보는 우리가 심심하지 말라고 물길 위에서 우리를 강하게 끌어당긴다.

    6가지 액세서리라고 표현해 놓은 이 패턴들은 64 바디 패턴에는 해당되지 않지만 물길을 보다 보면 물이 그저 심심하게 오르락내리락하지 않는 것을 알게 된다. 물길 보는 일이 더 재미있으라고 만들어진 이 패턴들을 더 섬세하게 알아차리면 물길의 형체가 더욱 선명하게 보일 것이고 더 선명해진 패턴을 통해 우리는 보다 쉽게 '건강의 해답'에 가까이 다가갈 수 있다.

01 블록형 (막힘형)

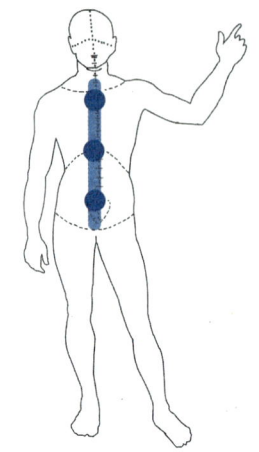

말 그대로 막혀 있는 패턴. 벽에 부딪히는 듯한 느낌.

마치 대화가 전혀 되지 않는 상대를 마주 대하는 듯한 모습. 벽처럼 느껴진다. 물이 블록형을 만나면 물길이 갑자기 뚝 잘리는 느낌이다. 하나로 연결된 물길이 아니라 연결성이 단절된다. 물 흐름이 그대로 정지되면서 답답한 상태.

갑작스러운 긴장이나 스트레스로 티슈 바디에 긴장이 형성, 그 긴장이 해소되지 않고 그대로 남으면 블록형이 된다. 블록형이 장기간 해소되지 않고 물길 위에 남으면 3번 백프레슈형을 커플로 동반하게 된다.

02 링킹형 (새는 형)

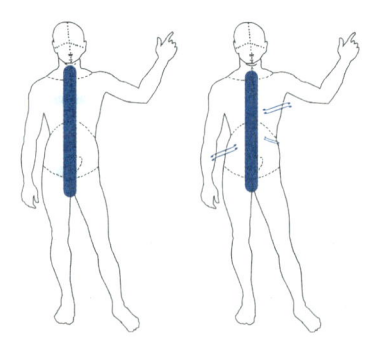

물이 새는 형태.

물길의 형상에는 큰 변화가 없더라도 물길이 외측으로 새는 것을 발견할 수 있다. 이것을 CST에서는 외측 수직 파동Lateral Loguitudinal Fluctuation이라 부른다.

몸 중심부에 큰 쇼크가 발생했거나 중심부 밖에서 쇼크가 발생했을 때 중심선을 흐르는 물길이 마치 물이 새듯 외측으로 물이 굼실거리며 퍼져 나가는 모양이 보인다. 물이 새기 시작한다. 중심선을 이동해야 할 물이 새기 시작하면 우리 몸은 쉽게 충전하기 어려워진다. 밑 빠진 독에 물 붓기처럼 중심선을 순환하는 물의 흐름을 통해 발생하는 생명력이 충전되지 못하고 줄줄 새게 된다.

03 스파이럴형 (회오리형)

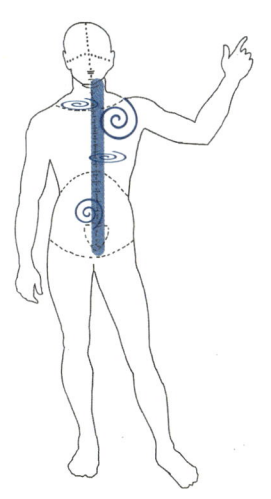

우리 몸에 뭔가가 일어나고 있다. 물이 매우 불안정할 때 발생하며 위험한 물의 신호! 이 신호가 발생하면 대부분 몸에는 긴장의 덩어리들이 형성된다. 암이나 종양이 있는 경우 대부분 회오리형이 발견되며 앞으로 발생할 수 있는 가능성이 보이는 곳에서도 회오리형이 보인다.

설령 암이나 근종 제거 수술을 했다 하더라도 회오리형이 소멸되지 않고 여전히 활동을 하고 있으면 다시 재발할 확률이 높은 것으로 보인다. 수술 없이 긴장 덩어리들이 저절로 자연스럽게 해소될 때도 '회오리형' 패턴이 드러난다. 마치 우주의 생성과 소멸처럼 몸 안에서도 생성과 소멸이 일어날 때 회오리형의 나선 운동성이 보인다.

하지만 대부분 건강을 위협하는 뭔가가 '만들어질 때(생성)' 생기기 때문에 전문가는 회오리형에 지대한 관심을 둘 필요가 있다. 회오리형이 발생할 때는 현재의 경우도 있지만 과거의 상태를 반영하기도 하고 미래의 상태를 반영하기도 해서 CST 관점에서 본다면 매우 핵심적인 건강의 단서가 된다. 회오리형은 회전력 운동성을 통해 몸속에 떠돌고 있는 정화되지 않은 찌꺼기들을 불러 모아 덩어리를 형성한다. 물의 흐름이 좋아 몸이 충분히 정화가 된 상태라면 회오리형의 출현도 줄어들겠지만 장기간의 스트레스나 큰 쇼크가 발생할 때도 회오리형이 나타난다.

04 백프레슈형 (울혈형)

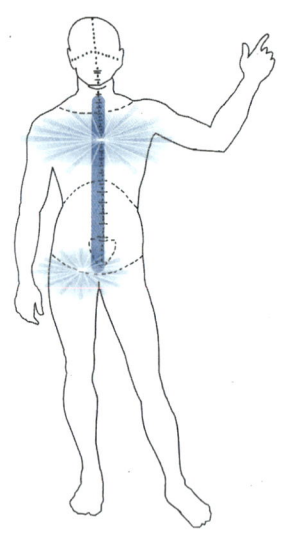

물의 역압 현상.

상승(하강)해야 될 물이 블록형이나 덴스형을 만나 상승(하강)하지 못하고 물의 흐름이 반대로 일어날 때 나타난다. 많은 경우 두개저나 흉곽 입구에서 일어난다. 흉곽 입구에서 발생하고 있는 울혈의 경우 흔히 '울화증' 혹은 '화병'이라고 한다. 물의 흐름이 한꺼번에 쏠릴 때 빈번하게 발생하며 물의 양에 비해 통로가 좁거나 막혀 있다.

05 덴스형 (응집형)

블록형이 해소되지 않은 상태에서 고착되기 시작하면 응집형으로 진행된다. 갑자기 외부로부터 압력이 가해지거나, 같은 강도의 심리적 스트레스가 작용하면 티슈 바디가 강하게 수축하게 된다. 수축한 티슈 바디가 자연스럽게 해소되면 블록도 생기지 않고 덴스형으로도 진행되지 않겠지만 해결의 기미가 보이지 않는 반복되는 압박감이나 스트레스가 지속적으로 가해지면 티슈 바디가 수축된 상태로 응집하면서 덴스형으로 변형된다.

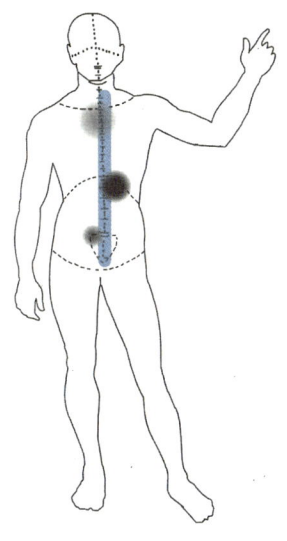

덴스형의 대표적인 것이 '암' 혹은 종양이다. 이것은 티슈의 뭉침 현상과도 같다. 스파이럴형의 '암, 종양 혹은 뭉침 현상'은 해소될 수 있는 가능성이 덴스형보다 크다. 덴스형으로 진행되기까지는 많은 시간이 소요될 수도 있고 외부의 압력이 크면 한순간에 덴스형이 될 수 있다. 어느 경우든 덴스형은 해소되는 데 많은 시간이 소요되나 살아 있는 모든 몸들은 어떤 경우든 해소할 능력이 있으니 시간이 걸리더라도 스스로 해소할 기회를 주어야 한다.

06 블랑크형 (비어 있는 형)

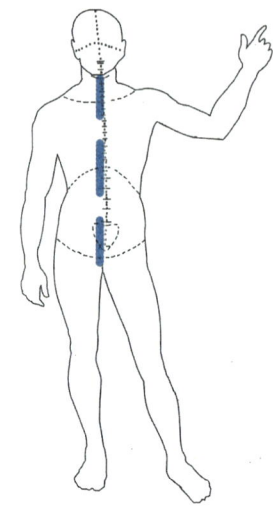

물이 발길을 끊었다. 물의 흐름이 전혀 없어 텅 비어 있는 느낌. 주로 장기를 제거한 경우가 많다. 자궁 적출술을 했다든가 뇌의 일부를 제거한 수술을 한 후 제거한 부위에서 물 흐름을 찾기 힘들다.

블랑크형의 경우 물의 흐름이 발생하지 않아 몸이 재생 작업을 하기 힘들 수 있다. 물길을 끌어와 텅 비어 있는 곳을 채울 때 비로소 몸은 균형을 잡을 수 있다. 비어 있는 곳으로 몸이 기울어지거나 그 반대 현상이 일어날 수도 있고 심리적으로는 '뭔가가 비어 있는 듯한 공허감'을 느끼기도 한다. 우리 몸은 의학적으로 필요없다고 여겨지는 부분까지 있어야 균형을 유지할 수 있다.

물길에 생길 수 있는 6가지 액세서리 패턴을 살펴보았다. 비단 6가지 액세서리만 있는 것은 아니지만 64 바디 패턴에 해당되는 분야도 아니고 CST 초심자들께서도 이 정도의 액세서리라면 연습을 통해서 충분히 감지할 수 있을 듯하여 더 많은 개성 강한 액세서리는 소개할 필요가 없을 듯하다. 6가지 액세서리를 감지하고 분별할 수 있는 것만으로도 이미 리딩 실력은 세계적 수준이다.

내가 리딩법만을 따로 CST 필드에 유난히 발달시킨 이유는 한국인이 가진 특별한 손 감각 때문이다. 우리 민족은 어림짐작으로 밥물을 재고,

자가 없으면 눈대중으로 모를 심는다. 서양인들로서는 감히 상상도 못할 '감각'의 세계다. 이것은 CST 바이오다이나믹스 필드에서도 마찬가지다. 2009년 1월 인도에서 개최된 세미나 5에 참가했을 당시 CST 세션 평가서에 고객의 상태를 상세히 그려 놓은 나와 칸을 보고 서양의 참가자들이나 동양(대만, 일본) 참가자들이 혀를 내두르며 몹시 놀라워 했는데, 그것을 보고 오히려 우리가 더 놀랐던 기억이 난다. 우리는 늘상 해 왔던 일인데다 CST 전문가라면 다들 몇 년씩 CST를 해 왔으니 '당연히' 할 줄 알았던 것이다.

트레이닝에 참가한 참가자 모두가 당연히 가능할 거라고 생각했던 일을 우리만 하고 있었을 때 나는 깨달았다. 아, 이 분야만큼은 우리를 따라올 사람이 없구나!

하여 'CST 뇌진법 Fluid Reading®'이라는 독창적인 프로그램을 따로 만들어 한국인이 가진 특별한 감각을 깨워 보기로 한 것이다. 슈퍼 감각대를 소유한 한국인을 위한 한국인(비디와 칸)에 의한 프로그램! 예상대로다. 감지들을 얼마나 잘하시든지 매 강의 때마다 참가자들을 보면서 내가 감탄을 한다. 그래서 위에서 소개한 6가지 액세서리 정도는 CST 초심자라 해도 얼핏 봐도 대충 그림으로 그릴 수 있을 것이다.

여러분의 '감'은 5천 년의 역사를 가졌다!

CST 초심자들을 위한 TIP!

처음 몸에 접촉을 하면 누구나 빙글빙글 도는 뭔가를 느끼게 된다. 그것에 마음을 뺏겨서는 안된다. 또 그것이 스파이럴 패턴이라고 생각해서도 안된다. 스파이럴형이 패턴화될 때까지는 '시간'을 필요로 한다. 처음에 여러분이 만나게 되는 빙글빙글 와글와글 시끄러운 그 무엇인가는 몸에서 흔히 볼 수 있는 '노이즈'와 같은 운동성이다.

이 움직임들이 고요해질 때까지 기다려야 진정 우리가 원하는 것과 접속할 수 있다. 뭔가를 감지해야만 한다는 급한 생각을 버리고 손에 와 닿는 모든 것을 반기며 그 속에서 우리가 만나야 할 '손님'이 내게 오실 때까지 우리는 무조건 기다려야 한다. 손에 뭔가가 잡힌다고 덥석 그 감각에 낚이면 그때부터 여러분은 실제 물의 운동성과 영영 멀어지게 될 것이다. 우리에게 모습을 한 번도 드러낸 적이 없는 '물의 몸'과 만나기 위해서는 삼고초려가 아니라 천고초려도 불사해야 한다. 그러면 나도 모르는 사이 물과 접촉하고 있는 나를 바라보게 된다. 물이 나의 삼고초려에, 나의 천고초려에 화답을 한 것이다.

05

물속에 띄우는 6가지 색깔

    음식으로 따지면 향신료에 해당하는 질감이 물속에도 있다. 향신료로 인해 요리의 맛이 배가되는 것처럼 아래에 소개하는 질감들은 그저 평범한 물의 흐름에 지나지 않는 플루이드 바디의 움직임에 풍요로운 맛을 더해 준다. 경험이 많고 노련한 전문가들이라면 아래에 소개될 6가지 향신료로 더욱 맛깔스러운 바디 패턴 리딩이 가능할 수 있다.

    소개되는 6가지 질감은 64 바디 패턴에는 소속되지 않을 것이다. 질감들은 전문가들마다 개인차가 가장 격심한 장르다 보니 패턴으로 규정을 짓기에는 그 자유로움의 범위가 너무 크다. CST 전문가들만이 향유할 수 있는 물의 질감이 될 수도 있겠으나 이 질감들은 여러분이 일상에서 언제나 느끼고 있는 친근한 것들이라 이해하는데 큰 어려움은 없을 것이다. 이 질감들을 통해 나는 한의학에서 말하는 '육기'에 대해 다시 한 번 돌아보게 되었고 '육기'와 물이 가지는 질감들 간의 어떤 연관성은 있는지 강렬한 호기심을 느끼게 되었다.

내가 한의학을 잘 알았더라면 요모조모 설명을 잘해 보이겠으나 그 방면 전문가가 아닌 관계로 그저 내가 접촉한 몸을 통해 '이해'가 올 뿐 그 이상은 아니다. 그럼에도 불구하고 나는 몸을 통해 보는 한의학의 세상이 재미난다. 몸속의 물을 보면 목, 화, 토, 금, 수의 상생, 상극 작용이 그대로 실전처럼 보인다. 구닥다리 이론만 같았던 한의학이 물을 통해 보면 몸속에서 생생하게 살아 영향력을 미친다. 수천 년 전의 사람들은 지금처럼 최신 의학 장비도 없이 어찌 이리도 몸을 리얼하게 이해하고 있었는지 CST를 통해 몸을 보면서 감탄에 감탄을 거듭하게 된다. 자, 감탄만 하고 있을 것이 아니라 여러분께 얼른 물속에서 볼 수 있는 향신료와 같은 6가지 색깔을 소개해야겠다. 바로 아래에 있다.

01 빠르고 느림의 색깔 물의 속도

물은 물길의 상태에 따라 빠를 수도 있고 느릴 수도 있다. 빠르고 느린 것에 좋고 나쁨으로 풀이할 수 없다. 물의 속도를 감지하는 것이 CST 초심자들이 가장 먼저 알아차릴 수 있는 질감이다.

02 가볍고 무거움의 색깔 물의 무게

질감 중에 가벼우면서 살랑살랑거리는 것이 있는가 하면 무거우면서 중후하게 흐르는 물이 있다. 이것은 자주 현재 고객의 심리 상태와 직결된다. 가볍고 살랑거리는 물을 가진 고객의 심리 상태는 살랑거리고 무거우면서 중후한 물을 가진 고객은 무겁고 중후하다. 가볍다고 좋은 것도 아니고 무겁다고 나쁜 것도 아니다. 단지 가볍거나 무거울 뿐 어디에도 '판단'의 잣대를 대서는 안된다. 단순하게 질감만 느끼는 것이 중요하다.

03 냉하고 열함의 색깔 물의 온도

흔하게 우리는 '속이 냉하다.'라는 말을 쓴다. 말 그대로 몸속이 냉할 수도 있지만 실제로 몸 안의 물로 들어가 보면 냉함 속에 오히려 '열'이 숨어 있는 경우가 많다. 반대로 '열'이 나는 경우도 겉은 열이 나지만 속으로 들어가 보면 '냉함'이 있을 수 있다. 몸은 열하면서 냉하고 냉하면서 열한 성질을 동시에 가지는 것으로 보인다. 마치 양파처럼 겹겹이 냉함과 열함을 겹쳐 입고 있는 것 같다. 해서 겉으로 드러나는 것으로는 속 상태를 알 수 없다.

속 상태는 물을 통해서만 알 수 있다. 냉함 속에 열이 존재하고 열 속에 냉함이 존재하는 것처럼 가장 이상적인 상태는 당연히 '따듯한 상태', 뜨겁지도 차갑지도 않은 상태다. 1:1 치유 개인 레슨(세션) 중에 머리 포지션에 있다 보면 이완이 일어나면서 머릿속 열이 후훅훅 하고 터져 나올 때는 손이 불 위에서 구워지는 느낌이다. 이 정도 열이면 달걀 프라이가 가능하지 않을까 하는 생각에 세션 중에 웃음이 나오기도 한다.

열이 빠져나오고 나면 뇌도 숨을 쉴 수 있는지 편안해지면서 다시 탄력을 찾는 것 같다. 열함보다 냉함의 경우 치유의 기간이 많이 길어지는 것을 본다. 냉함은 뭉침 현상과 함께 온다. 열하면서 생기는 변비도 있고 냉하면서 생기는 변비도 있어 변비라도 다 같은 변비가 아니더라는 것을 몸을 통해 배운다.

04 건조하고 습함의 색깔 물의 배분

고인 물은 썩는다는 말이 필요한 경우!

물의 배분 문제다. 물이 많은 곳은 습하다. 습하면서 냉할 수도 있고 습하면서 열할 수도 있다. 상태에 따라 다양한 증상이 발생한다. 물의 양이 적은 곳은 건조하다. 건조하면서 열할 수도 있고 건조하면서 냉할 수도 있다. 어떤 경우도 열할 경우는 치유의 가능성이 더욱 긍정적인 반면 냉할 경우 그 속도에 차이가 있다.

습하고 열한 곳에서는 '염증'이 많이 보였고 건조하면서 열한 곳에서는 '근육통, 근막통' 등이 많이 보였다. 습하면서 냉한 곳과 건조하면서 냉한 곳에는 더 고약한 증상들이 숨어 있어 몸이 치유 기간을 많이 요구한다.

05 맑고 탁함의 색깔 물의 정화

맑은 질감이 물속에서 느껴질 때 찰랑찰랑거리는 소리가 들리는 듯하다. 고객의 몸 안의 물은 자연의 물처럼 맑게 느껴질 때도 있고 탁하게 느껴질 때도 있다. 물이 맑고 깨끗하다고 느껴지는 경우 치유 속도가 빠른 것을 보았고 탁할수록 치유의 과정이 느리고 명현 현상이 동반되는 것을 본다.

맑고 탁함의 질감은 고객이 먹는 음식에서도 많이 좌우된다. 아이들이 정크 푸드와 과한 고기 섭취, 맵고 단 음식을 자주 먹으면 '물'은 탁해진다. 우리가 먹는 모든 것들은 물에 녹아 물의 흐름에 영향을 준다. 한약이나 양약 특히 호르몬 관련 약은 물의 흐름에 치명적인 경우를 많이 보았다. '당뇨'가 있는 경우 물의 질감은 마치 설탕을 물에 탄 것처럼 '진득'거리고 물에서 열감이 느껴진다. 손에서 감지되는 물이 진득거린다는 것은 그만큼 물속 정화 상태가 좋지 못한 듯하다. 진득거리는 물이 몸의 세포에 전달되면 자연 진득거리는 세포가 될 것이다. 진득거리는 세포가 그리 건강할 것 같진 않다.

06 강하고 약함의 색깔 물의 강도

물의 강도에 대해서는 전문가들마다 표현하는 범위가 버라이어티하다. 같은 물을 감지해도 어떤 전문가는 '물이 강하다.'라고 말할 수 있고 다른 전문가는 '그럭저럭한 정도'라고 말할 수 있다. 누구의 말이 맞고 틀리다가 아니라 전문가가 느끼는 다양한 물의 질감들은 매우 개인적이고 주관적이므로 모두 맞다. 물의 양이 많고 속도가 빠르면 강하다고 느낄 수 있고 물의 양도 적고 속도도 느리면 '약하다'고 느낄 수 있다.

강함과 약함 속에는 우리가 가진 생명력이 함께 포함되어 있다. 물이 강하다고 표현하는 것은 여러분의 '생명력이 강하다.'라는 말과 같다. 나의 경우 물의 속도나 양보다 물 자체에서 느껴지는 '힘'을 보고 강함과 약함을 본다. 물의 양이 많고 빨라도 그 속에서 어떤 '의지나 힘'이 느껴지지 않으면 나는 '물이 강하다.'라고 말하지 않는다. 물의 양이 적고 속도가 느려도 그 속에서 강인한 '의지와 힘'이 느껴지면 나는 '물이 강하다.'라고 말한다. 이처럼 같은 고객의 몸속을 흐르는 같은 '물'을 보아도 물을 바라보는 방식과 평가는 개인성만큼이나 다양하게 달라진다.

이것에 옳고 그름은 없다. 있는 그대로 느끼고 표현하면 된다. 다음, CST 전문가들이 할 일은 똑같다. 플루이드 바디를 중화하는 것!

물을 지배하는 자 '제국의 파워'를 가지리라
원스 어폰 어 타임 인 플루이드 엠퍼럴

팜소설_지은이 VD

처음에 물의 제국을 지배한 것은 단연코 물을 생산하는 어머니, 물의 여왕이었다. 물의 여왕은 물의 제국을 지배하는 최고의 권력자이자 자애로운 어머니! 물의 여왕이 빛의 상태로 머무는 곳은 물의 제국 가장 꼭대기인 '뇌' 속의 '빛나는 방'! 물의 제국은 바로 이 방에서 탄생했고 지금도 탄생하고 있다. 자애롭고 공평한 여왕의 치평하에 평화롭기만 하던 물의 제국에 갑자기 불어닥친 환란! 환란으로부터 물의 백성들을 구하고자 여왕은 제국 곳곳으로 물의 병사를 급파하게 되고, 환란은 곧 끝을 보는 듯했다.

하지만 환란으로부터 각 부족을 살리기 위해 급파된 물의 병사들은 여왕의 품으로 돌아가지 못하고 발이 묶인다. 그 뒤에는 물의 병사를 늘려 세를 확장하려는 변질된 족장들이 있었으니, '물을 지배하는 자, 곧 제국을 가지리라.'라는 거짓 예언을 퍼뜨리며 물의 여왕에게 반기를 들고 저항을 시작한다. 자애로운 물의 여왕은 족장들의 마음을 충분히 헤아려 그들 스스로 잘못을 깨쳐 여왕이 친히 내어 준 물의 병사들을 돌려보내기를 기다린다.

기대는 곧 실망으로 바뀌고 여왕의 자애로움을 역이용한 가증스러운 족장들은 물의 병사를 늘려 가며 영역 확장의 음모를 만천하에 드러내기 시작하였으니 이로써 물의 제국에 대혼란이 야기되었다. 어두워진 빛으로 근심을 드러내던 물의 여왕은 과감히 결단을 내린다. 물의 제국 중심부를 관통하는 '여왕의 길' 물줄기를 틀어막아 어떤 물도 흐르지 못하게 만든다. 수직 통로로 미끈하게 뻗은 '여왕의 길'은 물의 제국을 살아가는 모든 백성들에게 전해져야 하는 빛이 담긴 '생명수'가 흐르고 있으니, 이 빛은 여왕으로부터 온다.

빛 속에 담긴 물의 에너지가 없으면 물의 백성은 생명을 유지할 수 없다. 어떤 생명도 여왕의 빛을 잃고서는 살아갈 수가 없는 곳이 바로 물의 제국! 중심부 '여왕의 길'에 물길이 끊어지고 물의 에너지가 차단되자 족장이 가둬 놓았던 여왕의 군사들이 제일 먼저 기력을 잃고 쓰러지기 시작한다. 족장들은 여왕이 치사한 계략을 쓰는 것이라며 악을 써 보지만 침묵으로 일관하는 여왕으로부터 더 이상 어머니와 같은 자애로움을 구걸할 순 없었다.

시간이 지날수록 물의 제국 전체가 에너지가 방전된 듯 고요해지기 시작한다. 물의 제국 가장 높은 곳, 뇌 속 '빛의 방'에서 이 모든 것을 지켜보고 있는 물의 여왕은 때를 기다린다. 고요함이 점점 박차를 가할 즈음 물의 여왕이 가늘고 긴 하얀 손가락을 까닥한다. 물의 제국 전체가 손가락이 움직이는 방향으로 고개를 돌리는 것만 같다. 고개를 돌린 물의 제국 백성들의 눈에 환한 빛으로 빛나는 자애롭고 성스러운 물의 여왕이 보인다.

처음 모습을 드러낸 여왕의 모습에 제국의 백성들은 넋을 잃고 일순간 자신들이 소속된 부족이 어디였는지, 직업이 무엇이었는지, 어디서 왔는지 모든 것을 잊어버리고 '무아'의 상태로 들어간다. 부드러운 빛이 물의 제국 전체를 감싸며 이렇게 속삭이는 것만 같다.

더 이상 너와 나는 없단다.

어떤 것도 우리를 둘로 나눌 수는 없다.
우리 모두는 이미 하나였으니까…

    그 광경을 지켜보던 물의 여왕은 다시 한 번 '딱'하며 두 손가락을 맞부딪혀 소리를 낸다. '무아지경' 속에 환희감을 맛보던 물의 백성들은 '딱'하는 소리에 번뜩 정신이 든다. 자신은 물의 제국 백성이었음을 여왕의 자식이었음을 딱 소리와 함께 깨닫게 되고, 어머니인 물의 여왕에게로 다시 돌아가야 한다는 생각에 사로잡힌다. 그들의 고향, 그들의 근원 어머니에게로 다시 돌아가야 한다.
    물의 제국 가장 중심부에 있는 '여왕의 길'로 모든 백성들이 한꺼번에 모여들기 시작한다. 여왕은 이때를 놓치지 않고 모든 백성들이 '여왕의 길'를 꽉 채울 수 있도록 부드럽고 포근한 빛을 물결처럼 퍼뜨린다. 빈틈없이 꽉 찬 '여왕의 길'이 곧 터질 것만 같다. 이 길을 벗어나면 여왕에게로 돌아갈 수 없다.
    어머니에게로 돌아가기 위해 모든 백성들이 서로 힘을 합쳐 '여왕의 길'로 일제히 응집한다. 응집된 힘이 하나로 통합되는 순간, 강렬한 '빛 폭발'이 일어난다. 물의 제국 전체가 빛으로 환하게 빛이 난다. 빛의 폭발로 일순간 '여왕의 길'이 길쭉하게 뻗는가 싶더니 하단에서부터 물의 백성들은 떠밀려 상단부를 향해 물결이 일듯 밀려 올라간다.

    모든 백성들은 어머니의 품으로 들어가 빛으로 샤워를 하리라.

    어머니의 방에 다다르자 눈 부시도록 밝은 빛 때문에 어머니의 얼굴조차 보기 힘들다. 하지만 온몸을 감싸는 따듯하고 포근한 에너지가 어머니의 품속마냥 좋다. 여왕의 사랑이 담긴 빛의 샤워로 몸과 마음의 정화가 끝나면 '사랑과 치유'가 담긴 빛의 공을 여왕으로부터 건네받는다. 물의 여왕이 선사한 빛의 공을 물속에 품고 한층 정화되고 윤택해진 물의 백성들은 어머니의 방을 떠나 다시 '여왕의 길'로 내려간다.

여왕이 준 '빛의 공'을 제국 곳곳으로 퍼뜨려야 한다. 빛의 공은 생명이자 어머니의 뜻! 제국 곳곳으로 전달된 '빛의 공'들이 마치 약속이라도 한 듯 동시에 빛을 내뿜기 시작하자 물의 제국은 그 빛으로 맑게 정화되면서 환해지기 시작한다. 더 이상의 단절은 없다. 더 이상의 반란도 없다. 사랑으로 가득 찬 물의 제국은 환란의 기억도 잊은 채 어머니의 뜻으로 다시 하나가 되었다. '영원한 생명력'으로 제국 전체가 빛를 나툰다.

06

물이 지배하는 몸의 8제국!

여러분의 이해를 돕기 위해 단편 소설처럼 '플루이드 바디' 메커니즘을 설명해 보았다. '물이 지배하는 몸의 8제국'이라는 멋진 소제목에 쓸 글을 앞두고 갑자기 머릿속에 떠오른 글귀들을 끄적거리다 보니 제법 말이 되는 스토리가 나왔다. 비디칸에서 '뇌진법Fluid Reading Training®' 코스를 수료한 분들이라면 고개를 끄덕이며 등장하는 인물이나 사단이 일어난 배경이 어떤 메커니즘에 의해서인지 대충 '감'이 올 것이다. 플루이드 바디에 아직도 익숙하지 않은 분들께는 '물의 제국'을 통해 우리 몸도 물의 제국과 다르지 않음을 여왕과 물의 백성들을 통해 표현해 보았다.

물이 지배하는 몸의 8제국은 64 바디 패턴의 핵심이다. 소설에서 보았듯 우리 몸도 '물의 제국'처럼 중심부를 흐르는 '여왕의 길'은 언제나 물로 가득 차 있어야 하며 중심부의 물은 몸에 발생한 일시적이거나 만성적인 '환란'에 반응한다. 물은 중심부에만 존재하는 것이 아니라 온몸에 가득 차 있다.

하지만 중심부를 수직 상승하고 하강하는 '힘'을 가진 물이야말로 물의 제국에서 가장 파워풀한 관계로 몸 곳곳에서 일어난 큰 사건의 SOS가 들어오면 언제든 신속하게 달려 나가 능숙하게 해결하고 다시 복귀하게 된다. 단, 복귀가 어려워질 때 몸 전체 시스템에 '균형적 문제'가 발생한다. 균형적 문제가 해소되지 않고 그대로 고착이 되고 습관이 되면 '패턴'으로 형성된다. 64 바디 패턴에서 주목하는 것은,

몸 전체 시스템의 균형을 깨뜨리는 가장 큰 '핵심 패턴'은 무엇인가?

소설에서처럼 누가 중심부에서 급파된 물의 군사를 붙잡고 놔주지 않는 변심 족장이냐 하는 것이다. 몸은 강한 스트레스를 받으면 스트레스에 반응하는 '스트레스형 파워'가 생긴다. 이것은 CST에서는 바이오키네틱 포턴시Bio-Kinetic Potency라고 부르며 이 파워를 만드는 근원을 스트레서Stressor(과식, 과음, 과로, 중독, 육체적, 감정적, 정신적 다양한 스트레스 기타)라 한다. 스트레스와의 한 판 전쟁에서 몸의 치유 시스템이 결코 성공하지 못할 때 몸의 중심부를 순환하던 정예 부대(오리지널 파워BioDynamic Potency)가 대거 출동하여 이 지역을 봉쇄하게 된다.

BioDynamic Potency
BioKinetic Potency

INERTIA PATTERN

'스트레스형 파워'가 더 이상 다른 지역으로 퍼지지 않도록 봉쇄를 한 후 대치 상태를 유지하는 통에 정예 부대도 그곳에 그대로 갇혀 버리게 된다.

이곳은 2개의 파워, 스트레스형 파워와 오리지널 파워가 뭉쳐 특정 세력을 형성하게 된다. 이 세력이 형성된 지역을 '이널시아Inertia'라고 부른다. 이널시아는 몸 어디든 긴장이 발생하면 쉽게 형성될 수 있는 패턴으로 그것이 고착되거나 뿌리를 내리지 않는다면 크게 문제가 되지 않는다.

세션 프로그램을 진행해 보면 대략 2주라는 시간이 이널시아의 뿌리 형성에 영향력을 미치는 것으로 보인다. 급작스런 쇼크나 스트레스, 사건, 사고로 몸에 이널시아가 형성되었다 해도 발생한 때부터 2주간 잘 쉬고 안정을 취하면 이널시아는 쉽게 뿌리를 내리지 못하는 것 같다. 아이러닉한 것은 일이 일어난 후 우리는 2주 정도 증상을 잘 느끼지 못하고 안정을 취하기보단 그저 평상시처럼 움직여 안타까운 기회를 놓치는 경우가 많다. 예민한 사람의 경우 발생일로부터 딱 2주간 몹시 아파 본의 아니게 할 수 없이 휴식을 취해야만 했고 안정을 해야만 했는데 그것이 오히려 '건강 시스템'에는 큰 도움이 되는 처사였다.

64 바디 패턴에서 눈을 크게 뜨고 살피는 곳은 이널시아가 강하게 뿌리를 내려 힘을 강하게 확장시킬 뿐만 아니라 주변을 흔들어 더 큰 혼란을 야기시키는 곳이다. 이널시아의 뿌리를 우리는 '이널시아 퍼크럼Inertia Fulcrum'이라 한다. 8 패턴은 바로 이널시아 퍼크럼이 강력하게 형성된 곳으로 쉽게 해소되지 않으면서 몸 전체 시스템을 뒤흔들 수

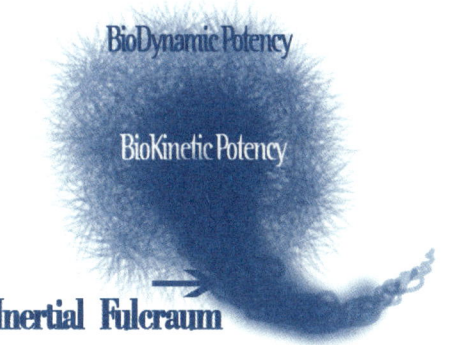

있는 파워가 여전히 건재하는 곳이다.

내가 CST 세션 프로그램을 진행하면서 8군데에 형성된 '이널시아 퍼크럼'이야말로 '물의 흐름'에 가장 큰 영향력을 행사하는 것을 보았다. 8군데는 머리/목/가슴/심장/간/신장/배/천골 별로 착하지 않는 '이널시아 퍼크럼' 같지만 이들은 모두 같은 어머니에서 태어난 자식들이다. 모두 물의 여왕으로부터 태어난다. 단지 제대로 풀리지 않았을 뿐, CST는 운대로 풀리지 않았던 이널시아 퍼크럼을 찾아 회오리바람을 일으키며 주변을 통째로 흔들어 놓고 있는 곳에 '평화와 안식'을 제공하게 될 것이다.

좀 조용해지면 사태 파악이 된다. 안정이 되고 편안해지면 자신들이 처음에 이곳에 오게 된 배경과 사건들을 기억하게 될 것이고-그래서 이널시아 퍼크럼이 해소될 때 많은 참가자들이 다양한 기억과 비전들을 세션 중에 경험하게 된다- 원래 왔던 자리로 되돌아가야 한다는 것을 인식하게 된다. 본능처럼…

처음부터 착하게 나오는 이널시아 퍼크럼은 없다. 시간을 두고 전문가는 '중립 상태'에서 이널시아 퍼크럼과의 충분한 대화를 시도해야 한다. 이널시아 퍼크럼은 단시간에 형성되는 것이 아니라 오랜 기간 만들어진 것이 대부분이라 시간이 좀 필요하다. 퍼크럼(뿌리)이 해소되면 '스트레스형 파워'는 '오리지널 파워'로 변형되면서 우리는 한층 업그레이드된 파워를 가지게 된다. 우리 몸 구석 구석에는 8개의 핵심 지역 외에도 크고 작은 이널시아도 많고 퍼크럼도 잔잔하게 많이 형성되어 있다. 크고 작은 이널시아들을 일일이 풀려면 평생이 걸려

BioDynamic Potency

BioKinetic Potency

도 다 못할 것이다. 이쪽에서 풀고 있으면 저쪽에서 만들어지고 있는 것이 보이고 저쪽을 풀다 보면 여기저기서 이쪽으로 오시라 아우성인데 귀를 틀어막을 수도 없다. 몸 구석구석에 뿌리를 내리고 있는 이들은 8군데의 핵심 이널시아가 해소되면 뿌리가 흔들리면서 저절로 풀어져 버린다. 하여 치유의 효율성에 입각하여 물의 제국에 형성된 8개의 독립된 파워 국가를 통합시킴으로써 우리는 소소한 독립국의 자진 반납을 받을 수 있다.

  치유도 효율성 있게 일어나도록 전문가는 세션을 디자인해야 한다. 시간은 정해져 있고 몸이 교정하고 치유하고 수정해야 할 것들이 산재되어 있다면 정해진 시간에 전문가가 이리 뛰고 저리 뛸 수는 없다. 8제국 중에 눈에 도드라지는 한 제국을 나비처럼 날아 벌처럼 쏘아야 한다. 사랑과 치유의 빛을! 그럼 어떤 강력한 뿌리를 가진 이널시아(긴장 덩어리, 스트레스 덩어리)도 녹는다. 이미 녹고 싶었으나 녹을 수 있는 기회를 찾지 못했을 뿐, 그들의 깊은 무의식에는 원래 상태로 돌아가고픈 본성이 살아 있다.

  많은 전문가들이 '이널시아'에 대한 선입견이 있다. 교정되어야 할 것들, 치유되어야 할 것들, 몸에서 나가야 할 것들! 맞다. 하지만 이런 마음은 전문가의 '중립 상태'를 벗어나게 한다. 게다가 이널시아를 만든 것은 바로 여러분 자신이다. 전문가가 '치유 활동'을 도와줌에 있어 이렇게 '미운 마음'을 가진다면 '치유장'을 형성하는 데 영향을 미칠 수 있다. 부디 마음을 접고 '이널시아'를 따뜻한 마음으로 웃어 주면 엄청난 저항을 하던 긴장의 뿌리도 스스르 녹는다. '미움'은 저항에 불을 지필 뿐 치유에 전혀 도움이 되지 않는다는 것을 명심하시고! 치유를 더욱 효율적으로 하기 위해 반드시 전문가는 '중립' 뉴트랄 상태를 지켜야 함을 자각하고 또 자각해야 할 것이다.

01 머리형 물의 제국

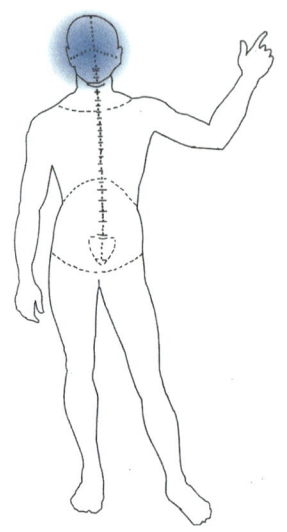

머리형은 물의 제국이 형성된 곳 중에 가장 강력하다. 머리형으로 독립된 제국을 형성하게 하는 외부적인 주된 요인은 대부분 '두려움과 공포'에 관련된 트라우마나 정신적, 육체적 쇼크다. 엄마 뱃속에서의 드라마틱한 쇼크나 출생 시 발생하는 외부의 자극적인 환경 그리고 출생 후 죽을 뻔한 경험을 하는 등의 '생존 이슈'가 크게 작용하는 것을 보여 준다.

머리형의 경우 드러나는 몸-마음-정신의 부조화는 정도에 따라 매우 심각할 수도 있다. 16 패턴에서 본 '아이스 차일드형'이나 '숲 속의 잠 못 자는 공주/왕자형''풋시형'도 머리형에 제국을 건설한 케이스다. 머리에 형성된 큰 긴장과 수축 혹은 과도한 흥분 상태로 머리 아래 중심부를 극도로 불안하게 만든다. 머리형은 기본적인 상승형과 하강형 모두에서 핵심 '이널시아 퍼크럼'으로 작용할 수 있으며 해소하는 데 장기간이 요구된다.

비디칸 세션 프로그램에 참가하고 있는 80%가 머리형에 해당하며 동시에 다른 제국들과 연합하여 복합 패턴을 보이는 경우가 대부분이다. 머리형임에도 불구하고 처음부터 머리쪽으로 접근하기 어려운 관계로 대부분 연합을 이루며 연쇄적인 '불안정'의 고리를 연결하고 있는 이널시아 퍼크럼 2순위나 3순위에 해당하는 지역부터 접촉을 해 나가야 한다.

머리형에 해당하는 패턴인 경우 참가자나 전문가 모두 깊은 인내심이 필요한 만큼 세션 프로그램을 처음 시작할 때는 물론 치유 과정에 많은 다양한 패턴의 붕괴를 직면할 수 있다. 패턴의 붕괴로 시스템이 일시적인 혼란을 겪을 수도 있고 일시적 혼란은 참가자에게 '큰 의지'를 필요로 한다. 참가자가 아이들인 경우 보호자의 절대적인 인내와 써포트가 있어야 하며 아이들에 대한 적절한 '제어'를 통해 안전하게 '혼란의 과정'을 넘어갈 수 있도록 전문가와 마음을 다하여 도와야 한다.

머리형을 다시 세분화하여 나누어 보았다. CST 초심자인 경우 단순하게 머리형으로 패턴을 볼 수 있지만 리딩 실력이 늘어나면서 더욱 섬세하게 머릿속이 보인다. 이널시아 퍼크럼이 똬리를 틀고 있는 실체가 보인다. 그 실체가 누구냐에 따라 스토리나 겪게 될 증상도 다르다.

머리형은 더 나아가 연합 작전을 구축할 수도 있다. 더 큰 세력을 형성하기 위해 '간의 나라'나 '심장의 나라' 혹은 '신장의 나라' 어떤 나라든 물의 제국으로부터 마음이 멀어진 제국들과 힘을 합할 수 있다. 연합의 커플링이 일어나면 이널시아 퍼크럼도 더 강하게 뿌리를 내리게 되고 그 힘으로 몸 전체를 요리조리 뒤흔들게 된다. 머리형의 경우 인체 중 가장 예민한 부분이기에 접촉 시 압박감에 민감하게 반응할 수 있어 노련하고 훈련이 잘된 CST 전문가의 손이 필요할 수 있다.

머리형 물의 제국의 특징

머리형 물의 제국이 형성된 고객의 경우 항상 불안하고 흥분 상태에 있거나 원인을 알 수 없는 두려움과 분노가 발생하는 것을 볼 수 있었다. 쉽게 잠들지 못하고 망상과 잡념으로 가득 차 정확한 판단이 어렵고 앞에 놓인 상황을 이해하는 데 어려움을 겪는다. 감각계가 과도하게 발달하거나 예민하여 실제 상황보다 더 과장되게 인식할 수 있어 상황에 대한 반응이 오버되어 대인관계가 어려울 수 있다. 격하게 반응할 때도 있고 아예 접촉을 차단하여 스스로 단절하는 경우도 있다. 우울증, 노이로제, 신경증, 울렁증, 이명증, 자폐증, 학습 장애, 성격 장애, 아스퍼거슨 증후군, 뚜렛 증후군, 틱 장애, 간질, 고혈압, 뇌종양, 불면증 등 다양한 증상들이 나타난다.

- **머리형 8 섬세 패턴**

머리형 물의 제국을 다시 8개의 섬세 패턴으로 나눠 본다. 이 패턴 감지를 위해서는 뇌진법2 트레이닝을 받아야 한다. 하지만 한국인들이 어떤 사람들인가. 교육을 받지 않아도 어찌된 영문인지 그 과정을 잘들 한다. 그것이 맞고 틀리고를 떠나 내 개인적으로는 존경스럽고 대단하다고 생각한다. 나로서는 감히 엄두도 못 낼 일들을 한국인들은 과감히 한다. 같은 한국인이어도 이리도 다르다.

이 패턴은 플루이드 바디의 패턴을 결정 짓는 결정적인 형태로 부디 부탁하건대 머리형만큼은 과감히 도전들 마시고 제대로 교육을 받은 후 시간을 통해 습득하여 시도하시길 바란다. 이 패턴이 여러분의 몸-마음-정신의 기능을 지배한다.

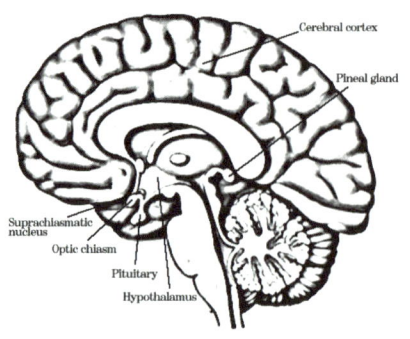

(1) 뇌간형
(2) 제4뇌실형
(3) 실비우스형
(4) 제3뇌실형
(5) 뇌하수체형
(6) 송과체형
(7) 외측뇌실형
(8) 편도체형

뇌간형 머릿속 아래 줄기 하나가 단단하게 뭉쳐 있는 덴스형.

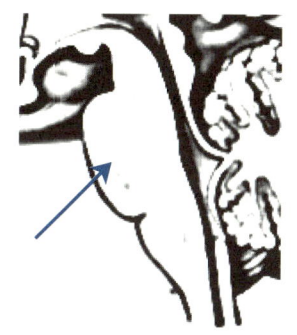

대부분 이널시아 퍼크럼이 형성되어 있는 곳은 둘 중 하나의 패턴을 가지거나 두 가지 패턴이 동시에 나타나기도 한다. 울렁이면서 빙글빙글 돌고 있거나 단단하게 뭉치면서 정체 현상을 보인다.

뇌간형의 경우 두 패턴이 다 보이지만 덴스형이 더 강력한 지배력을 보인다. 단단하게 뭉쳐 뭔가가 마음에 들지 않아 단단히 삐친 아이처럼 팔짱을 끼고 '어디 한 번 해 봐!'라는 식으로 시위를 하는 것만 같다. 뇌간형이 덴스형을 보일 때 대부분 '자율신경계의 경직성'을 보였다. 해소되지 않는 한 가지 스트레스 때문에 장기간 몸과 마음이 지쳐 있어 쉽게 잠들지 못해 불면증에 시달리거나 소화 장애는 물론 만성 피로 증후군에 시달리기도 한다. 충전이 제대로 안되다 보니 매사에 흥미를 잃고 예민해진다.

CST 1:1 치유 레슨은 몸이 허락할 때까지 기다려 물이 단단한 바위를 뚫듯 물의 흐름으로 차돌 바위처럼 경직된 뇌간을 물이 녹일 수 있도록 도와줄 수 있다.

제4뇌실형 난류에 휘말린 비행기처럼 물들이 난리법석을 떨고 있다.

언제나 '물로 가득 차 난류처럼 몹시 혼잡한 형태를 보이는 제4뇌실은 뇌의 물이 한꺼번에 몰리는 장소이면서 동시에 **빠져나가야** 하는 '물의 문

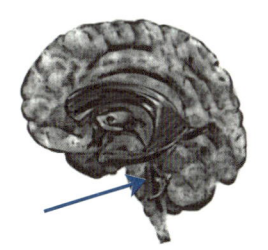

〈제4뇌실The 4th Ventricle〉

이다. 이 문이 제대로 작동하지 않으면 와글거리며 물이 모였다 빠졌다의 리듬이 깨져 너무 한꺼번에 몰리거나 갑자기 빠져나가 무리가 올 수 있다. 제4뇌실형은 대부분 물이 제대로 빠져나가지 않아 머리 후두부가 흔들거리고 빙글빙글 도는 패턴이 많다.

물이 제대로 배출이 되지 않고 모여만 있으면 물끼리 마찰이 일어나면서 열이 생기고 불필요한 열은 주변 티슈의 탄력을 떨어뜨려 물을 짜 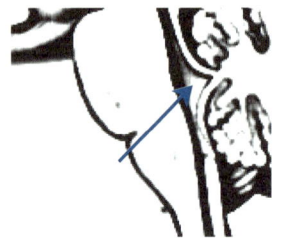 서 배출하는 데 애로 사항을 만드는 악순환을 겪게 된다. 일시적인 스트레스로 목 긴장이 과도해지면 제4뇌실형은 언제든 나타난다.

이 패턴이 해소되지 않고 고착이 일어나면 많이 보던 장면이 연출된다. 뒷머리를 살짝 비스듬하게 한쪽으로 젖히면서 주먹으로 머리 뒤쪽을 '아이고 두야!'하면서 퉁퉁 친다. 이것은 실제로 스트레스 반응으로 목이 과도하게 긴장되어 '물의 문'이 열리지 않아 제4뇌실에 과부하가 생기면 우리도 모르게 뒷목 가까이 머리 후두부를 물이 빠져나가 퉁퉁 치게 된다. 본능적으로.

CST는 겉으로 퉁퉁 쳐서도 해소되지 않는 극심한 제4뇌실 과부하 상태를 테크닉을 통해 제대로 해소를 도울 수 있다. 이 경우 목 긴장은 물론 울혈성 두통, 고혈압이나 시야가 맑지 못하고 눈이 몹시 피곤해질 수도 있고 또한 만성 피로 증후군을 쉽게 볼 수 있다.

실비우스형 실처럼(과장되게 표현하면) 가는 물의 관이 정체되면서 발생하는 생존 이슈!

제4뇌실과 제3뇌실을 이어 주는 가늘고 긴 물의 통로를 우리는 실비우스 수도라 부른다. 가늘고 좁은 수도관이다 보니 압박이 생기면 자연스럽게 수도관의 통로가 좁아지면서 본의 아니게 물의 흐름을 막게 된다. 적당한 물의 양으로 적당하게 통과를 해야 하는 실비우스 관은 보통 출생 시 발생할 수 있는 머리쪽 압력 때문에 수도관에 압박이 생겨 '정체' 현상이 생길 수 있다.

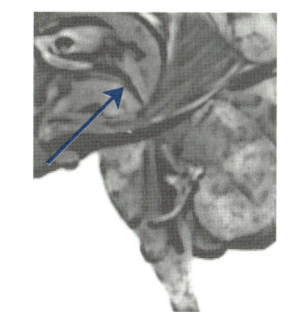

〈실비우스 수도 Aqueduct of Syvius〉

주로 겸자나 베이큠 출산, 난산 등 드라마틱한 경험을 한 아이들에게서 많이 보이는 패턴으로 이 패턴이 해소되지 않는 경우 '자폐증, 발달 장애' 등이 나타나는 것을 보았다. 출생 시 발생하는 실비우스 수도관의 '정체 현상'은 뇌척수액 순환에 큰 영향을 미쳐 신생아에게 '생존 이슈'를 느끼게 한다. 자신의 내부에서 '죽을 수도 있다.'라는 느낌을 가지게 되면 아이들의 시스템은 과도하게 반응을 하게 되는데 충분히 발달하지 못한 근육이 그 반응대로 제때 따라 주지 못해 심각한 쇼크가 발생하기도 한다.

실비우스 패턴은 너무 미세해서 눈치 채기 어렵지만 그 영향력은 매우 크다. 제4뇌실과 제3뇌실 사이에 화해하기 힘든 단단한 벽이 쳐져 소통을 간절히 원하는 둘 사이를 방해하는 것만 같다. 이 패턴이 해소가 되면 기대하지 못한 큰 변화를 보곤 한다. 이 미세하고 작은 머릿속 존재가 미치는 큰 영향력! 먼지 하나에도 자신의 뜻을 새겨 놓는 우주의 섬세한 배려를 실비우스형에서도 볼 수 있다.

제3뇌실형 생명력을 좌우하는 머리형의 대장!

CST 바이오다이나믹스에서 매우 중요한 자리를 차지하고 있는 제3뇌실은 몸이 '생명력'을 물속에 프로그래밍 하는 장소다. 제3뇌실이 편안

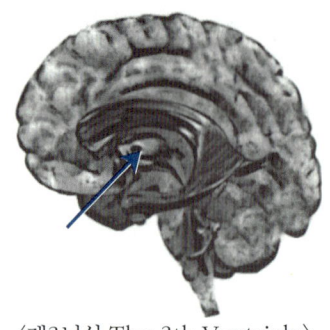

〈제3뇌실 The 3th Ventricle〉

하고 안정되어 있어야 우리는 오류가 나지 않는 '생명력'을 물속에 저장할 수 있고 몸 전체에 배분할 수 있다. 어린 시절에 겪은 극심한 스트레스나 트라우마에서 제3뇌실형은 많이 보인다.

제3뇌실을 꽉 채우고 있는 물들이 프로그램이 끝난 후 갈 길을 가야 하는데 가지 못하고 방 안에서 빙글빙글 와글거리며 배회를 하고 있으면 온몸이 안달이 난다. 생명력으로 가득 찬 물이 내려와 촉촉히 적셔 주어야 모든 세포들이 각자 할 일을 배정받아 수행할 수가 있는데 도대체 제3뇌실에서 무슨 일이 생겼는지 '지령'이 떨어지지 않는다. 생명력을 다 전달하고 다시 재충전하기 위해 올라온 물들도 제3뇌실이 문을 열지 않아 당황하여 와글거린다. 우리 머릿속 정중앙에서 물의 난리브루스를 볼 수 있는 기회다.

제3뇌실의 혼란으로 몸 전체 시스템이 혼란을 겪는 것을 많이 보았다. 원인을 알 수 없는 다양한 증상 흔히 신체부정형 증후군이라 부르는 증상을 겪기도 하고 정신이 뒤흔들리는 느낌, 알 수 없는 뭔가로부터 생명의 위협을 실제처럼 느끼는 망상을 경험하기도 한다. 이로 인해 많은 에너지들이 허망하게 소모될 수 있다. CST는 제3뇌실이 다시 안정을 되찾을 수 있도록 오랜 기간 기다린다.

머리형은 대부분 뱃속 자궁 시절이나 출생 시 혹은 출생 후 겪은 감당하기 힘든 사건, 사고로 발생한 쇼크가 대부분이라 해소를 위해서는 시간과 인내를 필요로 한다.

일단 안정이 되면 그동안 원인을 알지 못해 어떤 것도 할 수 없었던 것에 '해답'을 얻으며 점차적으로 몸의 평화를 되찾을 수 있다.

뇌하수체형 내분비계의 총사령관으로 불리우는 뇌하수체는 그리스어로 '밑에 있다'라는 뜻의 hypophysis라고 불리기도 한다. 다양한 호르몬 분비에 관여한다. 부신피질 자극 호르몬, 갑상선 자극 , 호르몬, 난포자극 호르몬, 황체 호르몬, 성장 호르몬, 프롤락틴은 물론 옥시토신까지!

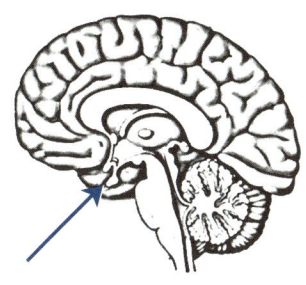
〈뇌하수체Pituarygland〉

뇌하수체형은 물이 내분비계를 총지휘하고 있는 제3뇌실 전방에 위치한 뇌하수체로 쏠려 패턴.

머리에 어떤 형태로 외부로부터 압박을 받거나 감정적, 심리적, 정신적으로 큰 쇼크를 겪을 때 주로 물이 제3뇌실 전방으로 밀려 올라가면서 빙글빙글 도는 패턴. 앞으로 넘어져 얼굴을 부딪혔거나 뒤로 넘어져 머리 후두부를 다쳤을 때도 물이 뇌하수체 쪽으로 쏠리는 것을 본다.

코뼈가 부러질 정도로 심한 압력이 행사되었을 때 그 물리적 힘이 해소되지 않고 몸에 남게 되면 물은 그 충격을 흡수해서 뇌하수체나 제3뇌실 쪽으로 마지막 종착지를 낙찰하게 된다. 호르몬계 불균형이 심해지고 여성의 경우 불임 패턴이 드러날 때도 있으며 우울증은 물론 다양한 몸-마음-정신의 불균형이 나타난다.

송과체형 뇌 속에 가장 미스터리한 영역 중의 하나다. 우리에겐 멜라토닌이 분비되고 중요한 면역체인 T-임파구를 형성하는 곳으로 잘 알려져 있다. 빛에 민감하게 반응하며 우리의 생체기능을 조절해 주는 녹두알 크

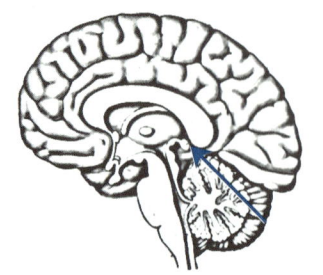

〈영혼의 방 : 송과체Pineal gland〉

기만 한 이곳은 전자파에도 지대한 영향을 받는 예민한 곳이기도 하다.

송과체는 현대 의학에서도 많은 관심을 받는 스타지만 명상이나 수련을 하는 구도자들에게도 만만치 않게 극진한 대우를 받는 동경의 대상이다.

정신적 해탈이 일어나는 곳으로 송과체를 지목하고 있으며 티벳에서는 '영혼이 기거하는 방'이라 부르기도 한다. CST 필드에서 보는 송과체는 모든 빛의 정보(생명과 치유에 대한 원형 정보)가 내장되어 있는 도서관이다. 저장된 빛의 정보가 제3뇌실의 물속으로 들어가 회전함으로써 비로소 물질화가 될 수 있는 기회를 가지게 된다. 빛과 전자파에 예민한 탓에 빛의 정보가 담긴 송과체에 이널시아 퍼크럼이 생기면 우리 몸은 '빛의 정보'를 정확하게 수신하는 데 실패할 확률이 커지고 그 결과로 정보의 오류가 발생하게 된다. 정보의 오류는 곧 신경계의 혼란을 가져오게 되는데, 노화가 빨리 진전될 수도 있고 면역력이 떨어져 쉽게 회복할 수 없으며 불면증을 거쳐 우울증이 발생할 수도 있다. 정신과 약이 처방되었을 때도 나는 송과체 쪽에 많은 물들이 쏠려 가는 것을 본다. 물들이 송과체를 공격하듯 몰려가 그 주변을 으르렁거리며 쏘아보는 것 같다. 친밀하지만 손이 닿지 않는 스타처럼 송과체는 우리에게 그런 존재 같다. 송과체의 안정와 평화는 곧 몸-마음-정신-영혼의 평화와 안정으로 이어진다.

외측뇌실형 대뇌는 나와 함께 춤을…

텅 비어 있는 말 발굽 모양이 좌-우로 머릿속에 있다고 상상해 보라. 멋지다. 뇌 속은 언제나 나를 감동시킨다. 두 개의 말 발굽 모양의 외측뇌실은 대뇌의 각 부분과 밀접하게 연결되어 있어 '대뇌'를 리딩함에 있어 매우 중요한 단서가 된다.

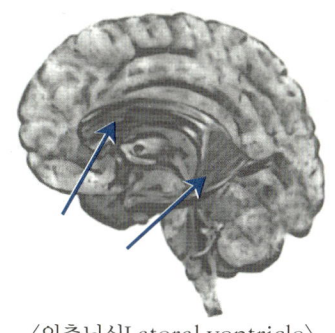

〈외측뇌실Lateral ventricle〉

살짝 도톰한 전방으로는 전두엽! 그 아래로 두정엽! 측면으로는 측두엽을 양쪽으로 끼고 있고! 후방으로 난 두 개의 뿔은 후두엽과 연결! 외측뇌실을 통과하고 순환하는 물의 패턴을 통해 대뇌의 형태와 상태 파악이 충분히 가능해진다. 2개로 짝을 이루는 우리 몸의 기관들이 그러하듯 외측뇌실도 2개 중에 하나를 더 선호하며 물의 통로로 애용한다.

내가 지금까지 감지한 바로는 역시나 대부분 왼쪽 외측뇌실을 편협되게 좋아하는 것 같다. 왼쪽이 훨씬 더 크고 강한 경우가 많다. 왼쪽 외측뇌실을 너무 좋아하다 보면 물이 왼쪽으로 많이 쏠리게 되고 이 상태에서 스트레스를 받아 긴장이나 수축이 일어나면 많은 양의 물이 제대로 순환하지 못해 대뇌 기능을 방해하게 된다. 왼쪽 외측뇌실은 주로 왼쪽 전두엽, 측두엽과 후두엽이 연결되어 있어 그들도 함께 불편해질 수 있다. 주로 틱 장애나 언어 장애, 학습 능력 저하, 신경증 등을 아이들에게서 많이 본다.

편도체형Amygdala 아미달라라는 예쁜 영어식 이름을 가진 편도체를 감지하는 것은 흥미로우면서도 짜릿한 경험이다.

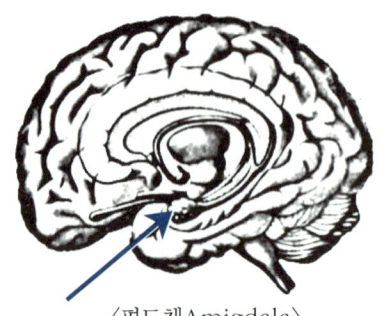
〈편도체Amigdala〉

편도체를 감지하는 것은 '뇌진법의 백미'다. 아몬드처럼 생겼다고 붙여진 이름 아미달라처럼 우리 머릿속에 이렇게 예쁜 존재가 자리하고 있다는 사실이 신비롭고 고맙다. 해마 전방에 양쪽으로 핀을 꽂은 듯한 모습을 감지해 보면 언제나 한쪽이 더 크다. 더 큰 한쪽의 아미달라는 '생존 이슈'와 직결되어 있으며 '두려움과 공포'에 관한 이슈다.

생애 초반에 느끼는 두려움과 공포는 '불안증'으로 직결된다. 어머니의 뱃속에서 느낀 죽음의 공포는 물론 출생 이후에도 겪게 되는 다양한 '두려움과 공포'의 뉘앙스는 모두 이 아미달라에 동그랗게 뭉쳐 모여 있는 것 같다. 흥미롭게도 지금까지 내가 감지한 아미달라는 왼쪽이 대부분 불안정하고 흥분되어 있는 듯 부풀어 있었다. 현재 아미달라를 감지하는 훈련 코스 트레이닝을 받은 전문가가 칸과 나 이외에는 없는지라 다른 의견이나 비교해 볼 만한 사례가 지금으로서는 없다. 기회가 될 때 '뇌진법2' 강의를 해서 다른 전문가들과 풍부한 의견을 나누고픈 장소이기도 하다.

편도체형은 쉽게 해소되기 어려운 패턴이기도 하지만 시간이 걸려도 해소할 만한 도전적인 장소이기도 하다. 인간의 가장 깊은 무의식과 관련되어 있어서인지 해소될 때-그것이 일시적일지라도- 참가자들은 해방감과 더불어 안도감의 감정과 맞닿는 것을 본다. 편도체형은 주로 '신장형'과 커플링 현상을 보인다.

02 목형

항상 목에 힘을 주고 절대 풀지 못하는 상태.

목에 힘을 빼는 순간 '죽음'이 올 것처럼 느끼는 것 같다. 목이 뻣뻣하고 긴장이 심하지만 스스로 힘을 풀지 못하는 초긴장 상태. 누군가가 목덜미를 붙들고 놓아주지 않는 느낌 때문에 심리적으로 불안하고 힘들다. 자신의 생각과 감정을 제대로 표현하지 못하고 많이 참은 경우 트라우마가 목에 발생할 수 있고 출생 시나 교통사고, 다양한 사건, 사고 후 발생하기도 한다. 이 트라우마가 해소되지 않고 남는 경우 작게는 악관절 장애, 불면증, 언어 장애, 말 더듬증, 목 디스크, 갑상선 항진증, 갑상선 저항증, 갑상선암 등의 증상을 겪는 것을 보았다.

(1)탯줄형

엄마 뱃속에서 탯줄을 목에 감은 경우 출생 후에도 목에 관한 이슈를 가질 수 있다. 목에 여전히 탯줄이 감겨져 있는 것처럼 불편해서 신생아 때도 목을 심하게 뒤로 젖히기도 하고 젖을 빨거나 분유를 먹을 때도 약간씩 몸을 뒤틀며 불편해한다. 외관상으로 볼 때 매우 불편해 보이는 특정 자세여야만 수유가 될 때가 있다. 이 이슈가 해소되지 않으면 목의 성장에도 불편함이 있어 내 아이만 유독 목이 짧게 느껴질 때도 있고 아이가 자라면서 언어를 깨치는 데 다른 아이들보다 느릴 수

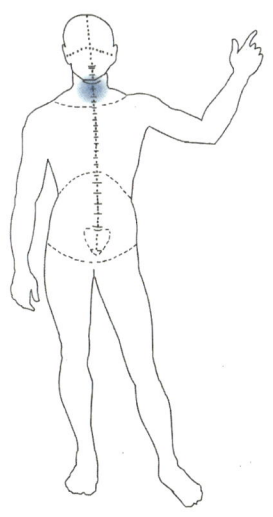

도 있다. 자신을 언어로 표현하는 데 어려움이 있어 감각 영역이 다른 아이보다 더 민감하게 발달할 수도 있다.

(2)동전형

생각보다 많은 아이들이 어린 시절 동전을 삼켰다. 동그랗고 반짝이는 것이 신기해서인지 그것이 뭐라고 얼른 입속으로 가져가서 삼켜 버린다. 그 다음의 일은 여러분이 충분히 상상할 수 있는 일이 벌어진다. 아이의 목에 동전이 내려가지 않아 아이는 숨통이 막혀 얼굴은 새파래지고 동전을 빼기 위해 부모님들은 안간힘을 쓴다. 겨우 빠져나와 안심을 해도 그 사건은 아이의 몸에 오래도록 각인된다. 동전이 목 속에 박혀 숨을 쉴 수 없었던 죽을 뻔한 경험이 아이가 그것을 기억할 만한 나이였던 아니었던 상관없이 티슈에 남아 트라우마 패턴을 형성하게 되고 '소통'의 이슈를 갖게 된다.

CST 세션 프로그램을 진행하다 보면 호흡기 계통이나 목, 코, 입을 통해 대단한 정화 작업이 거국적으로 일어나는 것을 목격하게 된다. 다시 한 번 목에 숨통이 막히는 경험을 직면하게 되면서 아이는 그것이 무엇인지 정확하게 모르는 사이에 몸이 반응을 하기 시작한다. 병원에서는 목에 아무런 이상이 없다고 하지만 아이는 계속해서 침을 뱉어 내고 음식을 먹지 못하며 가래를 쏟아 내기도 한다. 아마도 아직도 목 안에 동전이 들어 있다고 느끼고 그것을 뱉어 내려는 몸의 재연으로 보인다.

여기서 중요한 것은 '현실 인식'이다. 목에 동전은 없다. 아이가 동전이 목에 더 이상 존재하지 않는다는 것을 재인식시켜 줌으로써 '나는 살아 있다.'라는 느낌을 가질 수 있도록 전문가는 도와주어야 하며 부모들은 충분히 써포트해 주어야 한다. 그러면 자연스럽게 몸은 다음 단계로 부드럽게 넘어갈 수 있다.

03 가슴형

너무 놀라거나 분노를 억압했을 때 가슴이 졸이면서 물을 가두는 형태, 흔히 '울화증'이라고 표현한다. 이 울화증은 더 이상 여성들만 가질 수 있는 증상이 아니라 아이들은 물론 남성들에게서도 흔히 보이는 패턴이 되었다. 이런 경우 대부분 물이 가슴의 어느 쪽으로 쏠리느냐에 따라 여성의 경우 '유방암'의 발병과 관련이 생긴다.

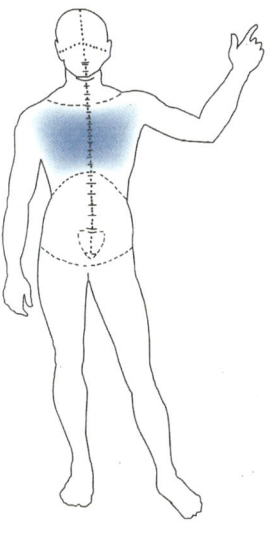

많은 분노와 원망을 동반한 감정의 형태는 폐의 기능에 영향을 미치는 듯하다. 중간 등통을 동반하면서 '숨막히는 답답한 감정'을 호소하기도 하는데 대부분 심장형과 커플링 현상이 일어난다. 물이 거꾸로 울렁이면서 치받는 형태이다 보니 육안으로도 가슴과 어깨, 흉추 상부 등이 도톰하게 살이 올라와 있는 것이 보인다.

04 심장형

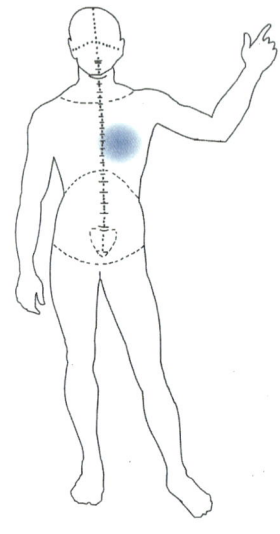

티슈들이 다 함께 '여기요!'라며 손가락으로 동시에 한 방향을 지시하는 것만 같다. 티슈의 결들이 심장을 향해 쏟아지듯 모여든다. 이런 경우 대부분 가슴이 옥죄인다고 느끼거나 고혈압 진단을 받고 약을 오랫동안 복용하고 있는 경우가 많았고 그렇지 않은 경우는 곧 '고혈압'이라는 진단과 함께 약 처방이 내려지는 것을 본다. 더 나아가 이 패턴이 해소되지 않으면 관상동맥 관련 질환이나 협심증 진단을 받게 되는 경우가 많다. 가슴 졸이는 일을 많이 겪었거나 많은 도전적인 일을 경험하면서 심장에 과도한 부하가 걸린 후 수축된 상태. 심장형은 '간형'과 커플링 현상이 많이 일어나고 여성의 경우 '자궁'과도 연결되어 있다. 다양한 커플링 현상을 보이나 심장에 현재의 불균형의 뿌리가 보일 때 '심장형'이라 이름을 붙인다.

05 간형

프리네이털 트라우마와 관련이 깊다. 엄마 뱃속에 있을 당시 엄마가 과도한 스트레스를 받았거나 먹는 음식에 문제가 있었다면 이미 '간' 기능에 빨간 신호가 켜진 상태로 태어나는 경우가 많다. 열에 매우 약해서 열받는 일이나 분노가 들끓으면 '간'에 영향을 미친다. 대부분 담석, 간 기능 관련 문제 혹은 신진대사, 소화, 흡수에 관한 다양한 증상들이 나타나는 것을 본다. 간형은 머리형과 커플링을 이룬다. '간형'은 눈에 두드러지게 면역 체계가 저하되어 있는 경우가 많다. 몸이 제대로 정화를 하지 못해 나타나는 결과다. 나쁜 생활 습관의 공통점을 보이며 늦게 자거나 나쁜 음식에 약간의 중독 증세를 보이기도 한다. 과도한 컴퓨터 사용이나 핸드폰 사용에 의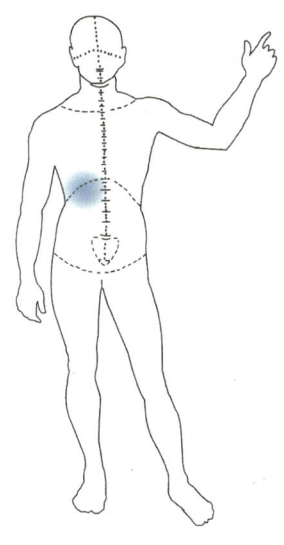
해 '간형'이 많이 발생하는 것을 본다. 간형은 전형적으로 열에 매우 약한데다 전자파는 거의 독약처럼 작용하는 것 같다. 이유없이 열이 오르고 떨어지지 않을 때는 전자파로부터 완전히 떨어져 생활해 보는 것도 좋다. 게다가 특이하게도 간은 '홍삼'에 민감하게 반응하는 것을 본다. 요즘은 홍삼이 거의 상용화되어 음료수처럼 들이마시는 시대다. 하지만 간은 그다지 반가워하지 않는 것 같다. 일시적으로 간이 불안정해지는 경우 열에 여덟은 '홍삼'을 복용한 경우였다. 홍삼의 무엇이 간을 화나게 만드는건지 나로서는 알 길이 없지만 전문가 입장에서는 권할 만한 것은 아닌 것 같다. 아마도 내게 오는 대부분의 참가자 바디 패턴이 홍삼과 잘 안 맞는 건지도 모르겠다.

06 신장형

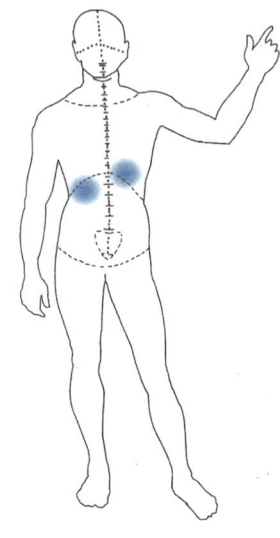

일이 눈앞에 닥쳤을 때 자신의 의지를 꺾고 순종하여 마음의 병이 깊어져 생기는 마음의 병이 신장으로 침투한 경우가 많은 듯하다. 깊은 곳에는 '두려움'이 존재한다. 의지가 나약한 경우가 많았고 남 탓을 주로 한다. 일단 의지가 생기면 '전투적'이다. 출생 전 트라우마와 연관이 깊어 참가자가 성인인 경우 참가자의 어머니가 임신을 했을 당시의 경험을 들어 보는 것이 중요하다. 때론 어머니들이 당시를 기억하기엔 너무 시간이 많이 흘러 처음에는 기억을 못하시다 불현듯 대답을 내놓는 경우도 있다. 참가자가 아이인 경우 보호자인 엄마에게 아이를 임신했을 당시 놀랐거나 스트레스가 되었던 일들이 있었는지 직접 물어보아야 한다. 이야기 속에 대부분 신장형이 형성될 수밖에 없는 단서들이 보인다. 이 단서들은 현재 패턴을 이해하는 데 사용되는 것으로 이 과정에서 어머니들의 죄책감이 자극되지 않도록 전문가들은 각별히 유의해야 할 것 같다. 임신 중 엄마가 경제적으로 스트레스를 심하게 받았거나-남편의 사업 실패, 부채로 인한 심한 압박 기타-배우자의 변심이나 시댁과의 관계로 심각한 마음고생을 한 경우 엄마의 몸은 스트레스를 이겨 내기 위해 대량의 아드레날린을 방출하게 된다. 일시적인 방출은 충분히 해독이 가능하나 지속적인 아드레날린 방출은 부신을 심하게 자극해서 과부하가 걸리게 된다. 이 과부하의 고리가 바로 신장으로 연결되는 것이 바로 신장형이다. 엄마의 육체적 스트레스나 불균형한 영양 공급에 의한 자극은 태아의 '간'에 영향을 미치고 엄마의 심리적, 정신적 스트레스는 태아의 '신장'에 영향을 미쳐 '신장형' 패턴을 만들기도 한다. 태교가 중요하다는 말이 CST를 하다 보면 절실히 느껴진다. 하지만 모든 일들이 의도하에 일어난 것이 아니기에 과거에 일어난 일은 과거의 것으로 두고 치유의 열쇠를 찾는 '단서'로만 활용하되 전문가는 모든 의식을 현재, 여기로 가져와야 한다.

07 배형

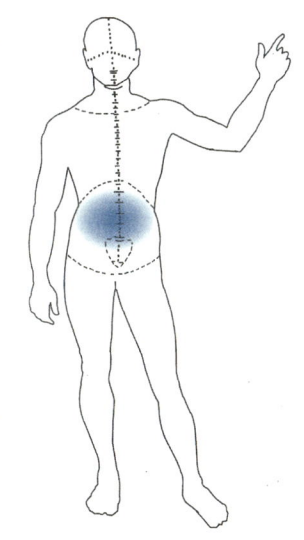

주로 소화 관련 이슈다. 가장 많은 예로 위장 장애.

말 그대로 주변 상황이 잘 소화되지 않는 케이스! 특히 대인관계에서 오는 이슈가 가장 큰 것을 보았는데 주로 부모와의 관계, 직장 상사와의 관계 그리고 친구와의 관계다. 상황이 내 뜻대로 되지 않아 생기는 스트레스로 스스로 무기력하다고 여긴다.

자신의 파워가 닿지 않는 주변 여건 때문에 매우 주눅이 드는 상태. 그것을 커버하여 오히려 겉으로는 더 활기차게 생활하나 얼굴은 찌그러진다. 신경을 많이 쓸수록 불안정해진다. 과민성 대장 증상도 그중 하나다.

08 천골형

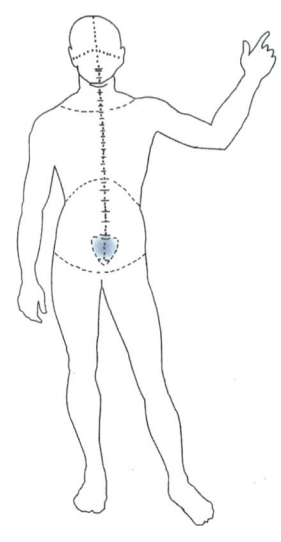

(1) 배꼽형

출생 시 탯줄을 너무 빨리 잘라 내었거나 자신의 어머니와 충분한 유대관계를 형성하지 못한 경우 평생 '자신의 뿌리'에 대한 이슈를 가지게 되는 것을 본다. 성인이 되어서도 '눈에 보이지 않는 탯줄'을 어머니에게 연결시켜 놓아 하나의 독립체로 쉽게 독립하지 못하고 그로 인해 무의식적으로 '어머니에 대한 분노'를 가지게 된다. 맹장 수술이나 대장 관련 수술 시에도 배꼽형의 패턴을 보이며 이 패턴은 '한 인간으로서 독립'된 개체임을 인정하고 스스로 어머니로부터 떨어져 나와 '이미 연결되어 있었음'을 인식할 때 안정된다. 성인이어도 아직 '덜 성숙한 어린아이'로 남아 있는 경우가 많고 남성인 경우 자신의 파트너로부터 '어머니'를 투영, 성숙된 연인 관계가 어렵다.

(2) 제니털형

하부가 불안정하여 심리적으로 '발이 땅에 닿아 있지 않다.'라고 느끼며, 쉽게 흥분하고 안정되기 힘들다. 소화가 어렵고 늘 불안하다. 천골형은 머리형과 커플링 현상을 보이며 천골이 불안정해지면 자연스럽게 머리쪽이 더욱 흥분하고 불안한 상태를 종종 보인다.

여성의 경우 여성성이 거부되고 여성성에 대한 무의식적 혐오감이 자궁을 차갑게 만들어 뭉침 현상을 만든다. 자신의 여성성을 자연스럽게 받아들이고 남성으로부터 충분한 한 여자로부터 충분한 '인정'을 받게 되면 이 패턴은 많이 사라진다. 남성의 경우 남성성이 약화되거나 심리적으로 남성성의 위축이 클 때 전립선 쪽으로 불균형이 온다. 대부분 자신의 성적 역할이 너무 강하거나 억압될 때 발생하는 것으로 상호관계의 적절한 조화와 스스로 자존감을 가지는 것이 중요하다.

현재 여성들의 경우 위의 심리적 패턴뿐만 아니라 정크 푸드, 유제품, 초콜릿과 같은 단 음식, 과도한 컴퓨터 사용과 늦은 잠 패턴으로 미혼임에도 불구하고 자궁에 심각한 불균형이 오는 것을 많이 본다. 다 여성의 자궁을 차갑게 만드는 것들임을 인식하고 생활 패턴만 바꾸어도 병원 갈 일이 없을 테다.

(3) 꼬리형

생각보다 많은 케이스가 꼬리형에 해당한다. 이 경우는 엉덩방아를 찧었거나 계단에서 굴렀거나 바닥에 넘어졌을 때 주로 발생하는데 대부분 이 경험에 대한 기억들이 생각보다 빨리 사라져 이 사건이 평생 미칠 영향력을 전혀 예측치 못한다. 재미있는 사실은 한 번 엉덩방아를 찧으면 그때 발생한 강력한 힘이 꼬리뼈에 영향을 미쳐

꼬리뼈가 마치 물고기 꼬리처럼 살랑살랑 흔들린다는 것이다. 우리 몸 가장 아래 쪽인 꼬리뼈가 좌우로 살랑살랑 흔들리면 나도 모르게 몸과 마음 모두 살랑살랑 움직이면서 '나'를 흔든다.

그래서 원인을 잘 알지 못하는 요통, 허리디스크, 불임증, 생리통, 방광 문제가 생기거나 심지어 척추 변이 현상은 물론 턱 문제까지 야기한다. 여기서 그칠 꼬리가 아니다. 발생학적으로 꼬리뼈는 사골과 연결되어 있어 호르몬계의 불균형과 정신적 불안의 요인이 될 수 있다. 정신적 문제가 단지 머리에서만 발생한다는 상식을 훌쩍 뛰어넘는 꼬리뼈의 위력!

07

물길로 읽는 CST 64 바디 패턴

지금까지 우리는 '내 몸속의 물'에 관한 다양한 시각과 섬세한 흐름을 살펴보았다. 천 길 물속은 알아도 한 길 사람 속은 모른다는 속담이 CST 바이오다이나믹 필드에서는 무색해질 정도다. 우리 몸 내부에 물과 섬유로 이루어진 또 다른 우주, 플루이드 바디를 통해 우리는 천 길 사람 물속으로 다이빙할 수 있다. 다이빙 초보자들이 만날 수 있는 천 길 사람 물속 패턴을 64가지로 나눠 보았으니 여러분들은 약간의 호기심과 흥분으로 '천 길 사람 물속'을 만나 보시기 바란다.

초기 CST 매카닉 방식(업레저 방식)이 뼈와 근육에서 표현되는 마이크론 단위의 움직임(소마)을 읽어 대단한 '치유 역사'의 한 페이지를 장식할 수 있었다면 지금 여기 CST 바이오다이나믹스 필드는 소마 단계에서 더욱 깊이 다이빙하여 들어가 뼈를 구성하고 있는 물과 섬유, 근육을 구성하고 있는 물과 섬유의 세계로(플루이드 바디) 접속!

기억하지 못했던 우리의 무의식적 기록에 자연스럽고 부드럽게 접근하여 천 길 물속처럼 어둡고 알 길 없던 마음속 이야기까지 풀어 고차원적 치유로의 진화를 일궈 내고 있다. 천 길 물속 같은 우리 마음을 '자각'하지 못하면 우리는 그 마음의 지배를 받으면서도 '내 마음 나도 모르게' 되고 '내가 진정 원하는 것이 무엇일까?'에 대한 해답도 알지 못한 채 무의식적 삶을 살 수도 있다.

CST 64 바디 패턴은 우리가 기억하든 기억하지 못하든 엄마 뱃속에서부터 시작되어 지금 이 순간까지 여러분의 몸-마음-정신을 지배하는 패턴을 '물의 몸'을 통해 보여 준다. 수많은 세월 동안 모습을 드러내지 않았던 그 실체를 두 눈으로 보고 자각이 일어나고 중화가 되면 우리는 더욱 우리의 '진면목'에 다가갈 수 있을 것이다. '나도 모르게' 일어나는 내 몸과 마음의 메커니즘을 명확히 이해할 수 있다면 우리의 삶은 더 큰 행복과 기쁨이 함께할 것 같다. 그것이 진정한 '삶의 목표'라 생각하기에 64 바디 패턴의 형태를 감히 조각해 보는 기회를 가지게 되었다. 이것이 여러분은 물론 CST 전문가들께도 이 필드에서 활동할 수 있는 파워풀한 써포트로 작용했음 좋겠다.

여기서 다시 한 번 당부드리고 싶은 것은 앞서도 말했지만 부디 64 바디 패턴 속에 여러분을 묶어 두지 말라는 것이다. 패턴은 계속 변한다. 패턴의 변화는 치유가 일어나고 있음의 반증이다. 하여 여러분은 64 바디 패턴에 자신을 고정할 필요가 없으며 현재 자신의 많은 부분을 반영하고 있는 패턴 중의 하나를 인식함으로써 '스스로 치유할 수 있는' 충분한 동기 부여와 원동력이 되었음 좋겠다. 지금 여러분은 넘버1 패턴에 속할지라도 치유가 일어나면 넘버9 패턴으로 변화될 수도 있다. 넘버9 패턴은 다시 넘버32로…

패턴이 변할수록 여러분도 변한다. 패턴이 사라지면 여러분도 사라진다. 새로운 나, 다시 태어나는 내가 보인다. 변화의 물결에 깊은 신뢰로 여러분을 맡긴다면 그 결과는 매우 긍정적일 수 있다. 흉물스러운 번데기 안에 아름다운 나비가 잠들어 있다. 때가 되면 껍질은 벗겨질 것이다. 껍질을 뚫고 아름다운 나비가 빛나는 날갯짓을 하며 날아오른다. 우리 안에 잠자는 나비가 패턴이라는 껍질을 뚫고 다시 '진정한 나의 모습'으로 날아오르길 바라며!

 여기 CST 64 바디 패턴을!

⟨CST 64 바디 패턴 테이블⟩

	상승형								하강형							
	머리	목	가슴	심장	간	신장	배	천골	머리	목	가슴	심장	간	신장	배	천골
수직형	1	5	9	13	17	21	25	29	33	37	41	45	49	53	57	61
지그재그형	2	6	10	14	18	22	26	30	34	38	42	46	50	54	58	62
쉬포트형	3	7	11	15	19	23	27	31	35	39	43	47	51	55	59	63
회전형	4	8	12	16	20	24	28	32	36	40	44	48	52	56	60	64

64 바디 패턴 읽는 법!

64 바디 패턴을 단순하게 숫자로 표시했다. 넘버1에서 넘버64까지다. 그뿐이다. 체질 분류를 보면 소위 소양인, 소음인, 태양인, 태음인 혹은 목형, 금형, 토형, 수형을 음양으로 나뉘기도 하고 목, 화, 토, 금, 수형으로 분류하기도 한다. 다들 나름 상징적인 단어로 되어 있긴 하지만 이젠 누구나 그 뜻을 알 정도로 충분히 알려져 있어 자칫 우리의 생각이 그것에 묶여 버릴 수 있다. '나는 OO인 이다.'라고 자신을 규정할 필요는 없다.

CST 플루이드 바디에서처럼 우리 몸 안의 물은 어떤 용기에 담기느냐에 따라 자유자재로 변화 가능하다. 자유롭게 패턴 변화가 가능하다는 뜻이다. 64 바디 패턴은 물을 담고 있는 가장 기본적으로 그릇, 틀을 보여 주고 있다. 숫자는 64가지 각기 다른 모양의 그릇에 담긴 '물'이다. 물이 64가지 그릇에 담겼을 때 어떤 '성질'이 드러날지에 대한 해석은 CST 전문가의 몫이다.

해석 또한 다양하게 달라질 수 있다. 하지만 기본적인 '그릇'의 모양은 어떤 CST 전문가도 손상시킬 수는 없다. 1~64 넘버는 가장 기본적인 문양 3가지로 새겨질 것이며 그 숫자로 개성 강한 여러분의 기본적인 그릇의 형태를 보게 될 것이다. 찌그러진 그릇에는 찌그러진 '물'이 담길 것이다. 찌그러진 물은 찌그러진 '성질'을 드러낼 것이다.

64가지의 그릇 안에 담겨 있는 천 길 사람 물! 하지만 천 길 사람의 물은 흐름을 갖고 있다. 단순히 그릇 안에 고요히 담겨 있는 것이 아니라 주기적으로 리드믹컬한 '흐름'을 가지고 있다. 살아 있다. '나'라는 그릇 안의 '물'은 살아 있다. 그래서 '나'는 바뀔 수 있다. 그릇은 바뀔 수 있

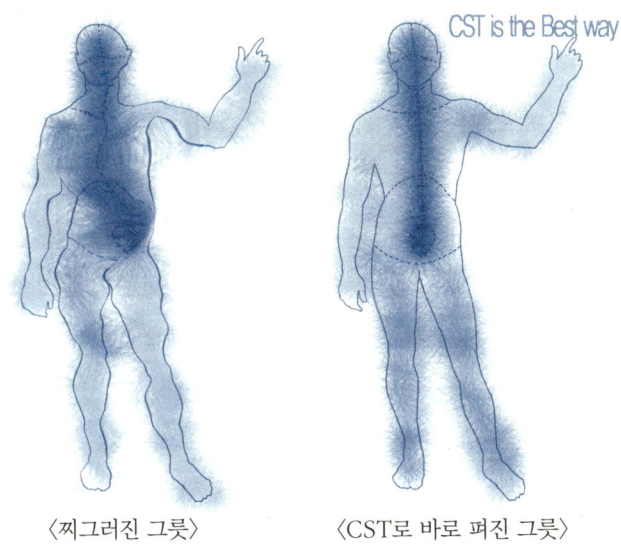

〈찌그러진 그릇〉　　〈CST로 바로 펴진 그릇〉

다. 찌그러진 그릇이 반듯하게 펴질 수 있다. 살아서 주기적으로 리드믹컬하게 흐르는 물의 흐름이 찌그러진 그릇을 반듯하게 펼친다. 이것이 바로 CST의 진정한 파워다.

　물을 담고 있는 그릇은 '살아 있는 물'에서만 변형이 가능하다. CST는 몸 안의 찌그러진 그릇을 만들어 내고 있는 물의 기본적인 흐름을 읽어 '그릇' 모양을 파악한다. 그릇 모양이 파악이 되면 '물의 흐름'과 짧든 길든 '협상과 협조'를 요청해서 기다린다. 기다림 후에는 언제나 '치유'라는 열매를 맺을 수 있다.

　그릇 모양을 비틀기도 하고 바로잡기도 하는 '물의 파워'를 여러분들이 함께 느낄 수만 있다면 물의 몸이 왜 우리를 그토록 기다리게 하는지 이해할 수 있을 것이다.

　물의 흐름을 뒤트는 것은 일시적이거나 단순하지 않다. 물은 매우 유연하고 즉흥적이지만 왠만해선 노선을 잘 바꾸지 않는다. 장기간 물에 가해지는 지속적인 힘이 있어야 물의 흐름이 그릇을 뒤틀 수 있다. 그 지속적인 힘이 가해졌던 시간의 비례만큼 치유의 기간도 산정되어야 한다. 그럼에도 불구하고 '치유'는 언제나 재촉당한다. 10년간 구축해 왔던 '왜곡된 패턴'을 단 몇 주, 단 몇 달 만에 바꾸고 싶어 한다. 마치 꿈을 꾸는 것처럼… 그럼에도 불구하고 CST는 여러분의 성급함과 재촉에 실망하지 않고 물을 통한 몸의 재건에 과감히 뛰어드는 것은 시간의 비례를 초월하는 '물'의 힘을 알기 때문이다. 10년을 구축했으면 10년에 걸쳐 치유가 일어나야 마땅하지만 물의 힘은 시간의 한계를 뛰어넘어 시간을 단축할 수도 있다. 그 이유는 물의 몸을 통해 우리는 현재 이 시점에서 10년 전에 형성된 주된 긴장 패턴에 접촉할 수 있기 때문이다. 물이 시간의 한계를 제대로 뛰어넘으려면 무엇보다 현재 여러분이 담고 있는 물의 상태를 정확히 볼 수 있어야 한다. 물의 패턴이 명확히 보이면 10년간의 대공사가 3년 혹은 1년, 더 빨라지면 몇 달로도 가능해질 수 있다. 지금부터 여러분은 64 플루이드 바디 패턴을 조각하게 되는 3가지 주된 문양과 문양으로 조각이 끝난 64 바디 패턴 읽는 가장 간단한 방법을 전체적으로 훑어보게 될 것이다. 물의 몸에 새겨진 문양의 패턴에 따라 시간을 초월할 수 있는 물의 치유력도 달라질 수 있다. 문양이 간단할수록 시간 초월의 힘은 더 강해진다.

물의 그릇에 새겨질 3 문양

첫 번째 문양
물의 기본 성격 상승형과 하강형이다.

CST 전문가는 물의 흐름이 '상승'을 선호하는지 '하강'을 선호하는지를 '보아야' 한다. '보는 것'과 '판단하는 것'은 다르다. 보는 것은 있는 그대로 보는 것이고 판단하는 것은 '좋다, 나쁘다' 등

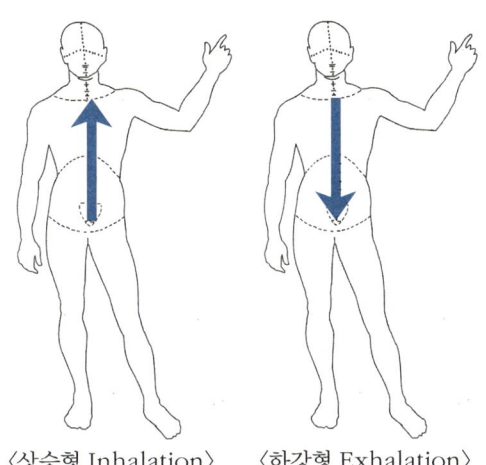

〈상승형 Inhalation〉　　〈하강형 Exhalation〉

으로 보는 것을 말한다. 상승형이라고 나쁘고 하강형이라고 좋다는 판단은 필요 없다. 있는 그대로 보고 평가하면 된다.

평가란 있는 그대로 읽는 것, 인지하는 것, 아는 것이라 이해했음 좋겠다. 그래서 이 참에 아예 '평가나 판단'이라는 단어에 얽매이지 않도록 '리딩'으로 바꿔야겠다. CST 초심자의 경우 상승형일 때 물이 계속 위로 올라간다고만 느낄 때가 있다. 이것은 '상승형' 패턴이 고착된 경우이거나 상승형이 하강형보다 길어 상승형만 계속 감지되는 경우인데 둘 다 틀림없는 '상승형'이다. 대부분 물의 상승이 하강보다 길 때 '상승형'이라 하고 하강이 더 길게 나타날 때는 하강형이라 한다. 자, 상승형인지 하강형인지 패턴 선호도가 1차적으로 끝나면, 다음은 2번째 문양이다.

두 번째 문양
물의 흐름 4가지 패턴인 수직형/지그재그형/쉬프트형/회전형이다.
상승형이든 하강형이든 물의 기본적인 패턴 선호도가 리딩되었으면

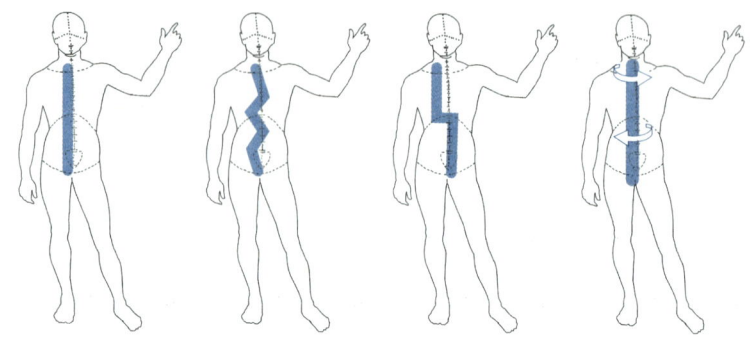

물길의 흐름 모양새를 보아야 한다. 상승형/하강형인 경우 물이 중심선을 올라갈 때/내려갈 때 물의 흐름이 수직 라인으로 똑바로 상승하는지 지그재그형태가 보이는지 중심선에서 오른쪽이나 왼쪽으로 아예 통로를 이동한 듯 올라가는지 통로를 오른쪽 방향이나 왼쪽 방향으로 잡아틀면서 회전하고 있는지를 보면 된다. 두 번째 문양이 CST 보였으면 다음은 세 번째다.

세 번째 문양

물이 세운 8개의 제국 패턴!

물의 흐름이 특별히 많이 쏠리는 곳이 보일 것이다. 중심선의 흐름을 방해하는 특별히 많이 쏠리는 곳은 현재 리딩이 진행되고 있는 순간에 보이는 곳으로 패턴을 지정한다. 머리형/목형/가슴형/심장형/간형/신장형/배형/천골형 중 한꺼번에 2~3개의 물의 제국이 보일 수도 있다.

그중 가장 강력하게 리딩되는 한 군데만 리딩 중인 그때 '지배 패턴'으로 본다. 세션 프로그램이 진행될수록 몸 여기저기 세워진 반항적 독립 제국들이 가장 큰 파워를 지닌 제국 한 곳이 힘을 놓아 버릴 때 함께 스러져 가는 것을 볼 수 있다. 다시 치유의 근원으로 함께 돌아가게 된다.

8개 중 핵심 패턴이 눈에 뻔히 보임에도 CST 전문가들은 핵심 패턴으로 바로 진격하지 않는다. 특히 '머리형'의 경우 치유를 가장 많이 함유하고 있고 다른 패턴들을 지배하는 보스 패턴임에도 불구하고 가장 나중에 접근하는 경우가 대부분이다. 이것이 바로 몸을 제대로 리딩하고 제대로 볼 수 있을 때 가능한 접근법이다. 몸을 제대로 읽지 못하면 프로토콜대로 할 수밖에 없다. 기계처럼.

머리형임에도 그저 10 스텝으로 가고 가슴형인데도 10 스텝으로 가고 천골형인데도 무조건 10 스텝이다. 물론 10 스텝은 '소마' 즉 물질적인 몸에는 적합한 기성복일지 모르나 변화무쌍한 '물의 몸'에는 꽉 끼거나 헐렁하여 제대로 맞지 않는 기성복일 뿐이다. 물의 몸은 '맞춤옷'을 필요로 한다. 맞춤옷처럼 '치유'도 딱딱 박자를 맞춰야 한다.

패턴에 넘버를 새기다

자, 그릇에 새길 3가지 문양이 결정되었으면 그릇에 숫자를 새길 때다. 표를 잠시 돌아보면,

상승형/수직형/머리면 넘버1 패턴!
하강형/수직형/머리면 넘버33 패턴!

2가지 문양이 똑같은데 한 가지 무늬가 달라도 우리 그릇은 확 바뀔 수 있다. 표현되는 증상도 다르고 느끼는 마음도 다르며 지배하는 정신세계도 다르다. 비슷하게 생긴 사람은 비슷한 성질을 드러낸다.

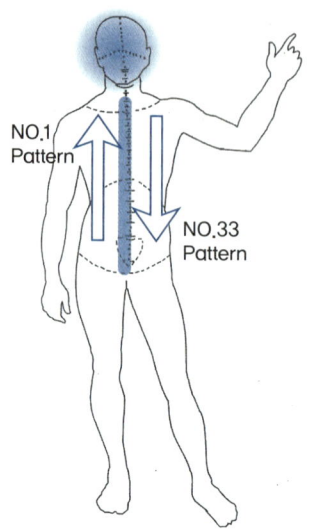

물의 몸을 들여다보면 비슷해 보이던 성질도 매우 강한 개성으로 '분별'이 된다. 천 길 물속이 드러나게 된다. 천 길 물속에 대한 64 바디 패턴의 세세한 설명은 일일이 이 공간을 빌려 설명하지 않을 것이다. 그것은 CST 전문가들의 몫이다. 같은 패턴을 보아도 그릇은 같으나 담긴 물을 바라보는 전문가들의 섬세한 표현은 달라질 수 있다.

물의 질감까지 포함된다면 그 표현은 더욱 섬세하게 달라질 것이다. 살아 있는 몸 안의 물이기 때문에 그것을 바라보는 우리의 시각도 고정될 수 없다. 물론 우리는 혈액형 4가지 타입으로도 '공감'을 느낄 정도로 큰 카테고리에 속할 만큼 단순할 수도 있다. 64 바디 패턴은 그 단순함 속에 '자신도 잘 모르는 모습'을 속속히 드러낸다. 지피지기면 백전백승이라 했다. 64 바디 패턴은 CST 전문가를 위한 것이 아니라 참가자들을 위한 것이다.

자신이 어떤 모습인지 인식하고 자각하는 것! 그것이 '치유의 첫걸음'이다. 지금의 모습이 불편하다고 회피하고 벗어날 궁리만 할 것이 아니라 이 모습이 어디에서부터 시작되었는지 언제부터였는지 '자신'을 돌아보아야 한다. 물로 표현되는 가장 단순한 모습, 64 바디 패턴으로 여러분의 천 길 물은 어떤 모습일지 궁금하지 않은가~

같은 패턴, 다른 증상?

64가지 패턴 중 여러분이 속하는 패턴이 넘버33이라고 하자. 여러분 중 2명이 넘버33에 속하면 그 둘은 같은 증상을 겪는 동변상련 상태일까. 다행히도 내가 경험한 바로는 꼭 그렇지만은 않았다. 증상의 범위가 1에서 108이라는 스펙트럼을 가지고 있다고 치면 같은 넘버33이라 해도 어떤 사람은 1에서 5 정도의 범위에서 나타나는 증상이나 고통을 호소한다면 어떤 사람은 증상이 아예 나타나지 않는 경우도 있다.

한 집안의 두 형제가 넘버55의 패턴을 가지고 있음에도 형은 동생이 겪는 어떤 증상도 드러내지 않고 있는 반면 동생은 소위 사회에서 부르는 '발달 장애'를 드러낸다. 두 형제의 부모님을 리딩해 보면 마치 형제의 패턴이 부모의 것을 카피라도 한 듯 몹시 비슷하며 거기에 약간의 변형만 있는 것을 본다. 같은 패턴을 가져도 어떤 몸에는 드러나고 또 어떤 몸에는 드러나지 않는다. 부모의 패턴을 아이들이 비슷하게 가지게 된다. 그것은 아마도 '환경'의 지배를 받는 메커니즘에 기인하는 것 같다. 그래서 개별적 오리지널 패턴이 억압되고 숨겨질 수 있다.

아무리 각자의 개별성을 갖고 태어나더라도 결국 우리는 부모님에 의해 '양육'되며 학교와 사회에서 교육되고 사회화된다. '나'라는 개인성을 온전히 발휘할 수 있도록 독립적인 환경이 주어진다면 우리는 태어났을 때의 태생적인 오리지널 패턴을 유지하며 살 수 있겠지만 대부분 부모님의 사고방식과 생활습관대로 아이들이 길러지고 교육되다 보니 한 가족이 비슷한 패턴 안에 가둬지는 것 같다. 그 패턴 속에 해당될 수 있는 1에서 108가지 증상 중 '드러날 것이냐, 말 것이냐'는 각 개인이 가진 '오리지널 패턴'이 좌우되는 것 같다.

비록 현재 패턴은 부모님의 양육과 현 사회의 교육환경의 결과일지라도 자신 내부의 '본성'과 가까운 오리지널 패턴이 그 영역을 축소하지 않고 그것을 유지할 힘을 가지고 있다면 패턴의 성질을 덜 드러낼 수도 있는 것 같다. 하여 CST 전문가들은 같은 패턴일지라도 표현될 몸의 성질을 미리 예측하지 말고 참가자와의 대화를 통해 '현재' 시점에 실제 겪고 있는 상황을 관찰하고 보아야 할 것이다.

패턴에 의하면 물이 오른쪽 무릎으로 쏠려 오른쪽 무릎에 통증이 있을 거라고 생각할 수도 있지만 실제로 그 반대의 경우도 많다. 통증은 표현이다. 실제 물의 패턴과 같은 방향에서 나타날 수도 있고 반대 방향에서 드러날 수도 있으니 CST 전문가는 패턴과 실제 참가자가 겪고 있는 통증이나 고통은 직접 물어 참가자를 통해 들어야 한다.

64 바디 패턴은 그저 여러분의 가장 기본적인 플루이드 바디의 틀을 표현한 것일 뿐이다. 거기에 섬세하고 다양한 질감들까지 가미된다면 256가지 혹은 만 가지라도 더 버라이어티한 패턴이 드러날 수도 있다. 하지만 그렇게 다양하고 복잡한 분류는 필요치 않다. 물의 몸은 몸을 전체로 보는 시각에서 시작된다. 몸을 부분적으로 보지 않고 부분을 통해 전체, 전체를 통해 부분을 치유하는 통합적 방식이며 물 흐름으로 CST는 몸을 통째로 치유에 접근한다. 64 바디 패턴을 통해 우리가 해야 할 것은 현재의 패턴에 몸이 어떻게 세상을 펼쳐 보이는지 호기심을 갖고 평정심으로 관찰하여 치유의 방향을 제대로 보는 것이다. 물이 지배하는 몸의 패턴이 보이면 뛰어넘을 수 있는 시간도 보인다. 같은 패턴이어도 나오는 성질은 모두 다를 수 있다. 어떤 것에도 패턴의 틀을 만들지 말고 있는 그대로 유연하게 바라보자!

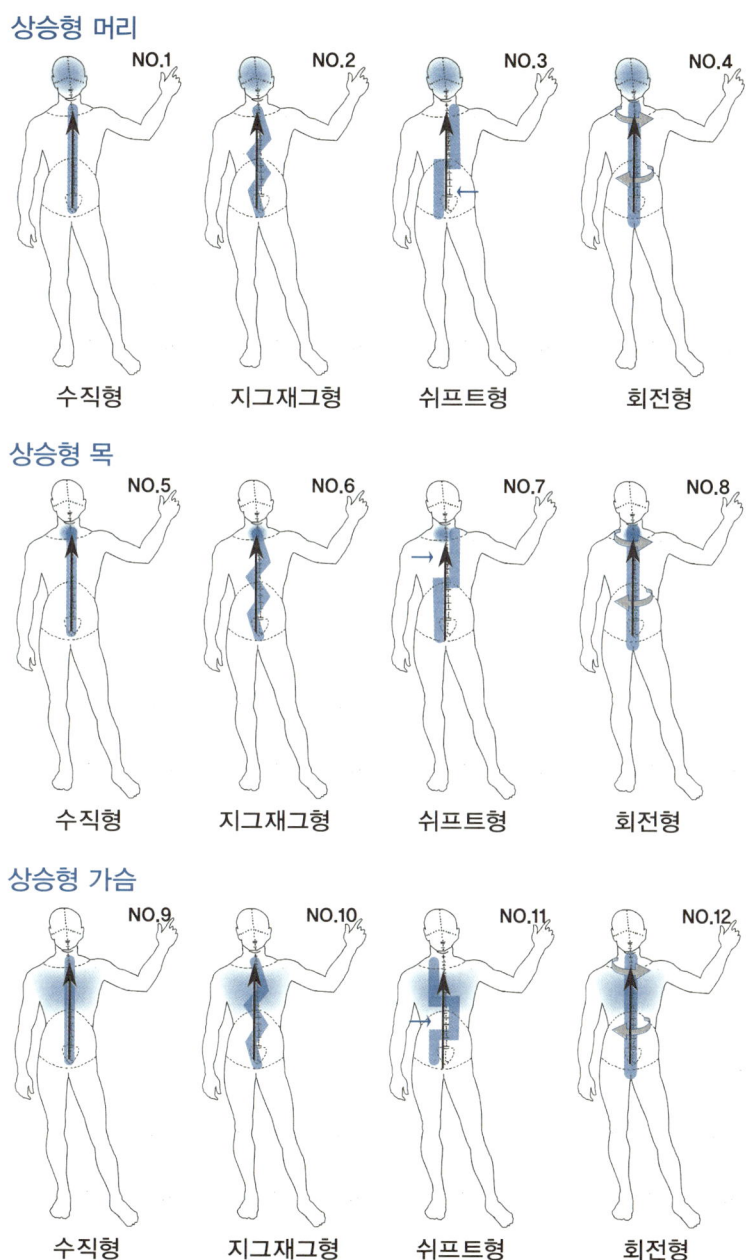

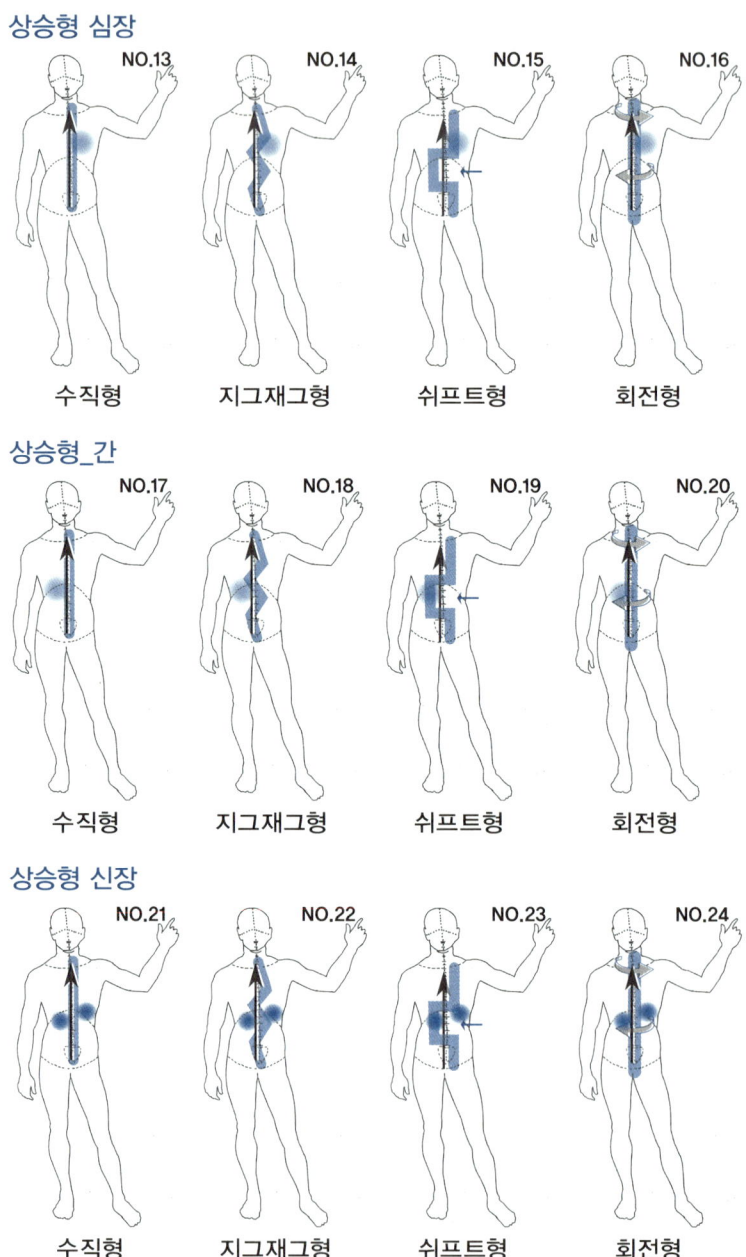

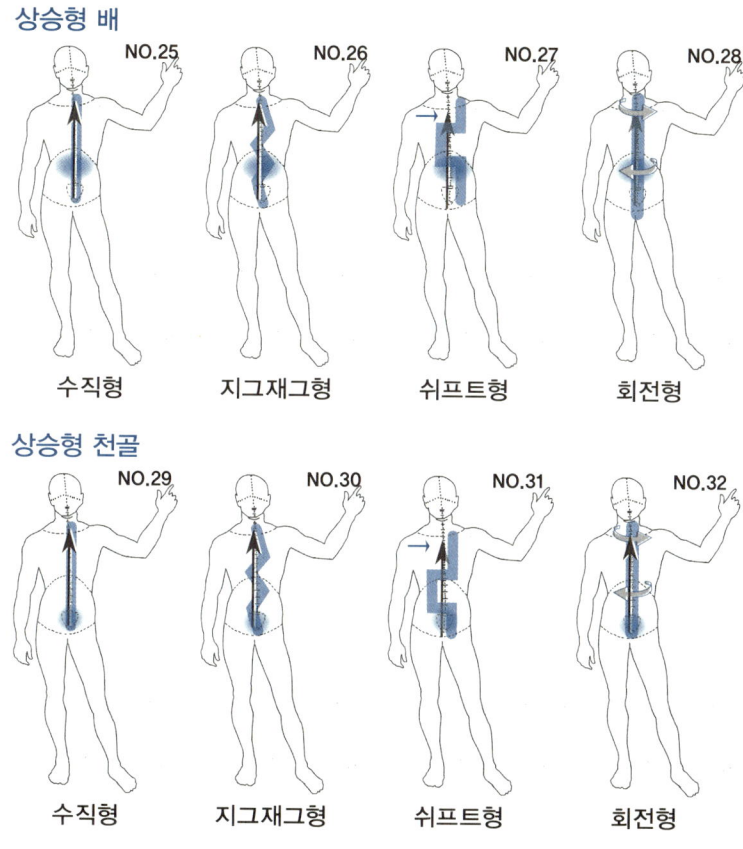

하강형

하강형 머리

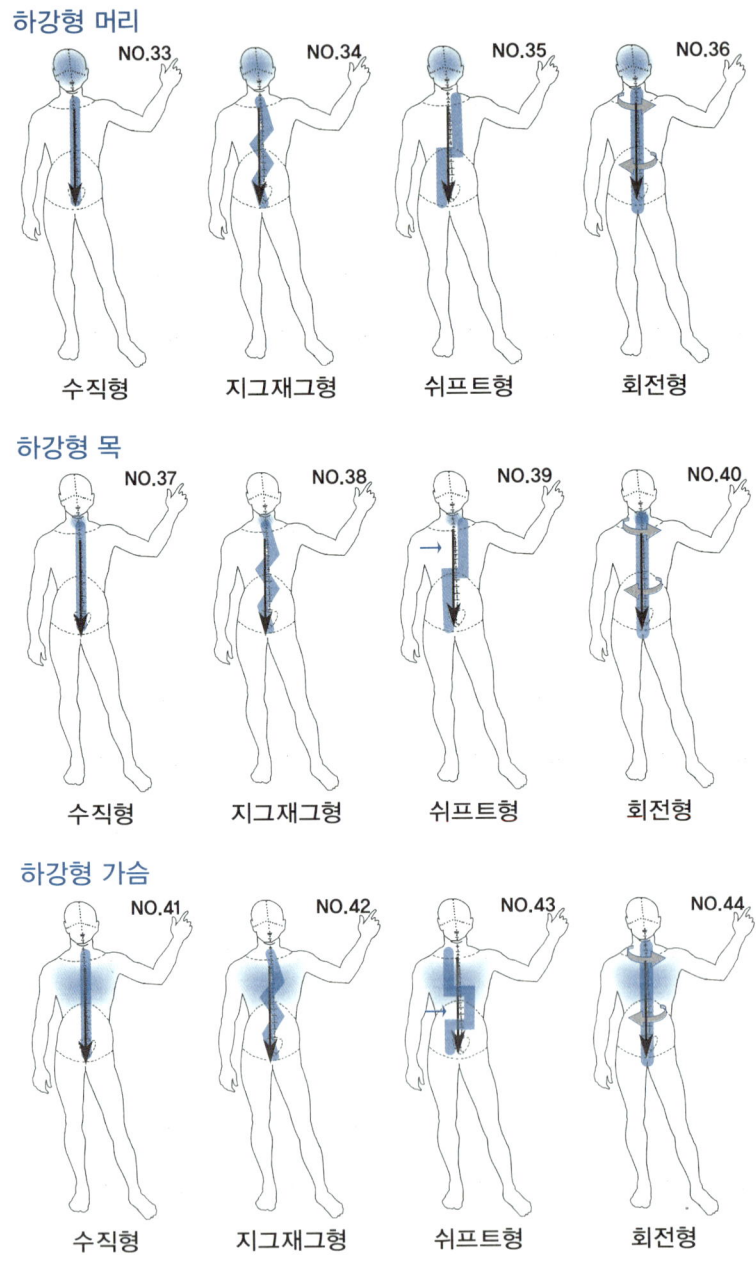

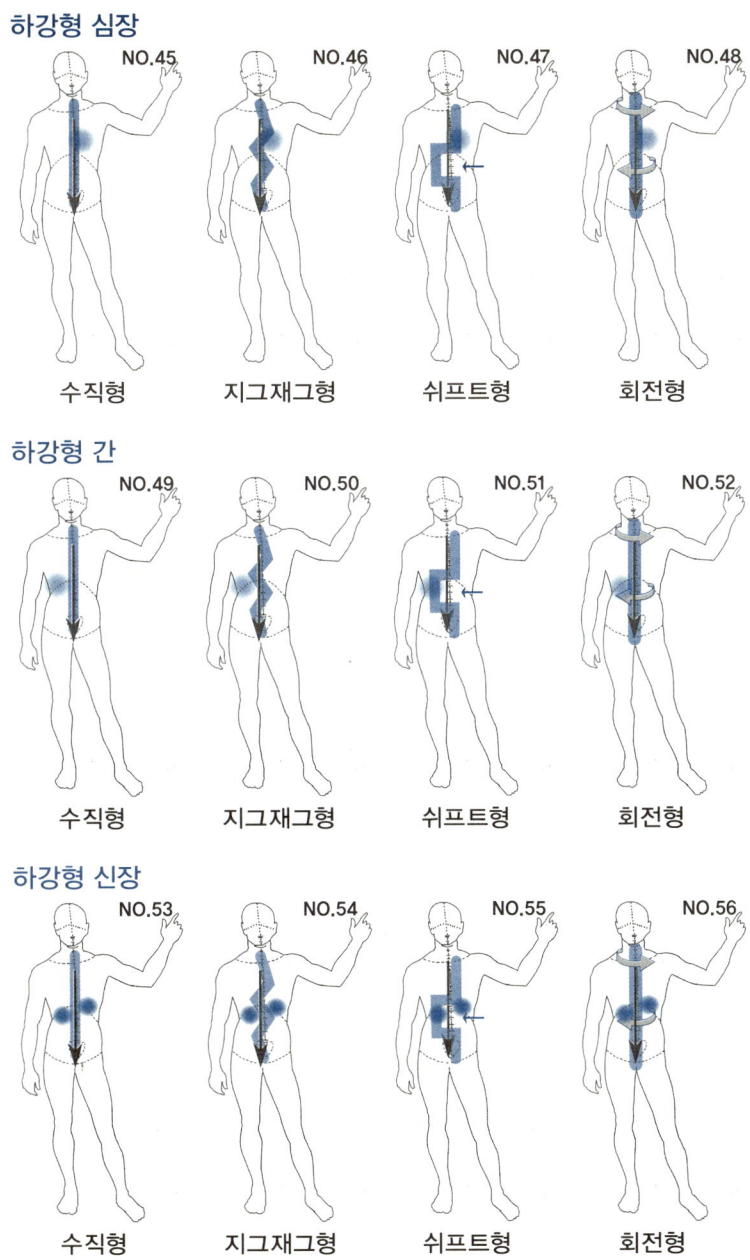

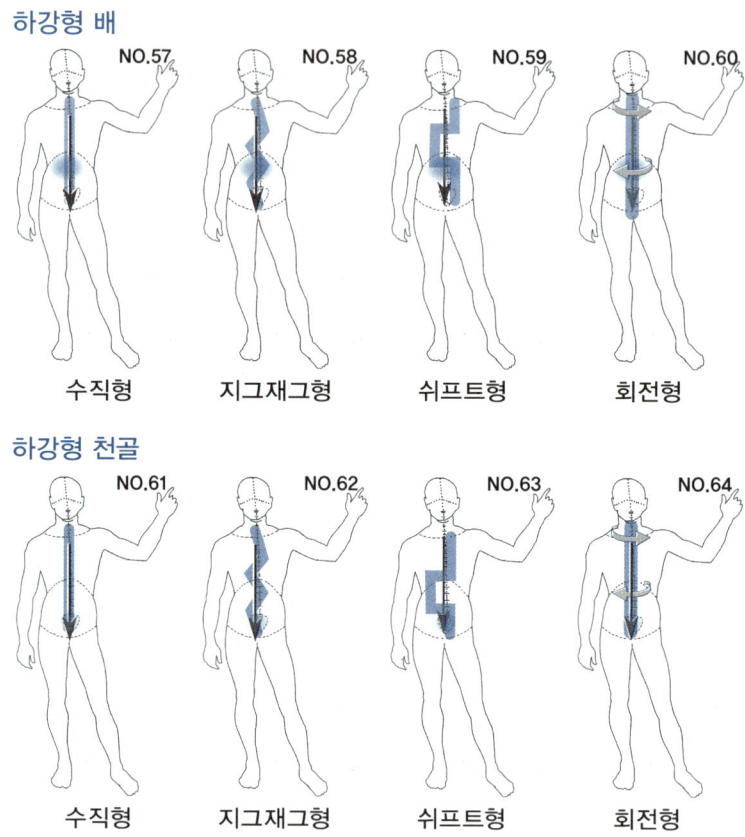

08

비디칸 CST
리딩 4종 세트

비디칸이 진행하는 'CST 세션 프로그램'에 참가하기 위해 모든 신청자들이 통과 의례처럼 거쳐야 할 관문이 있다. 바로 'CST 리딩 세션'이다. 리딩 세션은 신청자에 대한 일종의 '인터뷰'와 같다. 탐색전이다. 신청자도 전문가에게 신뢰가 생겨야 하는 것은 물론이고 전문가 또한 신청자에 대한 '뭔가'를 느껴야만 한다.

그 '뭔가'는 전문가마다 매우 주관적일 것이다. 이 주관은 리딩을 통해 1차적으로 몸속 물을 통해 볼 수도 있고 리딩 후 브리핑을 할 때 신청자의 반응을 통해 볼 수도 있다. 우리를 찾아오는 대부분의 신청자들께 우리는 '마지막 종착역'이다. 그동안 많은 곳을 다니면서 양의, 한의, 자연 요법 안 해 본 것이 없을 정도로 두루 섭렵하고도 '치유'가 일어나지 않아 지인의 소개나 인터넷 검색 혹은 책을 읽고 찾아들 오셨다. 그래서 매우 지쳐 있고 강한 불신과 함께 '도저히 못 믿겠다.'라는 표정을 감추지 않으신다. 전문가 입장에서는 이런 불공평한 첫 만남이 불편도 하지만 이해도 간다.

우리가 첫 출발지인 경우 출발도 상큼하고 가볍다. 하지만 그것이 '종착지'일 때는 출발도 어렵지만 가는 길도 험난하며 매 단계마다 전문가의 엑스트라 '관심과 케어'를 필요로 한다. CST 리딩 세션은 CST가 종착지인 분들께는 '마지막 신뢰의 기회'를, 출발지인 분들에게는 '치유의 가능성'을 보여 줄 수 있는 처음이자 마지막 기회다.

CST 전문가는 리딩 세션 1회를 통해 모든 것을 보여 줘야 한다. CST는 자칫 추상적이고 상식선에서 이해하기 힘든 분야일 수도 있음에도 '리딩' 능력은 그 모든 것을 극복할 수 있을 만큼 파워풀하다. 리딩이란 무엇인가! 바로 여러분의 몸을 통해 여러분의 과거와 현재 그리고 미래의 건강을 읽는 기술이 아니던가(전문가들마다 기술적 차이는 있겠지만 리딩을 할 수 있을 정도면 기본기는 충분히 갖춘 셈이다).

프레젠테이션으로 다양한 이미지 설명을 곁들이면 신청자들의 '신뢰도'는 점점 높아진다. '내 몸을 제법 정확하게 볼 줄 아네.'에서 시작되는 작은 신뢰에서 치유의 첫걸음이 시작된다. 온 가족이 CST 세션 프로그램에 참가하시는 열혈 CST 마니아께서 늘 하시는 말씀이 있다.

"CST는 처음부터 크게 뭔가를 느낄 수 있다기보단 뭔가가 미세하게 계속 변화하는 것 같아요! 그리고 어느 순간 와, 통증이 사라졌네, 숨 쉬는 것도 편안해졌네, 낮잠도 잘 수 있어, 이렇게 이미 생활 속에서 변화가 일어나 있는 거예요. 그걸 나중에 알게 돼요."

개인차가 있겠지만 CST는 우리가 느끼지도 못할 만큼 미세하게 움직이고 있는 '물의 흐름'에 발생한 변화가 만들어 낸 '치유력'이다. 우리도 모르는 사이 강물의 흐름이 강줄기의 모양새를 바꾸는 것처럼 미세하게 깊이 스며 우리를 바꾸고 있다. CST 리딩을 통해 서로에게 충분한 유대감이 생기고 최소한의 '신뢰감'이 형성되면 세션 프로그램은 출발된다.

'치유에 대한 확답'은 전문가가 주지 않는다. 그렇기 때문에 리딩은 더욱 신뢰감 형성에 핵심이 될 수밖에 없다. 치유가 된다는 확신을 주지 않기 때문에 신청자들은 심한 갈등을 겪게 되지만 우리는 그 갈등을 뛰어넘어 우리에게 올 수 있는 신청자들만 받아들일 수 있다. 모든 살아 있는 몸은 스스로 치유할 수 있다. 단지 지금 현재 여러분의 몸은 스스로 치유할 수 있는 수준에 있지 않기 때문에 전문가들의 다양한 각도의 도움이 필요할 뿐이다.

우리는 그동안 우리를 믿고 다소 장기간 진행되는 프로그램에 힘들지만 꾸준히 따라와 준 많은 참가자들을 통해 '치유'를 충분히 보아 왔다. 치유 과정이 어떻게 일어나는지를 보았고 그 과정들을 어떻게 함께 극복해 나갈 수 있는지를 보았다. 그리고 반드시 그 인내와 기다림에는 치유라는 '달콤한 보상'이 주어졌다. 달콤한 보상이 주어지기 위해서는 우리는 같은 출발선에서 같은 마음으로 출발을 해야 한다. 같은 출발선에서 같은 마음이 되기 위해 우리가 할 수 있는 최선의 방법이 바로 CST 리딩이다. 그럼 여기서 64 바디 패턴은 물론 실제 비디칸이나 비디칸에 소속된 CST 프랙티셔너들이 리딩시 사용하는 리딩법을 소개한다.

1. 티슈 바디 리딩
2. 플루이드 바디 리딩
3. SBJ 패턴 리딩(티슈 바디 혹은 소마)
4. 브레인 리딩
    (1) RTM 리딩
    (2) 뇌실 리딩

이 4가지 리딩 방식으로 CST 리딩은 진행된다. 리딩의 첫 단계는 신청자의 발에서 시작되는 티슈 바디 리딩이다. 두 번째 단계는 측면에서 피에타 포지션으로 플루이드 바디 리딩을 하게 되고 세 번째 단계로 머리에서 SBJ 패턴을 리딩 그리고 네번째 단계인 브레인 리딩을 같은 머리 포지션에서 하고 나면 같은 기본적인 CST 리딩은 마무리된다.

이 프로토콜은 내가 선호하는 방식이다. 때에 따라 리딩 디자인을 바꾸기도 하지만 4가지 방식을 순차적으로 사용할 때 처음 만난 신청자의 몸과 부담없이 대화를 나눌 수 있다.

01 티슈 바디 리딩

온몸이 섬세하고 탄력적인 섬유로 만들어져 있다고 생각한다. 어떤 전문가는 몸을 마치 잘 늘어나는 '고무의 몸'으로 생각하면 리딩이 더 수월하다고 말하는 것을 들은 적이 있다. 전문가마다 자신의 감각에 잘 맞는 느낌을 찾아 이미지화하면 도움이 될 것이다.

우리 몸은 자세히 들여다보면 씨실과 날실로 섬세하게 엮어져 있는 대단한 직물체Tissue body이다. 2차원적인 직물이 아니라 3차원적 입체 형상을 구성하는 직물! 직물 사이 사이에 물들이 통과하면서 티슈들이 서로 엉키지 않게 공간을 확보해 주고 빵빵하게 채워 탄력적으로 생생하게 만들어 준다. 티슈 트렉션 테크닉을 통해 발에서 티슈들을 섬세하게 당겨 보면 날실처럼 수직의 섬유결이 내가 제시하는 방향대로 고무줄이 늘어나듯 천천히 당겨져 온다.

발목을 여러 번 다친 경우가 있다면 티슈가 잘 늘어나지 않고 주변에 이널시아의 형태인 회오리형이 거세게 자리 잡은 것을 본다. 티슈결이 다리 쪽으로 올라가면 신청자가 주로 어떤 다리에 어떤 방향으로 힘을 주고 사용하는지 그 결이 여실히 드러난다. 많은 여자분들이 다리 안쪽 근육을 과도하게 긴장하여 사용하고 있고 이 힘의 잘못된 배분이 골반 한쪽으로 영향을 미치는 것을 보았다. 겉으로 드러나지 않는 제한 지점이나 한쪽으로 심하게 당겨져 있는 곳, 증상은 있지만 의학적으로 원인을 찾을 수 없는 섬유 이널시아를 살펴보는 데 도움이 된다.

'심장'에 압박이 가해지는 경우 섬유결들이 마치 손가락질을 하듯 심장을 향해 뻗어 있는 것을 보게 된다. 이런 경우 대부분 병원 진단에서 '관상 동맥'이나 '협심증' 진단을 많이 받았다. 몸이 한쪽으로 기울 때도 섬유결은 물결치듯 한쪽 방향으로 쏠려 가는 것이 보이고 긴장이 심한 곳은 딱딱하면서 탄력이 없다. 수술로 인해 장기가 없는 곳은 마치 텅 빈 듯한 느낌과 함께 점프를 하듯 건너뛰어 버린다. 발에서 시작해서 경추 1번까지 트렉션을 하면 몸 전체 티슈 상황이 읽혀진다.

02 플루이드 바디 리딩

발에서 티슈 바디 리딩이 끝나면 플루이드 바디 리딩을 준비한다. 플루이드 바디 리딩은 주로 피에타 포지션을 사용한다. 피에타 포지션이란 신청자의 왼쪽 혹은 오른쪽 측면에 앉아 한 손은 어깨에 다른 한 손은 무릎에 놓는 자세다. 이 자세에서 어떻게 물의 흐름을 감지할 수 있냐고 처음 CST 뇌진법을 접하시는 분들께서는 매우 신기해하시는데 CST 교육을 받아 보면 그리 신기할 것도 없다. 훈련 받으면 누구나 감지할 수 있는 '흐름'이고 우리는 전문가가 되기 위해 그 스킬을 더욱 열심히 노력해서 익혔을 뿐!

플루이드 바디 리딩을 통해 읽을 수 있는 여러분의 물은 64 바디 패턴이 가장 기본적이다. 경험이 풍부하고 노련할수록 2가지 물의 흐름(상승/하강)에서 리딩의 필요한 대부분의 단서를 찾는다. 티슈 바디 리딩에서 볼 수 없었던 더 깊은 차원의 제한 지점이 물의 세계에서 더 보일 때가 있다. 특히 전문가가 관심을 갖는 것은 '뇌실'이다. 뇌실 속 흐름을 감지할 정도라면 이미 그 전문가는 최고의 수준에 도달한 것이다.

그 외에도 뇌 속을 예쁘게 분할해 주고 모양새를 유지해 주는 코르셋 같은 기능 속옷 '상호긴장막계'의 흐름을 통해 뇌의 모양새와 순환도를 평가할 수 있다. 몸이 리딩 시 보여 준 많은 단서들을 신청자는 리딩 후 그림과 프레젠테이션을 통해 브리핑을 들을 수 있으니 우리가 리딩하는 동안 신청자는 편안하게 잠을 자면 된다. 주무시는 동안 모든 것이 이루어진다.

03 SBJ 패턴 리딩

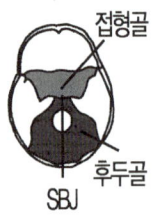 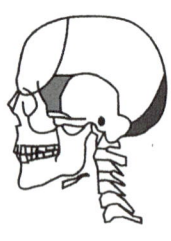 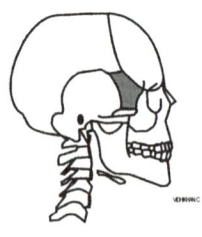

측면에서 플루이드 바디로 대략적인 64 바디 패턴을 보았다면 다음 신청자의 머리 위로 이동한다. SBJ란 '접형골 기저면'을 뜻한다. 그림에서 보는 것처럼 두개골 안에 유일한 디스크가 있는 장소인 접형골과 후두골이 만나는 기저면을 SBJ라고 부른다. 몸이 디스크를 부착한 곳은 하나같이 움직임이 많아 마모가 심할 수 있는 곳이다.

척추 사이사이에 들어 있는 쿠션 같은 디스크도 그렇고 우리 턱에 있는 디스크도 큰 움직임으로 쉽게 마모될 수 있어 충격 흡수제처럼 디스크를 넣어 놓았다. 머리뼈에서 유일하게 디스크가 있는 SBJ도 그만큼 움직임이 많다는 뜻인데 다양한 이유로 SBJ가 한쪽 방향을 선호하거나 뒤틀어진다면 두개골 전체는 물론 우리의 중심선까지 뒤틀어진다. 그 뒤틀림은 척추의 가장 아랫부분인 꼬리뼈에게까지 이어질 정도로 SBJ에 생기는 패턴은 그 파급 효과가 거의 핵폭탄 수준이다. 과장되게 말하면! 하여 SBJ 패턴 리딩은 매우 중요하다. 신청자의 머리에서 접형골과 후두골을 접촉하는 포지션으로 SBJ 패턴을 리딩하는데 패턴은 7가지다.

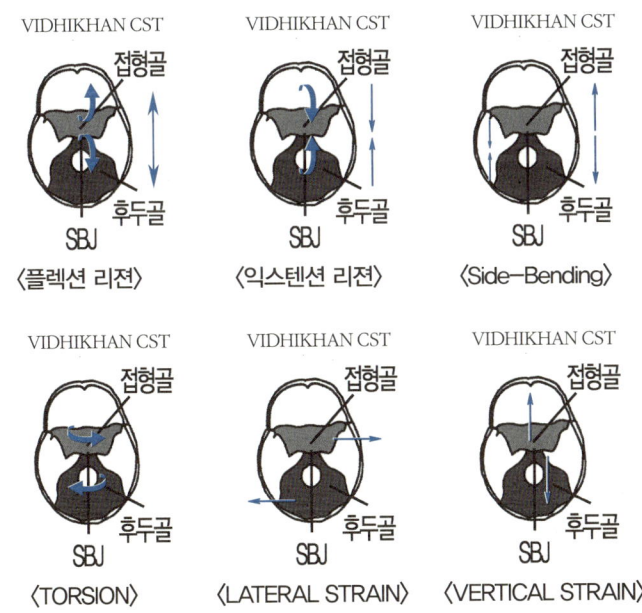

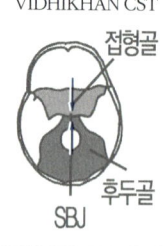

SBJ 패턴 리딩은 소마 단계에서도 가능하지만 나는 티슈 바디에서 리딩을 한다. 소마 단계에서 뼈들의 운동성과 티슈 바디에서의 뼈 티슈 운동성은 시간이 다르다. 소마 단계에서는 뼈의 정상적인 운동성 주기가 5초~10초/1cycle이라면 티슈 바디에서는 20초~28초/1cycle이다. 티슈 바디에서 훨씬 더 길게 표현되기 때문에 왜곡과 뒤틀림의 패턴이 더 섬세하게 보인다. 하여 나는 티슈 바디에서 SBJ 리딩을 더 선호한다. 전문가의 선호에 따라 소마나 티슈 바디에서 리딩을 하면 된다.

04 브레인 리딩

브레인 리딩은 2가지 방법으로 가능하다. 수료한 코스에 따라 리딩법도 달라진다. 뇌진법1를 수료한 전문가들은 주로 RTM 리딩을 하게 될 것이다. 뇌진법2를 수료하고 나면 뇌실 리딩이 가능해진다.

현재로선 대부분의 전문가들이 리딩 시 RTM 리딩을 하고 있다. 아직 뇌진법2 트레이닝을 실시한 적이 없는 터라 공식적으로 뇌실 리딩은 칸과 나만 가능하다. 하지만 노련한 비디칸 CST 전문가들께서는 뇌진법2를 수료하지 않았음에도 그간의 경험과 지속적인 연습을 통해 이미 방법을 통달하신 분들도 있을 듯하다. 워낙 감지가 뛰어나신 분들이 많아 가능할 듯도 하다. 브레인 리딩은 SBJ와 같은 포지션에서 시간차를 두고 리딩된다. 따로 브레인 리딩을 위한 포지션은 필요하지 않다. 브레인 리딩을 끝으로 리딩 세션은 마무리된다.

● RTM 리딩은 뇌를 4개의 방으로 나누는 뇌겸을 따라 순환하는 뇌척수액의 흐름을 통해 뇌의 형태와 상태 감지가 가능하다. 그림1에서처럼 소뇌를 좌우로 나누는 소뇌겸에 블록형과 울혈형이 보이면 소뇌 기능에 대한 관심을 기울여야 한다. 소뇌위축증의 경우 덴스형이 한쪽으로 심하게 형성되어 있는 것을 볼 수 있다. 그림2에서는 소뇌천막 좌측으로 제한 상태로 물들이 한쪽으로 쏠리고 있다. 또한 대뇌겸 중 사골에 부착된 지점에 제한이 있어 전두엽과 눈에 불편함이 가중.

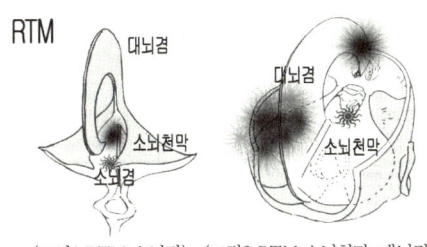

〈그림1.RTM:소뇌겸〉 〈그림2.RTM:소뇌천막, 대뇌겸〉

● 뇌실 리딩은 이미 머리형에서 자세히 소개하였다. 뇌실을 통과하는 물의 흐름을 통해 제4뇌실, 실비우스 수도관, 제3뇌실, 뇌하수체, 송과체, 외측뇌실, 편도체를 감지하여 패턴이 생긴 곳을 파악할 수 있다.

SBJ Dysfunction Pattern

SBJ, PATTERN	Dysfunction
Flexion Lesion	골반과 요추의 불안정성 근골격계의 일시적인 문제 발생 내분비계통의 장애, 재발되는 부비강염(sinusitis), 코알러지(nasal allergy)
Extension Lesion	두통, 편두통 내분비 문제가 적다
Side-Bending&Torsion	신경근골격계 통증 증후군: 두통, 내분비 장애, 시각 운동 장애(motor disturbance) 코와 상부 호흡기 알러지 악관절 장애 치아 부정 교합(dental malocclusion) 　-천골: 일차적 근원인 골반 또는 요통 문제 발생
SBJ Lateral Strain	무기력 상태 유발 두개천골계의 일차적인 문제: 외상의 결과 　-출생 과정에서의 외상 　-예전의 머리 외상 봉합 장애, 비정상적 경막 긴장 사시, 학습 장애, 독서 장애, 성격 장애, 뇌성 마비
SBJ Vertical Strain	심각하게 무기력하고 쇠약한 상태 외상에 의한 결과 심각한 두통, 성격 이상, 부비강염 내분비계의 심각한 장애 시각 문제 발생
SBJ Compression	우울증: 내성적 신경적 우울증 상태 (endogenous depressive neurotic condition) 좌골 신경통, 소아 자폐증, 알러지 상태의 잠재적 병인

비디칸 CST 리딩 세션 실전편 (브레인 리딩 제외)~

지금까지 여러분은 64 바디 패턴과 내가 포토샵으로 일일이 그려 넣은 바디 패턴 1에서 64까지 숫자 표식이 들어간 64개의 디자인들을 보았다. 거기에 비디칸 CST 전문가들이 주로 사용하는 리딩 방식까지 친절하게 안내하였으니 남은 것은 바로 실전뿐!

그렇다면 실제 CST 필드에서 벌어지고 있는 프로페셔널한 '리딩'은 어떻게 진행되고 있으며 또 어떤 점이 다를까. 실전에서는 64 바디 패턴처럼 알록달록 푸르고 빛나는 초록빛이 감도는 색깔은 없다. 단지 CST 리딩 세션 신청자가 잘 볼 수 있도록 색깔 있는 펜을 사용하는데 내가 주로 사용한 것은 '파란색'이다. 비디칸 CST 리딩 세션은 우선 이 전제에서 시작된다.

첫째. 리딩 세션은 신청자의 요청에 의해 전문가의 동의하여 이루어진다.
둘째. 리딩 방식과 리딩의 결과는 의학적 견해와 무관하다.
셋째. 리딩은 CST 관점에서 바라본 전문가 개인의 견해다.
넷째. 리딩은 신청자가 자신의 건강을 다른 시각으로 평가할 수 있는 도구로 사용할 수 있다.

'치유에 대한 확답'을 주지 않는 비디칸이기에 리딩 세션이 없다면 신청자의 신뢰를 형성할 기회가 없다. 양 발목에 살짝, 한쪽 어깨와 한쪽 무릎에 살포시, 마지막으로 머리에 댄 듯 만 듯 터치만 했을 뿐인데 리서치에서도 말하지 않았던 자신의 상태는 물론, 양의, 한의 어떤 필드에서도 원인을 찾지 못했던 몸의 구조를 마치 실제로 보는 듯 설명해 보이면 신청자는 나에 대한 최소한의 '신뢰'를 만든다. 그 신뢰는 아마도 이런 마음에서 나올 것이다.

'내 몸을 제법 아는구나…'

그리고 보니 CST 세션 프로그램 참가자들이 늘 하시는 말씀이 떠오른다.

"내 속이 이렇게 아픈 걸 아는 사람은 하나도 없어요. 겉은 멀쩡한데 속은 아니잖아요. 이게 뭐 검사를 해 봐도 다 정상이라는데…. 근데 나는 아프잖아요… 그래도 CST로는 설명이 되니까 나도 내가 왜 그런지 이해가 되요. 그리고 그게 감사해요. 내가 이런 상태일 수밖에 없는 걸 선생님은 이해를 하시잖아요. 이해해 주는 사람이 있다는 게 그게 되게 고마워요…"

모든 것에는 원인과 결과가 있다. 원인이 없는 증상은 없다. 찾지를 못했을 뿐! 원인이 보이면 그 사람이 보이고 지금의 모습이 이해된다. 원인이 해소되면 그 사람은 안 보이고 '딴사람'이 보인다. 새롭고 다시 맑은 모습으로 태어난 '딴사람!' 그걸 보는 게 CST의 또 다른 묘미다!!!

자, 지금부터 CST 리딩 세션의 실전편이다. 4가지 케이스를 통해 리딩 시 실제로 그려지는 챠트와 브리핑 내용을 살짝 엿볼 수 있다.

케이스 1

오른쪽 발목을 삐었거나 다친 적이 있는 경우 여전히 그때의 긴장이 존재하고 있는 상태. 그래서 주로 오른쪽 다리 안쪽으로 힘을 지탱하는 구조. 천골 오른쪽 L5 하부쪽으로 덴스형의 이널시아가 보이고 이것은 아마도 몸을 왼쪽으로 기울게 하는 보상 패턴에서 일어나는 것으로 보인다.

척추 주변 근육이 과도하게 중심부에서 긴장되어 있고 횡경막 아래 중심부에서 물의 회오리형이 보인다. 이것은 주로 신청자가 과도한 컴퓨터 사용으로 몸이 전자파를 제대로 해소하지 못해 생기는 경우가 대부분. 덕분에 몸이 더욱 왼쪽으로 기울어지는 패턴. 가슴에서 심한 울혈이 보이고 무엇인가에 몹시 놀란 듯, 분노하듯 여전히 가슴께 전체가 강한 울혈 현상으로 긴장감이 고조되어 있다. 하강형_가슴 패턴이다(현재).

오른쪽 어깨에서 대각선 형태로 긴장의 선이 왼쪽 경추 하부와 두개저까지 이어져 목 긴장과 어깨 긴장이 과도하다. 전체적으로 하강형_가슴 패턴으로 중심부가 왼쪽으로 회전하려는 성향

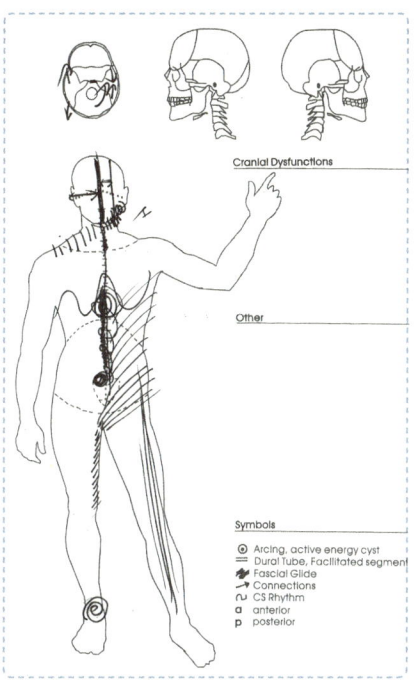

을 보인다. 동시에 중심부에 회오리형이 형성되어 있어 쉽게 긴장을 풀지 못한다. 현재 보이는 SBJ 패턴은 오른쪽 사이드 밴딩이면서 왼쪽 톨션인 복합 패턴.

케이스 2

오른쪽 다리 내측 근육에 주로 힘을 주는 패턴. 천골 하부와 상부에 강한 덴스형 이널시아가 보이고 오른쪽으로 회전되어 있다. 가슴 중심부 전체 라인이 강하게 긴장되어 있으며 가슴 중앙에서 약간 왼쪽으로 모든 티슈들이 짜악 몰려들면서 수축 현상이 보인다. 하강형_심장 패턴이다(현재).

수축 상태가 심하여 리딩 후 신청자에게 병원에 가서 심장 검사받을

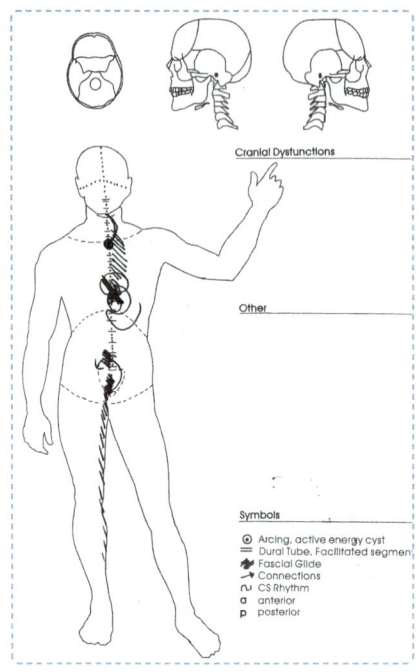

것을 권해야 할 것 같다. 이 정도의 티슈 긴장인 경우 대부분 관상동맥이나 협심증 등의 심장 관련 진단을 받는 경우가 많았다. C7에 심한 정체 현상이 보이며 경추 라인이 왼쪽으로 휘어져 돌아 몸이 오른쪽을 선호하는 패턴이 생긴다. 몸 전체가 오른쪽으로 강한 긴장감이 형성되어 있다. SBJ 패턴은 체크하지 않았다. A0(경추1-후두골) 주변의 근육의 과도한 긴장, 특히 좌측 긴장이 몹시 심하고 울혈 현상. 경추 1번의 톨션Torsion. 좌측 소뇌천막의 과도 긴장과 스트레인.

케이스 3

TMJ 관련 리딩 상담 세션이었던 것으로 기억된다. 티슈 리딩 시 다리 하부 오른쪽 내측 근육에 상당한 긴장이 형성되어 있다. 많은 여성들에게서 보이는 패턴.

오른쪽 골반과 왼쪽 위장이 서로 이널시아로 연결되어 있다. 명치에서부터 상방으로 덴스형의 긴장 덩어리가 중심 라인에 놓여 있고 물이 회전하여 상승형_회전형 패턴을 보인다. 이런 경우 몸이 왼쪽으로 돌아가는 듯한 느낌을 받게 된다. 경추에서 오른쪽으로 왜곡되며 보상 패턴이 보인다. 경추 오른쪽 근육(특히 흉쇄유돌근)과 오른쪽 어깨의 긴장이 하나로 강하게 연결되어 있다.

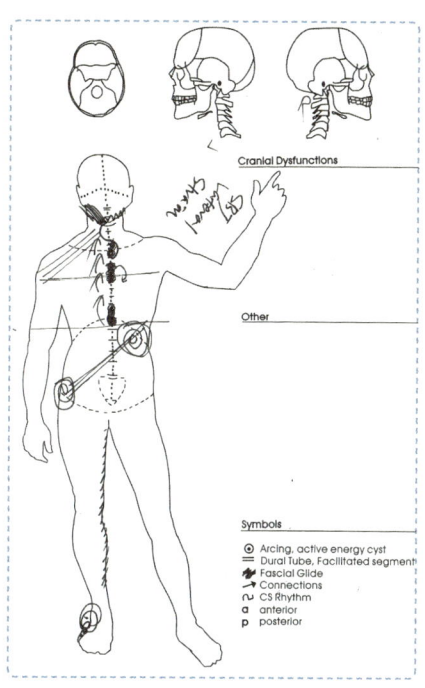

몸 전체를 보면 가슴 중심 라인은 꽉 막힌 듯 중앙부에서 긴장이 응축되어 있어 가슴이 답답하고 좌-우측으로 몸이 지그재그를 그리며 긴장의 패턴을 형성하고 있어 정중앙으로 균형을 잡기가 힘든 상태. 상승형이다 보니 몸이 늘 긴장되어 있고 이완과 휴식이 힘든 상태이며 턱 문제로 씹기가 힘들다 보니 자연 소화 기능도 떨어지며 잠이 깊지 않아 충전이 안되서 체력이 현저하게 떨어진다.

몸이 재충전이 안되는 시스템이 구축되면 회복하는데도 시간이 걸리지만 마음 또한 몸의 구조처럼 지그재그처럼 흔들려 쉽게 '신뢰'를 형성하기 힘들다. 그래서 뭔가에 미친 듯이 집중하려는 성향이 생길 수도 있다. 불안해서… 충전이 안되면 우리 몸과 마음은 언제나 불안해진다.

케이스 4

오른쪽 발목에 이널시아가 보인다. 오른쪽 정강이 상부와 허벅지 하부 외측 근육 긴장이 나타나고 있고 오른쪽 무릎 안쪽에 심하게 힘을 주면서 허벅지 안쪽 근육을 주로 사용하는 패턴. 오른쪽 골반과 천골 상부가 서로 연결되어 긴장을 서로 주고받고 있으며 천골이 오른쪽 톨션.

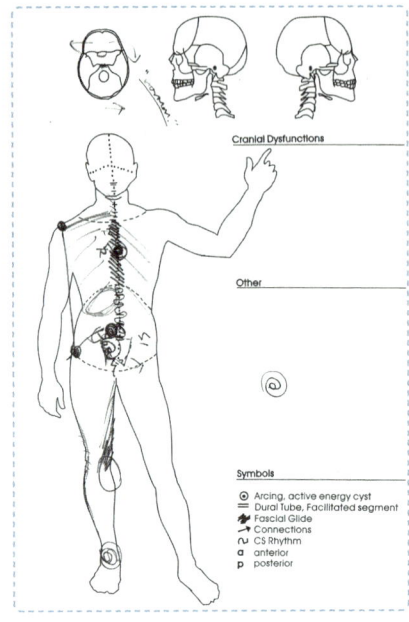

이런 구조에서는 몸 하부가 주로 한쪽을 심하게 선호하다 보니 많이 사용되는 쪽에 긴장이 집중적으로 배분될 수 있다.

명치에서 천골 상부까지 중심부의 물의 흐름이 매끄럽지 않고 울렁거리면서 몹시 불안정한 상태. 간이 흥분한 상태로 쉽게 긴장을 해소하기 힘든 패턴. 숨겨진 분노가 간에 저장된 케이스로 보임. 명치에서부터 흉추 1번까지 과도한 중심부의 긴장 상태가 나란히 나열되면서 가슴께 전체의 긴장을 형성하고 있다. 중단전에 해당하는 흉추 5번에서 덴스형의 긴장 덩어리가 보이나 티슈들이 심장을 향한 방향성은 아직 보이지 않는다. 오른쪽 어깨와 오른쪽 골반이 서로 긴장의 커플링을 형성.

SBJ 패턴은 왼쪽 라터럴 스트레인과 오른쪽 로테이션 패턴. 장기간 지속된 해소되지 않는 한 가지 스트레스로 인해 만들어진 패턴으로 보인다. 겉으로 드러나지 않는 자신만이 아는 불편함이 야기될 수 있다. 우울증이나 불안증이 드러날 수 있으며 쉽게 이완하기 힘든 패턴.

* 신청자의 이름은 비밀 유지를 위해 밝힐 수는 없으며 책에 소개할 수 있도록 도움을 주신 점 진심으로 감사드린다. 패턴은 비슷해도 실제로 나타나는 증상은 개인마다 다르다. 하여 리딩은 매번 패턴에 얽매이지 않고 새롭게 시작!

치유의 효율성

세션을 할 때 가장 중요한 것이 무엇이냐고 묻는다면 나는 두말 없이 '효율성'이라고 말하겠다. 효율성이 무엇인가. 최소의 노력으로 최대의 효과를 얻는 것! 경제학의 핵심일 수 있는 '효율성'은 내가 경제학과를 전공한 배경도 있긴 하지만 효율성에 대한 매력은 삶을 살아오면서 지극히 자연스럽게 다가온 것이다.

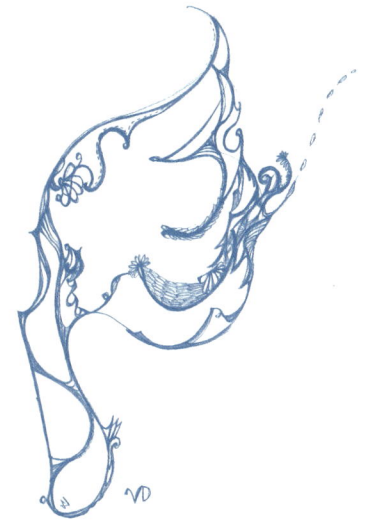

무슨 일을 해도 '효율성'이 나는 제일 중요하다. 세션 프로그램도 마찬가지다. 나는 매 세션 때마다 참가자의 발이나 측면에 앉아 한 손은 어깨에 다른 한 손은 무릎에 놓는 피에타 포지션 포지션에서 기본적인 리딩을 한 후 세션 디자인을 즉흥적으로 즉각적으로 한다. 이때 가장 중요한 것이 바로 '효율성'이다. 어떤 테크닉이 지금 현재 이 시스템에서 가장 효율적으로 치유력을 되찾는 데 도움이 될까. 효율성은 최소의 테크닉으로 최대의 치유 효과를 얻기 위함이다. 이것이 내 세션에서의 핵심이다.

테크닉을 많이 사용할 필요가 없다. 정해진 시간에 몇 개의 테크닉으로 치유력을 이끌어 내는 것! 효율성이다.. 치유의 효율성을 높이기 위해 나는 참가자들에게 다양한 것들을 권하고 요청한다.

(도움이 되는 것들을 찾기 위해 나는 이것저것 좋다는 것을 먹어 보기도 하고 다른 종류의 세션을 받아 보기도 하고 많은 종류의 테라피 교

육-칸과 내가 받은 교육 프로그램 수료증을 나열하면 방 3개도 모자랄 정도다-도 받으면서 다양한 방책들을 염탐하였다. 역시 무엇이 목적이건 간에 배우고 탐구하고 경험하는 것은 즐거운 일이다.)

예를 들어 참가자의 근육이 단단하게 뭉쳐 있으면 차라리 소마 차원에서 지압이나 마사지 등을 통해 근육을 푸는 것이 더 효율적일 때가 있다. CST는 근육을 직접 풀기보단 근육이 가진 고유의 CRI 운동성을 가동시키거나 근육 티슈 사이사이에 물이 스며들도록 도와줄 수는 있다.

하지만 가장 효율적인 것은 직접 푸는 것이다. 직접 풀고 난 다음 CST를 하면 안팎으로 풀려 몸이 더욱 빨리 균형을 잡고 통증을 완화시킨다. 그런 것을 괜히 CST만으로 해 보겠다고 고집 피울 필요는 없다. 세상에는 쓰라고 나온 다양한 치유법들이 있으니 잘 활용해서 내가 진행하는 CST 세션 프로그램의 효율성을 높일 수 있다면 나는 과감히 선택해서 권한다.

약도 마찬가지다. '약'은 무엇인가. 우리 몸이 스스로 치유할 수 없을 때 약이 몸이 해야 할 일을 대신하게 된다. 그 틈에 몸은 충분히 쉬게 되고 다시 자연 치유력을 회복할 수 있게 된다. 문제가 되는 것은 약의 상용과 과용에 있지 '약' 자체에 있는 것은 아니다. 시기적절하게 사용하면 약은 '약'이 된다. 이 필드에 있다 보면 '약'에 대한 인식이 거의 혐오 수준이다. 그래서 자연 요법을 좋아하시고 선호하시는 분들도 약에 대한 거부감이 심하고 약 먹는 것에 죄책감까지 느끼는 것 같다. 하지만 위에서도 언급하였다시피 약을 적당히 사용하는 것은 말 그대로 '약'이 된다. 물론 나도 약의 부작용과 독성을 누구보다 잘 알고 있다. 그렇다고 무조건 거부하고 혐오할 일이 아니다.

시기적절하게 사용하면 치유의 효율성이 높아질 수 있다. 내가 CST

세션 프로그램을 진행하면서 약을 권하게 될 때는 '잠을 못 잘 정도의 통증'이 지속적으로 일어날 때이다. 잠을 방해하지 않는 범위 내에서의 통증과 불편함은 약을 권할 필요가 없다. 몸이 충분히 이겨 낼 수 있는 힘을 가지고 있기 때문이다. 하지만 잠을 못 이룰 정도의 고통은 차라리 약을 먹고 잠을 충분히 자는 것이 오히려 건강 시스템에 도움이 되는 것을 많이 보았다.

치통을 앓고 있던 참가자를 예를 들어 보자. 한 참가자가 치통을 앓고 있다는 말씀을 안 하시고 세션 프로그램에 참가하셨는데 난데없이 목, 턱, 머릿속까지 얼마나 긴장이 심한지 큰일이라도 난 줄 알았다. 몸 전체가 바싹 긴장을 한 채 좀처럼 이완 상태로 들어가지 못하고 세션 내내 긴장 풀렸다 다시 긴장하기를 반복해서 결국 내가 물었다.

"무슨 일이 있으셨어요?"

참가자는 약간의 고통이 뒤섞인 어투로 대답하셨다.

"치통 때문에 한숨도 못 잤어요."

이렇게 긴장된 시스템이 과연 치통을 자연스럽게 치유할 수 있을까. 나는 참가자의 현재 상태로는 자연스럽게 치유되기까지 시간이 많이 걸릴 것 같고 이 상태라면 또 며칠 잠을 못 잘 텐데 잠을 못 잘 정도의 통증이라면 차라리 '진통제'를 처방받아 복용하시는 것이 어떠냐고 물었다. 참가자는 반색을 하며 묻는다.

"진통제 같은 거 먹어도 돼요?"

진통제는 이럴 때 먹는 거 아닌가… 자연 치유를 해 보겠다고 몇 날 며칠을 참으셨다는 참가자께서는 내 의견을 받아들여 진통제 처방을 받아 드신 후 잠을 잘 주무셨다고 한다. 며칠 후 시스템을 살펴보니 비록 진통제의 도움을 받았으나 시스템은 잠을 잘 잔 덕에 충분히 안정되어 있었고 이 정도의 힘이라면 나머지는 자연 치유력으로 충분할 것 같았다. 참가자께서도 이미 진통제를 드시지 않은 상태였다. 이런 경우 '약'은 내 세션의 효율성을 높혀 준 것이다.

　무조건 약이라고 거부할 필요도 없고 무조건 '좋은 것'이라고 받아들여선 안된다. 가장 중요한 것은 치유의 효율성이다. 아무리 산삼을 먹는다 해도 그 효력이 2주밖에 가지 않는다면 치유의 효율성은 떨어지는 것이다. 설탕물이라도 지금의 증상을 호전시킬 수 있다면 치유의 효율성은 매우 크다 할 수 있다. 치유를 효율적으로 취하기 위해 전문가들은 다양한 분야를 섭렵하여 참가자들이 적재적소에 사용할 수 있도록 도와야 한다. 그러려면 우리 같은 사람들은 부지런히 뛰어야 한다.호기심을 멈추지 말고 다양한 쟝르를 탐험하면서 치유의 효율성을 높힐 수 있는 많은 것들을 접해 보아야한다. 혹시 참가자들에게 요가가 도움이 될까 나는 지금 요가 티쳐 코스에 참가 중이다. 요가 선생을 하려는 것이 목적은 아니고 요가의 메커니즘이 궁금해서 그리고 요가를 통해 소마를 재정렬했을 때 어느 정도의 교정 효과와 지속력이 있는지 궁금해서다. 지금은 처음 목적했던 것들은 사라지고 요가가 재미있어서 즐길 뿐!

　몸은 참으로 많은 다양한 것을 원한다. CST라는 메인 요리에 사이드 디쉬 몇 가지만 있으면 치유 성찬을 벌릴 수 있을 거다! 치유 성찬의 효율적인 상차림을 위해 칸과 나는 계속해서 우리를 이끄는 다양한 방식으로 나아가고 있다.

　즐겁고 기쁜 마음으로…

비디칸의 새로운 식구가 되다
서초 율란 센터

대표 박준아

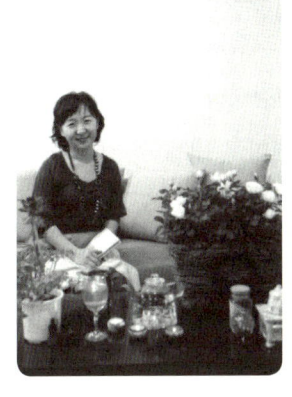

　　19층의 높은 곳에 위치한 비디칸CST 서초 율란 센터… 비 오는 날이면 온통 비구름 사이로 보이는 산들과 창문 밖으로 보이는 화단에 식물들이 물기를 듬뿍 머금고 씩씩하게 자라고 있는 모습이 보인다. 센터를 오픈하면서 한 달 넘도록 서울 시내에서 시야가 넓고 환기가 잘될 수 있는 장소를 보러 다녔다. CST세션 특히 뇌진법 차원의 세션을 하는 분들은 이해할 것이다. 세션 장소가 얼마나 중요한지를… ^^ 사방에 산이 보이는 곳이면 좋겠다는 일념하에 번화한 서울시내 한복판에서 여기저기 건물들을 찾아다녔다. 다행히도 시야가 탁 트여 우면산과 청계산이 넓게 보이는 곳에서 세션을 시작하게 되었다. 글을 쓰고 있는 지금도 장맛비가 줄기차게 내리고 있다. 창문 넘어 산들은 먹구름 사이로 신비스러운 모습을 보여 주고 있다. 문득 '나는 참 운이 좋은 사람이다. 나는 참 행복한 사람'이라는 생각이 든다. 왜냐하면 CST를 만났고 CST와 평생 함께할 테니깐~~~ ^^

　　바디웍(Bodywork)에 관련된 공부를 시작한 96년부터 참으로 다양한 세션들을 배웠으며, 수없는 세션들을 해 왔다. 스웨디쉬 마사지, 림

프드레나쥐, 아로마테라피, 아로마인사이트카드, 경락, 장기氣마사지, 근막이완요법, 발반사요법, 스포츠마사지, 중국추나요법, 카이로프락틱 등 개별적으로 다 좋은 요법들이지만 요법들을 배우면서도 늘 무언가 허전하다는 느낌을 받아 왔었다. 많은 고객들을 세션하면서 느끼는 것이 신체의 문제가 곧 심리의 문제와 반드시 연결되어 있으며, 함께 해소되어야 한다는 것이다. 그래서 대학원에서는 심리치료를 전공하면서 다양한 심리요법들을 배워 나갔다. NLP(신경언어프로그램), 최면요법, 전생퇴행요법, 시간선치료, 애니어그램, MBSR(마음챙김명상), 미술치료, 음악치료, 요가철학 등을 배우면서도 무언가 내가 원하고 내게 꼭 알맞은 요법이 더 있을 것 같다는 생각을 해 왔었다.

우연히 대학원 타 전공 수업 중에 두개천골요법 강좌를 발견하고 수강신청을 하고 1년 정도 수업을 듣게 되었다. 수업을 들으면서 내가 평생을 함께할 수 있는 요법을 찾았다는 확신이 들었다. 인터넷과 서점을 돌면서 두개천골요법의 전문가를 찾아보다가 비디칸 선생님의 책을 발견하고 읽어 가면서 정말로 큰 감동을 받았다. 서점에서 '두뇌 속에 담긴 신들의 치유플랜, CST'이라는 비디칸 선생님의 책을 사서 한적한 커피숍에서 몇 시간 동안 감동과 전율을 느끼면서 읽었던 기억이 아직도 선명하다. 깊이 잠자고 있던 나의 내면의 엄청난 떨림이 느껴졌고 그 떨림이 평생 동안 유지될 것 같다는 직감이 들었다. 그렇게 인연이 되어서 비디칸 CST 아카데미에서 공부를 하게 되었으며, 과감하게 비디칸 CST 아카데미 서초 율란 센터를 오픈하였다.

CST세션을 하면서부터 모든 사물을 바라보는 관점이 달라지기 시작했다. 요즘에 센터 옆 화단에 토마토, 고추, 바질, 로즈마리, 라벤다, 장미 등을 키우고 있는데, 이 식물친구들을 바라보면서도 CST적 관점의 생각들이 꼬리에 꼬리를 물고 떠올라 나도 모르게 미소 짓게 된다. 토마토 잎들이 자라는 모습이 너무 예쁘고 신기해서 새순을 골라 주는 것도 잊고 있었다. 토마토 잎들은 무성해지는데 노란색 토마토 꽃이 열매 맺지 않고 그대로 시들어 떨어지는 것이 아닌가... 벌들이 19층까지 못 올라와서 그런가 아니면 흙에 영양분이 모자라서 그런가 별 생각을 다해보다가 무성히 자라나는 새순들을 보면서 너무 많은 가지 때문에 열매 맺을 만한 영양분이 모이지 못한다는 것을 알아차렸다. 과감히 여린 새순들을 정리해 주고 나니 귀여운 방울토마토가 올망졸망 달리기 시작했다. 사람 또한 식물과 마찬가지지 않을까 생각해 본다. 너무 많은 신체적 부정적 패턴, 즉 골격의 틀어짐이나 근육의 경직, 그리고 해결되지 못하고 쌓아 놓고 있는 과거의 기억들과 많은 생각들이 온전히 그 사람이 가지고 있는 파워풀한 생명력을 발휘하지 못하게 하고 있지는 않을까~!

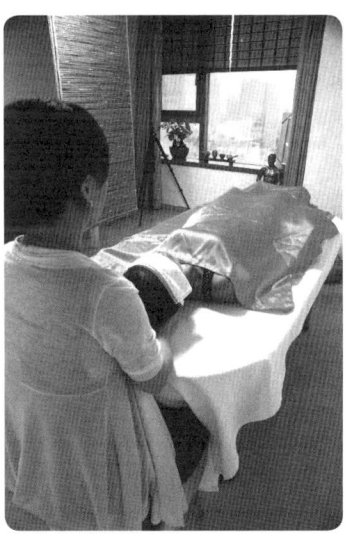

CST은 이러한 부정적 패턴을 고객 스스로 가지치기를 할 수 있게 멀리서 바라보아 주고 지지해 줌으로써 고객이 가지고 있는 다양한 패턴이 사라지게 도와주고 근원적인 파워풀한 생명력을 가지고 활기차게 삶을 살아가게 도와주는 요법이지 않을까라는 생각이 든다. 세션을 거듭하면서 고객들은 본인도 모르게 지니고 있던 과거의 부정적 기억들을 떠올리고 그것으로 인

한 몸의 다양한 패턴과 심리적 패턴을 인정하고 지워 냄으로써 몸과 마음의 건강을 되찾게 된다.

요즘 고객들을 바라보면서 떠오르는 문장이 하나 있다. '세상에서 가장 어려운 것이 몸에 힘을 빼는 일이다.'라는 문장이 그냥 두둥실 떠오른다. 힘을 뺀다는 의미는 기운을 뺀다는 의미와는 전혀 다른 완전한 릴렉스 상태가 된다는 뜻이다. 현대의 복잡하고 경쟁적인 삶 속에서 우리는 남들보다 빨리 성공하기 위해서, 남들보다 뒤쳐지기 싫어서, 좋은 대학에 가기 위해서 등등 잔뜩 온몸에 힘을 주고 100m달리기 하듯 앞만 보며 달리고 있다. 이러다 보니깐 온몸의 근육과 관절에 힘이 들어가고 그로 인해 경직된 근육과 뻣뻣해진 관절상태가 된다.

이런 상태가 유지되다 보면 하복부로 충분히 내려가던 호흡은 점점 짧아져 가고 늘 열에 들뜬 것처럼 상체에 열감을 느끼게 된다. 머리 쪽에 열감이 있다 보면 직관력은 점점 사라지고 더욱 조급해지고 강박적인 성향이 나타나고 불면증세, 우울감, 무기력증, 탈모증세 등이 나타나게 된다. 또한 호흡이 짧아지면 말초순환이 약해서 손과 발은 점점 더 차가워지고 면역력이 떨어지게 된다. 이렇듯 제대로 이완하지 못하므로 연쇄적으로 무너지는 우리의 몸과 마음을 볼 수 있을 것이다. CST세션은 이렇듯 오랜 기간 동안 이완하지 못하고 늘 촉을 세우고 있는 현대인들에게 아주 적합한 세션일 것이다. 늘 경직된 분들을 세션하다 보면 정말 몇 년 만에 숙면을 취했다거나 몸이 완전 릴렉스 되는 경험을 했다는 이야기를 자주 듣게 된다. 또한 세션을 마치고 나면 아주 차분해지고 안정된 고객의 물기가 가득 찬 촉촉한 모습을 바라보면서 흐뭇한 미소를 짓게 된다.

이렇듯 완전한 이완을 유도하는 CST세션 전문가라면 더더욱 자기 자신의 이완이 필수 전제조건일 것은 당연하다. 집착을 놓아 버리면 무(無)가 되고 무(無)가 된 후에야 우리는 비로소 깨달음을 얻을 수 있다는 말처럼 CST세션을 하면서 고객을 내가 다 치유하겠다는 욕심과 집착을 버리고(let go) 중요성을 내려놓고 이완된 상태에서 최고의 효과를 발휘할 수 있다는 것이다. 그래서 고객에게 최선을 다하려면 늘 제로의 상태가 되도록 몸과 마음을 비워 내고 정화해 나가는 작업을 멈추지 말아야 한다는 책임감을 느끼게 된다. 하루하루 고객들을 세션하면서 더욱더 정화되고 깨어나게 되는 나를 느낀다. 그래서 내게 세션 받는 고객들께 늘 감사하다.

물에서
태어나는 CST!

물에서 태어나는 CST | 우리 몸은 물에서 태어나 물로 만들어진다! | 다차원적 홀로그램으로 보는 몸 | 전자파의 위협: 핸드폰–컴퓨터 –이어폰 삼형제의 역습

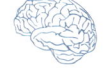

VIDHIKHAN CST
64 FLUIDBODY

01

물에서 태어나는 CST

　제2장에서는 새로운 시도를 해 볼 생각이다. 예기치 못한 이야기일 수도 있지만 이미 CST 바이오다이나믹스 필드에서나 업레저의 매카닉 방식에서도 다루었던 것들이다. 내 능력이 그것을 표현하는 데 다다르지 않아 미처 나오지 못했던 스토리들이다. 아직도 내가 경험하고 느낀 만큼 표현이 제대로 되지는 않지만 시도를 해 보려 한다. 빛이나 파동, 전자기장, 홀로그램 같은 단어들이 나온다. 이미 많이 들었던 단어들이지만 이 단어로 CST를 설명한다는 것이 몹시 도전적으로 느껴진다. 이 단어들이 여러분께 CST를 이해하는 데 벽으로 작용하지 않았음 한다. 호기심을 지니고 계속 세션을 하다 보니 어느덧 해답이 내 안으로 들어와 이렇게 기회를 갖게 되었다. 내 경험이 여러분에게 CST를 새롭게 바라볼 수 있는 기회가 되었음 한다. 늘상 느끼면서도 제대로 말하지 못했던 몸에 대한 다양한 시각을 이젠 툭 펼쳐서 얘기하고프다. 지금부터 펼쳐질 글들의 일부분은 CST 바이오다이나믹 콘셉트의 원서들에서도 내용

을 어렵지 않게 찾아볼 수 있으며 나는 그 내용들이 책 속의 글로만 머물 것이 아니라 내 손의 경험을 통해 살아 움직이는, 숨 쉬는 생명력을 가졌으면 한다. 또한 대부분 설명되는 내용들은 내가 이해하는 방식으로, 그동안 차곡차곡 쌓은 경험의 토대 위에 나의 언어로 풀어낸 것이니만큼 양자역학이나 바이오피직스, 생체화학, 전자기장 분야를 전공하신 분들께는 다소 어색하고 어눌할 수도 있어 민폐 끼치는 일이 될까 조금 염려스럽다.

하지만 이 정도 수준이나마 몸을 통해 이해한 것에 대해 깊이 감사하며 부끄러운 단어들을 과감히 나열해 보았다. 물론 전통적인 CST 바이오다이나믹 콘셉트에 그 어떤 것도 위배되지 않은 채 나의 언어로 풀어낼 것이다. 17년을 하면서도 아직도 그리 특별한 경지에 오르진 못했지만 그래도 조금은 알아지는 것들이 있어 여러분과 공유하고픈 마음이 생긴다. 30년 정도 하고 나면 '이제 좀 CST를 알 것 같다!'라는 소릴 할 수 있을 것 같다. 아직도 갈 길이 멀지만 그래도 지금까지 걸어온 길 위에서 나는 상상도 못할 즐거움과 기쁨을 만났으며 또 여전히 만나고 있어 행복하다.

생명에 대한 새로운 시각, CST로 바라보면 더욱 신기하고 경이롭다.

02

우리 몸은 물에서 태어나 물로 만들어진다!

자궁 안은 온통 빛이다. 우리는 빛으로 가득 찬 세상 자궁 속에서 처음 잉태된다. 막 잉태된 수정란을 들여다보면 '물'로 가득 찬 물공이다. 물로 가득 찬 물공, 수정란에서 '나'라는 '인간'이 9개월간 서서히 만들어진다. 여기서 우리가 관심 있게 보아야 할 부분이 바로 수정란을 가득 채우고 있는 '물'이다. 어떻게 물에서 모든 것이 만들어졌을까…

물속에서 뇌가 만들어지고 심장이 만들어졌고 나의 간과 신장, 팔, 다리가 만들어졌다. 물은 마법 상자인가 보다. 뇌를 만들고 싶으면 뇌를 만드는 데 필요한 재료를 물속에서 뚝딱 가져오고 심장을 만들고 싶으면 심장 만들 재료를 손쉽게 물속에서 얻어 그럴싸하게 만들어 낸다. 참으로 신기한 일이다…

물은 마치 사이바바 같다. 우물에 물을 채우거나 과자나 음식을 마법처럼 만들어 내었던 인도의 성자 사티야 사이바바. 물질세계에서는 일어날 것 같지 않은 일들이 눈앞에서 벌어지는 진귀한 광경에 신이라 불리기도 했지만 눈속임이라며 그의 마법 같은 행위는 평가절하되기도 하였다. 하지만 확실한 것은 마음먹은 것은 어떤 것이든 그것이 보석이든 음식이든 눈앞에서 바로 펼쳐지게 하는 그의 능력이다. 목걸이라고 마음을 먹으면 목걸이가 사이바바의 손 안에 있다. 원하는 것은 무엇이든 맘을 먹으면 바로 사이바바에게로 왔다. 물건의 순간 이동 능력이다, 눈속임이라는 등 말이 참 많았지만 그의 마법 같은 행동은 끝도 없는 선물을 받을 수 있었던 그의 추종자들에겐 행복이고 기쁨이었다. 수정란의 '사이바바와 같은 매직술'도 나를 기쁘게 해 준다. 왜냐하면 수정란의 물 성분이라면 우리는 언제든지 다시 태어날 수 있기 때문이다.

필요한 것은 모두 물속에 있다. 수정란이 손짓만 하면 필요한 것은 언제든 만들어지고 현실 속에 재현된다. 우리 몸에는 아직도 수정란 당시의 물 성분을 그대로 간직하고 있다. 수정란을 가득 채우고 있는 물을 '뇌수'라고 부르는 것을 보면 뇌척수액이 그 맥을 잇고 있음에 틀림이 없다. 우리 몸의 기관들을 결합해 주고 지지해 주는 결합 조직 중의 하나인 콜라겐 섬유를 봐도 알 수 있다. 콜라겐 속 텅 빈 공간 안에 뇌척수액 성분과 똑같은 물이 가득 채워져 있다. 우리 몸은 매우 섬세하게 결결이 뇌척수액 성분으로 가득 차 있는 것이다.

그것으로 충분하다. 우리는 다시 태어날 재료를 여전히 내 몸 안에 충분히 가지고 있다. 이 재료로 우리 몸은 수정란 때처럼 신기에 가까운 솜씨로 필요한 것들을 만들어 낼 것이다. 수정란이 물을 재료로 '인간'을 조형하는 모습을 보면 마치 동그란 호빵이 숨을 쉬는 것처럼 동그랗게 부풀었다 길쭉해졌다를 반복한다.

CST에서는 이 반복적인 수정란의 창조행위를 마치 생명을 물에 불어넣는 호흡 같다고 해서 '생명의 호흡'이라 명명했다. 물을 재료로 수정란이 생명력을 호흡처럼 불어넣으면 '인간'이 만들어진다. 우리도 그때의 재료를 사용해서 수정란이 했던 것처럼 생명을 불어넣어 주면 될 것이다. 필요한 것에 '신호'를 주면 된다. 하느님께서 진흙으로 만드셨던 인간의 형상에 입김을 '훅'하고 불어넣어 준 것처럼 우리도 '생명력'이 필요한 것에 생명의 호흡을 불어넣어 줄 수 있다. 생명의 호흡이 존재하는 한 우리는 언제나 싱싱하게 물을 머금은 생명력을 가지고 영원히 늙지 않는 삶을 살 수 있지 않을까. 늙지 않는 삶의 비밀은 바로 수정란 때부터 시작된 '생명의 호흡' 속에 있다.

01 수정란, 생명을 호흡하다!

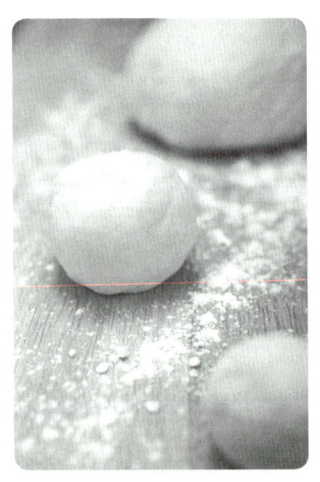

수타 자장면 집을 가 보면 우리는 우아하면서도 힘있는 수타면 대가들의 반죽 솜씨를 구경할 수 있다. 처음에는 몇 가닥 되지 않던 반죽이 나중에는 수천 갈래의 면으로 탄생한다. 그저 반죽 덩어리를 쳐 대고 늘리고 한 것밖에 뭐 그리 특별한 행위는 볼 수 없었는데 언제 그렇게 수천 가닥, 수만 가닥이 생겨난 걸까.

비밀은 그렇게 멀리 있지 않다. 바로 '쳐대고 늘리는' 반죽의 힘에 있다. 동그란 도를 바닥에 쳐서 동그라면서 납작하게 만드는 확장력, 그리고 길게 늘리는 신장력 두 가지 반죽의 힘이 대가의 손에서 절묘하게 만나 교차되면 그저 동그란 도에서 기다랗고 탄력적인 수타면이 만들어진다.

수정란도 마찬가지다.

동글동글 빚어진 '도'처럼 수정란도 대가의 손길이 닿으면 빚어진다. 수정란을 빚는 대가의 손은 수정란 중심선을 위아래로 훑어 내리면서 수정란을 조물거리며 반죽해서 인간의 형태로 만들어 간다. 빛처럼 섬세한 손놀림 때문에 제대로 볼 수는 없지만 어느덧 수정란에서 '인간'이 피어오른다. 100% 물 상태에서 '인간'이 조형된다. 이 손놀림이 바로 생명을 빚는 반죽의 힘 '생명의 호흡'이다. 수정란 때 시작된 최초의 숨,생명의 호흡이 우리의 생명이 다하는 그날까지 철저한 AS 정신으로 끝까지 우리와 함께 한다. 마 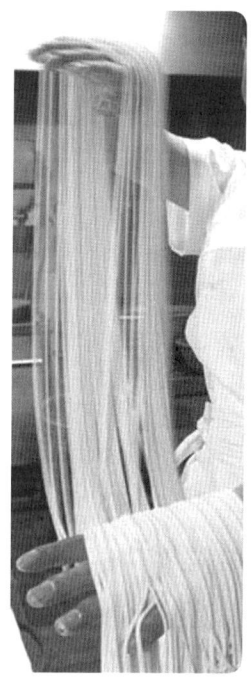 치 내 속에 살아 숨 쉬는 또 다른 내가 있는 것처럼 나를 보호해 주고 내 생명을 유지시켜 주며 '치유의 방법'을 잊을 때마다 꿈결처럼 다시 내게 방법을 알려 준다.

생명의 호흡도 수타면을 만드는 두 가지 힘처럼 두 가지 방식의 힘이 작용한다. 확장력과 신장력이 그것이다. CST에서는 이 두 가지 방식의 운동성에 '오리지널 인헐레이션(확장력)'과 '오리지널 엑설레이션(신장력)'이라는 다소 복잡하고 길어 보이는 이름을 붙여 놓았다(이 운동성에 대해서는 이미 제1장에서 소개한바 있다). 이 단어들을 한국어로 번역해서 부르면 더 쉬울 수 있다. 엑설레이션은 '내뱉다'이고 인헐레이션은 말 그대로 '들이마시다'이다. 말 그대로 '호흡'이다. '오리지널'이라는 단어를 붙인 것은 수정란 때 시작된 생명의 호흡이 3번째 우주,물결의 몸

레벨이기 때문이다. 플루이드 바디 레벨에서는 간단하게 오리지널을 뺀 '엑셜레이션과 인헐레이션'으로 부른다. 전문가들이 쉬운 한국말을 두고 영어를 그대로 쓰는 것은 자칫 공기 호흡과 의미를 혼돈할 수 있어서다. 운동성이 일어날 때 우리 몸 전체가 눈으로 볼 수 없지만 첨단기계로 측정은 어느 정도 가능한 수준으로 확장이 되고 길어진다(대부분 티슈 바디의 마이크론 단위 수준까지 측정 가능하다). 실제로 손으로 감지해 보면 눈으로 볼 수 없을 정도로 미미한 이 움직임이 거대하게 느껴진다. 거대함에 대한 스케일은 CST 전문가들의 경험과 비례하고 비례되는 크기만큼 감지에 대한 즐거움도 함께 온다. 공기를 들이마신 폐가 확장이 되었다가 공기가 빠져나가면 공기 빠진 풍선마냥 줄어드는 것처럼 CST를 통해 감지하는 것은 생명을 들이마시고 내뱉을 때 우리 몸 전체가 들썩거리는 움직임이다. 이 움직임을 주도하는 보이지 않는 손이 바로 수정란 때부터 시작된 '물의 운동성'이다. 물이 이 운동성에 사인을 보내는 주도자다. 그래서 우리 몸은 아직도 물로 가득 차 있으며 가득 채워진 물을 통해 '생명력'을 유지한다.

우리 몸은 '물'을 통해 모든 것을 주도하고 계획한다. CST는 물이 생명의 초기 단계 때부터 만든 '생명과 건강, 치유의 기획' 의도를 알 수 있게 도와준다. CST가 아니어도 여러분은 언제든 이것을 알아차릴 수 있다. 우리의 의식이 자연 속으로 확장되어 갈 때 물의 의도는 확연히 느껴지게 될 것이다. 내면이 안정이 되고 편안해질 때… 고요함 속에 주변의 모든 사물들이 확연히 시야 속으로 들어올 때… 확장된 의식 안에서 처음 신의 손이 생명을 빚을 때의 모습이 보일 것이다.

인간이라는 생명 창조, 그 첫 단계에는 그것을 빚어내는 수정란의 '생명의 호흡'이 있었다. 생명의 호흡이 물을 통해 수정란이 무엇이든 만들 수 있는 '사이바바 매직 사인'이라면! 수정란이 생명의 호흡을 시작하라고 부추긴 것은 무엇이었을까. 누가 사인을 보내 '지금부터 생명의 호흡을 시작합니다.'라고 사인을 보냈을까. CST에서는 수정란에 생명의 호흡을 시작하라고 사인을 보낸 이로 '빛 혹은 스파크'를 지목했다.

빛 혹은 스파크를 통해 사인을 받으면 마치 생명에 불이 붙듯 '점화'가 일어난다. 생명의 호흡을 시작하는 사인이자 생명의 호흡을 불러들일 수 있는 강력한 신호! 그 신호가 있어야만 수정란에 생명의 불이 켜진다. 생명의 호흡이 시작될 수 있다.

제1의 점화:1st Ignition, 생명을 점화하다!

'인간'을 빚어내는 힘, 생명의 호흡이 깃들기 시작하는 최초의 단계는 바로 '수정' 그 순간이다. 정자와 난자가 만난 순간 '번쩍'하며 스파크가 발생한다. 점화가 된다. 생명을 빚을 수 있는 힘에 점화가 일어난다. 이것을 CST 바이오다이나믹 필드에서는 '제1의 점화1st Ignition'라고 부른다. 점화가 일어나지 않으면 우리를 빚을 수 있는 힘은 우리에게로 올 수 없다. 우주에 봉인된 채로 기회만 엿볼 뿐 우리에게 올 수 있는 이끌림(신호)을 만날 수 없다. 제1의 점화를 통해서만 수정란은 물을 빚을 수 있는 '생명의 호흡'을 초대할 수 있게 된다.

제1의 점화 현상은 신비로우면서도 매력적이다. 수정란이 형성되는 최초의 순간에 빛이 번쩍 번개 치듯 일어난다고 생각해 보라. 필라멘트가 깨진 전구를 빼고 다시 새 전구를 갈아끼면 번쩍 하고 전구 안에 빛이 들어온다. 불이 들어오기 전 필라멘트에 불꽃처럼 스파크가 이는 것이 보인다. 전구에 전기가 흐르면서 점화가 일어나는 것이다. 불이 켜진

전구는 살아 있는 것처럼 느껴진다. 불이 들어온 집이 사람 사는 집처럼 느껴지는 것처럼 불이 들어와야 생생해지고 활기가 생기며 살아 움직이는 것처럼 느껴진다. 살아 움직이기 위해서는 확실히 불이 들어와야 하고 그전에 점화가 일어나야 한다. 너무도 다른 정자와 난자가 만나 하나의 생명체를 만들기 위해서는 그 안에 불이 들어와야 한다. 생명의 불이 켜져야 우리가 만들어질 수 있다. 그렇다면 정자와 난자는 무슨 재주로 하나의 생명체가 될 수정란의 불을 켤 수 있었을까? 전구에는 전기가 들어와서 불을 켤 수 있었고 올림픽 때 볼 수 있는 성화 점화도 세계적으로 유명한 이들이 교대로 돌아가며 점화의 기폭제가 될 성화 봉송(횃불)을 운반했기에 성화 횃불 점화가 가능하다.

나는 정자와 난자의 수정에서 발생하는 신비로운 제1의 점화 현상에 심각한 호기심을 느끼기 시작했다. 점화가 일어나기 위해서는 기폭제 역할을 할 스파크가 필요하다. 정자와 난자는 무슨 방식으로 스파크나 점화에 필요한 불꽃을 만들어 내는지 그것만 알면 제1점화에 대한 호기심은 충분히 가실 것 같다. 스파크 현상에 대한 내용은 CST 원서나 교육을 통해 익히 들어 알고 있지만 어떻게 스파크가 일어나는지에 대한 정확한 설명은 찾지 못했다. 그저 스파크와 같은 빛이 일어난다는 정도다.

빛에 대한 설명은 구구절절하다. 수정란에 발생하는 빛이 영혼이라는 사람들도 있고 빛은 우리에 관한 모든 정보가 들어 있는 '정보체'라는 의견도 있다. 빛이 무엇이든 간에 빛이 어떻게 발생했느냐에 혹은 빛이 어떻게 수정란에게로 이끌려 왔냐에 나의 관심은 꽂혔다. 이유없이 일어나는 일은 없다. 정자와 난자 수정 시에 발생하는 스파크도 분명 어떤 메커니즘에 의해 발생했을 터이다. 스파크 현상에 대해 제대로 된 설명 없이 그저 스파크만 일어난다고 은근슬쩍 넘어갈 수도 있는 일이지만 내

'호기심'이 그것을 놓아주지 않아 장고의 시간 나는 몸에서 그 해답을 구하기 시작했다. 해답은 언제나 가까이 있고 또 늘상 우리가 겪는 일상 속에 있는 것 같다. 질문은 던져 놓고 있으면 답이 찾아온다. 수정 시 발생하는 점화에 대한 나의 가설은 두 가지다. 하나는 정자가 난자에게로 이동 시 발생하는 마찰 전기의 스파크에 의한 점화이고 두 번째는 정자와 난자의 핵 융합 시 발생하는 화학적 반응에 의한 점화다. 이 가설들은 '몸' 외에는 별로 아는 것이 없는 문외한인 내가 나름 점화라는 메커니즘을 이해해 보려 시도한 매우 불가사의한 이론일 수도 있다. 행여 이 분야의 전문가가 내 글을 읽는다면 오류가 있거나 부적절한 단어가 보이시면 꼭 알려 주셔서 내가 더 많이 배울 수 있도록 도와주시길 바란다. 자, 부끄러움을 무릅쓰고 내 호기심이 나를 이끈 곳으로 가 보자. 먼저, 마찰 전기에 의한 스파크에 대한 견해다.

모든 사물은 각자의 개별적 자성 혹은 극성을 띠고 있다고 생각한다. 정자는 정자 고유의 자성, 난자는 난자 고유의 자성! 그것을 각기 다른 주파수를 가진 고유의 파동으로 설명해도 무관할 듯하다(전기력과 자기력을 구분하지 않는다는 전제하에). 보통 같은 자성은 밀어내는 척력이 작용하고 다른 자성은 끌어당기는 인력이 작용하는데 정자와 난자는 강력한 인력이 작용하는 것 같다. 수억 마리의 정자들이 미친 듯이 돌진하는 걸 보면 정자를 끌어당기는 난자의 자력은 엄청나게 마력적일 것 같다. 그 자력을 만들어 내는 것은 정자를 끌어당기기 위해 난자로부터 방사되는 매우 특별한 화학적 향

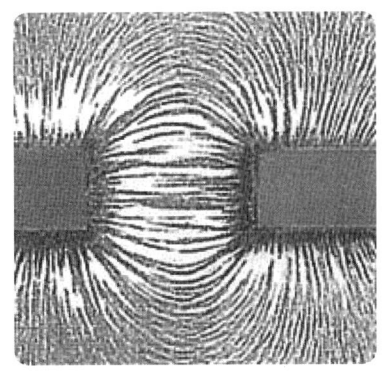

기일 수도 있고 정자가 난자를 향해 방사하는 또 다른 유혹의 물질일 수도 있겠다. 자성을 띄는 물체에 흐름이 생기면 전기력이 생기고 그 전기력에서 자연스럽게 자기력이 생길 것이다. 결국 모든 생명체나 사물들은 3차원적 공간에 형태를 유지하고 있다는 것만으로도 전기력과 자기력의 산물인 전자기장을 자연스럽게 형성한다. 전자기장의 형성으로 같은 공간에 존재하면서도 분별되는 개별적 특성과 동시에 하나로 융합될 수 있는 전체성을 동시에 띄는 것 같다. 이 시점에서 나를 곰곰이 생각하게 만드는 것이 있는데 그것은 스파크가 처음 발생하는 시점이다. CST 바이오다이나믹 필드에서는 수정 시 제1의 점화가 일어난다는 정도에서 이야기는 끝난다. 하지만 수정이라는 의미는 상세히 살펴보면 여러 단계로 나뉘어질 수 있다.

    1 단계   정자가 난자에 접촉하는 단계
    2 단계   정자가 난자의 원형막을 뚫고 융합하는 단계
    3 단계   정자가 난자 안으로 침입하는 단계
    4 단계   정자와 난자의 세포막이 융합하는 단계

수정을 뜻하는 이미지 사진을 보면 대부분 좌측 사진에서처럼 정자가 난자와 첫 접촉을 하는 1단계나 원형막을 뚫고 융합하는 2단계처럼 보인다. 그렇다면 '수정 시 점화가 일어난다'에 해당하는 단계는 과연 이들 중 어디일까. 스파크가 일어날 수 있는 것은 매 단계에서 다 가능하다. 2가지 물질이 서로 부딪히거나 서로 비비게 되면 언제든지 마찰 전기에 의한 스파크가 생긴다. 1단계는 단 하나의 정자만을 골라서 받아들인 콧대 높은 난자의 마지

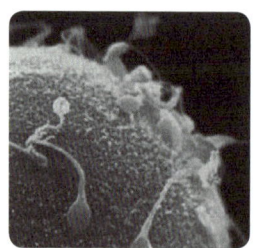

막 싱글 라이프의 모습이다. 정자는 그저 원형막에 코를 대고 자석처럼 난자에게 딱 달라붙어 있다. 접촉하는 순간 화학적 반응(서로에게 방출된 유혹의 물질이 만나면서 발생하는 화학 반응)에 의한 첫번째 빛의 출현, 다음 2단계에서부터 난자 원형막을 뚫기 위해 정자의 피나는 노력이 있을 것이다. 뾰족한 머리로 원형막을 녹이기 위해 비벼 대거나 잘 녹는 물질을 방출해서 한 장소를 극심히 공략할 테다. 이때도 마찬가지로 마찰에 의한 스파크나 화학적 작용에 의한 빛들이 연이어 방출될 것이다. 벌써 점화를 할 수 있는 스파크는 충분히 일어나고 있다. 3단계에서 정자가 무사히 난자 안으로 꼬리를 바깥에 홀라당 떼어 버리고 침입(?)하여 들어간 후 난자가 더 이상의 정자를 받아들이지 않겠다는 의미에서 수정막을 쳤을 때 이때부터 비로소 나는 진정한 점화의 첫 단계가 시작되었다고 생각한다. 정자는 난자의 핵을 향해 이동한다. 이동 시 발생하는 마찰 전기로 인해 점화를 위한 충분한 기폭제는 형성된다. 그리고 마지막 단계인 자웅 성의 핵 융합! 여기서 내가 두 번째 가설로 내세웠던 화학 반응에 의한 점화가 일어날 것이다. 각기 다른 개성 강한 물질이 하나가 되기 위해서는 엄청난 열이 가해져야 할 것 같다. 둘을 완전히 녹여내야만 다시 하나의 전혀 다른 물질로 변형될 수 있다. 그 열을 방출되는 데는 화학적 작용도 있을 것이고 전기의 작용도 있을 것 같은데 핵 융합에서는 둘 다가 동시에 작용할 것 같다. 즉, 전기적 생화학 작용 같은 것이랄까(이 단어는 내가 그냥 붙여 본 것일 뿐 전문 용어는 아니다). 물이 수증기가 되기 위해 100도로 끓어야 하는 것처럼 A에서 B로 변형되기 위해서는 '열'이라는 에너지가 반드시 필요할 것 같다. 다이너마이트 점화선에 불을 붙이면 불꽃이 점화선을 타들어 가 결국 다이너마이트 폭발을 일으킨다. 정자의 이동으로 발생하는 불꽃은 다이너마이트 점화선에 붙은 불꽃처럼 난자의 핵 속으로 정자와 함께 타들어 간다. 다이너마이트가 폭발하는 것처럼 정자와 난자의 융합으로 폭발이 일어난다. 영화에서 폭발하는 장면을 보면 대부분 주변의 있는 사람이나 물건들이 폭발로 생기는 열과 바람으로 멀찌감치 날아가듯 밀려가는 것을 볼 수 있다. 자웅 성의 핵 융합으로 일어나는 폭발에서도 둘이 하나로 녹여낼 수 이는 충분한 열과 에너지가 발생할 것이다. 정자와 난자의 핵 폭발로 일어난 멋진 점화로 '생명'이 점화된다. 둘에서 완벽한 '하나'로 변형되는 연금술이 일어난다. 이것이 바로 제1점화다. 이것은 마치 전선을 플러그에 꽂는 것과 같다. 전선을 플러그에 꽂는 순간 전기가 통하면서 컴퓨터에 불이 들어온다. 컴퓨터가 기능할 수 있다. 전구를 소켓에 꽂는 순간 전기가 통하면서 번쩍하며 전구에 불이 들어온다. 제1의 점화가 일어나면서 생명이 점화된다. 수정란 안에 불이 켜진다.

02 수정란의 빅뱅

생명이 점화된 수정란은 자웅이 사라지고 '무성'이 된다. 너, 나 구분이 사라지고 정자도 난자도 수정란 안에서 더 이상 볼 수 없다. 모든 것이 '하나'가 된다.

이 상태를 CST에서는 '뉴트럴'이라 부르며 생명 창조의 첫 단계가 된다. 뉴트럴 상태는 마치 우주의 빅뱅이 일어나기 직전의 절대 균형이 일어난 상태와 비슷해 보인다. 수정란 안에서 모든 것들이 균질화된다. 똑같아진다. 마치 모든 존재들이 각자의 이름표를 던져버리고 물속에 온몸을 내맡긴 채 자연스럽게 그 흐름 속에 있을 뿐 어디로 가야 할지 무엇을 해야 할지에 대한 어떤 '의도'나 '의지'가 없는 상태다.

무념무상의 상태!

점화 이후 뉴트럴 상태가 시작되면 수정란 고유의 극성 혹은 자성이 중화가 되면서 서로 끌고 당기고 밀어내는 힘이 사라져 절대 이완 상태가 일어난다. 폭발 이후 잔뜩 긴장하다 갑자기 맥이 풀리며 온몸에 힘이 빠져 버린 것처럼 수정란에 뉴트럴 상태가 일어나면 내가 생각하건대 수정란 내에 빈 공간이 만들어지는 것 같다. 지금도 137억 년 전에 발생한 우주의 빅뱅이 어떠한 이유로 절대적 균형이 깨지면서 발생하는지 다 밝혀내지 못한 상태라 하는데 나는 '절대적 균형'을 깨는 자극의 첫 번째 조건으로 '공간 생성'을 떠올려 보았다.

우주의 빅뱅이 일어나기 전인 절대 균형 상태에서는 미립자들 간의 밀고 당기는 강력이 사라져 수프와 같이 플라즈마 상태가 될 것이다. 서로를 끈끈히 이어 주던 강력의 주체 '빛'이 사라지면 그 공백에 다른 에너지가 들어올 충분한 공간이 만들어질 것이다. 공간이 있어야 뭔가를 만들 수 있다. 절대 균형 상태에 다소 헐거운 공간, 미립자 간의 간격이 더 벌어진 틈새에 어떤 연유로 발생한 에너지 혹은 빛이 들어와 그 공간이 서서히- 마치 물이 넘치지 않는 범위 내에서 컵에 물을 계속 부어넣는 것처럼-에너지가 채워지면 어느 수준에서 미립자들 간의 간격이 좁아지면서(밀도가 높아지면서) 미립자 간의 진동이 발생하면서 서로 끌어당기고 밀어내는 강력이 재촉발될 것 같다. 다음은 컵에서 물이 넘쳐 흐르듯 균형은 깨지고 빅뱅이라는 우주 대폭발이 일어나지 않을까. 순전히 내 생각이긴 하지만 그럴싸해 보인다.

수정란에서도 마찬가지 메커니즘이 작용하는 것으로 보인다. 여기서 의문이 고개를 쳐드는 것은 과연 절대 균형을 깨뜨리고 우주와 수정란에 빅뱅을 일으키는 제3의 에너지 혹은 빛은 무엇일까이다. 추측컨대 우리의 의식 혹은 우주 의식이 작용하는 것 같다. 우리의 생각, 의식은 파동이며 진동이다. 생명 탄생을 바라는 수정란의 창조자 엄마, 아빠의 의식이 5월 민들레 꽃씨에 부는 바람처럼 방향성을 잊어버린 수정란에 '생명 창조'에 대한 의식의 파동을 '후~우'하고 불어넣는다면 빅뱅을 일으킬 만한 충분한 에너지원이 될 것 같다. 처음엔 미세하였지만 나중엔 창대하리라. 이 말은 바로 천지창조가 바로 이 미세한 '의식'의 힘에서 시작되었음을 의미하는 것은 아닐까. 우주의 빅뱅도 우주 의식이 불어넣은 미세한 바람 같은 파동에 자극을 받아 다시 진동을 하면서 폭발을 하면서 발생한 것 같다.

수정란의 다이나믹 스틸네스!

뉴트럴 상태로 발생하는 빈 공간을 '창조의 의도'에서 발생하는 에너지나 빛으로 채워지면 수정란은 '생명 창조'를 위한 모든 준비를 끝낸다.

이 상태를 CST에서는 '다이나믹 스틸네스'라고 한다. 겉으로는 어떤 움직임도 없이 고요하고 조용하지만 실제로는 창조를 위한 에너지로 꽉 차 있는 상태다. 생명 창조의 에너지로 꽉 찬 빙뱅 직전의 상태! 뉴트럴 상태에서 다이나믹 스틸네스는 더욱 깊어만 가고… 이 상태가 특정 수준에 이르면 드디어 고대하고 기다리던 수정란의 빅뱅이 일어난다. 빵~

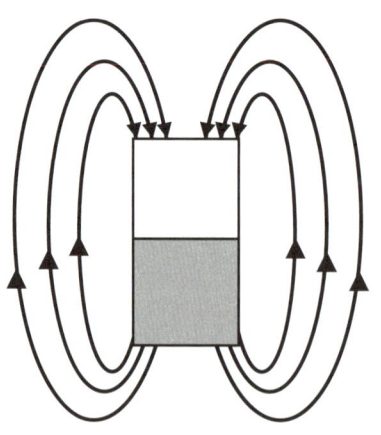

수정란에 빅뱅이 일어나면 내가 보건대 아마도 핵폭풍처럼 전자기력

적 폭풍이 일어나는 것 같다. 더 큰 숨을 들이마시기 위해 숨을 길게 내뱉고 있는 듯 수정란 중심선이 위아래로 길쭉해지면서 회오리 바람처럼 전자기적 폭풍이 나선형으로 휘감으면서 중심선을 타고 내려간다. 긴 숨을 천천히 토해 낸다. 수정란에서 일어나는 최초의 생명 행위는 바로 숨을 내뱉는 것이었다. 이 날숨의 행위는 우주를 가득 채우고 있는 '생명력' 혹은 바이탈 에너지, 우주심, 우주 의식을 자력처럼 끌어들이기 위한 사전 작업으로 보여진다. 무형의 에너지가 유형의 물질 속으로 이동할 준비를 마친다. 무형의 에너지가 유형의 물질 속으로 이동한다. 다음! 수정란은 마치 기다리기라도 했다는 듯이 크게 몸을 부풀려 한껏 생명력을 들이마시면서 위로 끌어올린다.

수정란에 일어난 빅뱅으로 모든 공간에 편재하고 있던 준비된 생명력이 수정란 속으로 거창하게 진입하게 되는 것이다. 신호는 이미 떨어졌다. 수정란 내 점화로 불이 환하게 들어온 것을 보고 언제나 레디 상태로 대기 중이던 '창조력'이 잽싸게 들어와 길고 긴 '삶의 여정'에 첫 단추될 '생명의 호흡'을 시작한다.

지금까지 언급한 수정란 초기 단계에서 발생하는 멋진 현상들은 몸으로 직접 보면 이해가 더 잘된다. 수정란 때와 똑같은 수준의 완벽한 '뉴트랄'이나 '다이나믹 스틸네스' 상태는 아니어도 그들을 이해하는 데는 충분할 만큼 현재 시점에서도 몸을 통해 볼 수 있다. 내가 빅뱅이 일어나기 전 생기는 '공간'이라는 개념을 생각해 낸 것은 세션 중에 감지한 뉴트랄 상태 때문이다. 단계를 따지자면 뉴트랄이 일어난 후 다이나믹 스틸네스가 일어난다. 하지만 바이오다이나믹 필드의 초심자들에겐 뉴트랄과 다이나믹 스틸네스 상태를 분별하기 참 어렵다. 물론 뉴트랄 상태를 감지할 수 있는 것만으로도 감지덕지(요즘 많이들 힘드신 모양이다.

뉴트럴 상태로 몸들이 진입을 잘 못한다)한데 다이나믹 스틸네스 상태까지 감지할 수 있다면 그것은 완전 '대박'이다. 많은 세션을 통해 나는 뉴트럴 상태와 다이나믹 스틸네스 상태를 분별할 수 특별한 질감을 발견했다. 그것은 '질량'이다. 무게감이다. 물론 가벼움과 무거움 외에 밀도도 있다. 뉴트럴은 가벼우면서 다소 헐거운(?)-적당한 표현은 아니지만 달리 어떤 단어가 적당할지 몰라서- 느낌이라면 다이나믹 스틸네스는 무거우면서 빡빡한 밀도감이 느껴진다.

　우리 몸에 뉴트럴 상태가 일어나면 모든 세포가 진공 상태로 물에 동동 떠 있는 것처럼 가볍게 느껴진다. 반면 다이나믹 스틸네스 상태가 일어나면 몸이 묵직해지면서 꽉 차는 밀도감이 느껴진다. 이렇게 무게감이 느껴지는 것으로 나는 다이나믹 스틸네스 상태는 분명 또 다른 에너지의 발생이 있을 것으로 예상했다. 아인슈타인의 상대성 이론인 $E=MC^2$는 에너지가 질량 곱하기 속도 제곱에 비례한다는 에너지 공식인데 나는 이 공식을 반대로 풀이하였다. 에너지가 증가해서 질량이 늘어나는 것이다로… 내가 이렇게 단순하게 아인슈타인의 공식을 막 응용해도 되나 싶지만 몸을 이해하는 측면에서는 이 공식의 적용이 편리해 보이고 설명함에 있어 논리가 있어 보여 제시해 보았는데 사실 여부는 전혀 알 수가 없다. 좀 더 억지를 부린다면 에너지=질량C^2에서 공식이 성립되기 위해서는 속도의 제곱이 필요하다. 수정란의 뉴트럴을 통해 생긴 여유 공간에 의식의 에너지가 생기면 이로 인해 질량이 늘어나고 궁극에는 이 조건이 수정란의 첫 '생명의 호흡'인 속도를 지닌 긴 날숨을 촉발시키는 즉 빅뱅을 일으키는 '조건'이 되지 않을까 추측해 본다. 빛의 속도로 (예상컨대) 순식간에 다이나믹 스틸네스 후 수정란 내부로 진입하는 '생명의 호흡'이 물로 가득 찬 수정란에서는 다소 '느린 속도(50초로 이동)'

로 이동하면서 수정란을 길쭉한 형태를 만들게 된다. 생명의 호흡 이동으로 수정란 내부에 속도가 발생하게 되므로 이로써 나는 생명의 호흡을 에너지 공식의 C, '속도'에 적용하고자 한다.

E(의식 에너지)=M(수정란의 미세한 질량의 변화)C2(생명의 호흡)

아인슈타인의 위대한 공식이 나와 같은 비전문가에 의해 이토록 몰상식하게 버무려진 것에 대해 몹시 유감스럽지만 수정란 초기에 발생하는 단계별 현상이 나름 설명이 가능해지니 개인적으로 무척 기쁘고 감사하다. 물론 수치를 적용해서 수학적 방정식을 통해 증명을 해 보이면 더할 나위 없이 좋겠으나 이 현상들이 측정이나 가능할지 의문이다. 발칙한 발상의 도발이긴 하였지만 내가 쏘아 올린 질문에 최선은 다했다. CST 필드에는 아직도 내가 여기저기 공중에 쏘아올린 많은 궁금증과 질문들로 꽉 차 있다. CST 선구자들이 그러했듯 나도, '뇌가 평생 리드믹컬하게 움직인다.'라고 해도 실제로 손으로 뇌의 운동성을 먼저 감지해서 진짜인지 알아야 하고(손으로 감지가 되지 않으면 나는 믿지 않는다. 설령 이미 많은 임상을 통해 검증이 된 것이어도 내 경험으로 검증될 때까지 믿지를 못한다) 둘째는 어떤 원리와 메커니즘으로 뇌가 리드믹컬하게 움직일 수 있는지 알아야 한다. 그러다 보니 '수정 시 제1의 점화가 일어난다.'하면 그런가 보다 하고 지나가면 될 것을 어떤 원리와 메커니즘으로 '점화'가 일어나는지 너무나 궁금해서 원서를 뒤지고 인터넷에 수정에 관한 다양한 관련 자료를 찾는 등 부산을 떤다. 현실적 설명이 가능하지 않는 부분에 대한 해답은 결국 '몸'을 통해 끊임없이 연구하고 탐구해 나가다 보면 오늘처럼 이런 발칙한 발상이 나오기 마련이다. 이 연구와 탐구는 평생을 해도 지치지 않는 열정과 기쁨을 내게 주기에 나는 두 팔 벌려 웰컴한다. 자, 그럼 이제 다이나믹 스틸네스 다음의 단계로 넘어가야 할 것 같다. 생명의 호흡이 물로 가득 찬 수정란에서 '인간'을 건설하기 위해 어떤 기초 작업이 필요한지 알아본다.

03 생명력을 길어 올리는 중심축, 퍼크럼!

생명의 호흡이 시작되면 수정란은 완벽한 전자기장을 형성하게 될 것이다. 생명의 호흡으로 물결이 상승하고 하강하면서 발생하는 전자기력으로 자연스럽게 형성되는 수정란의 전자기장. 전자기장은 우리 시각계로 볼 수 없는 '빛'이다. 모든 빛은 정보를 담고 있다. 수정란를 둘러싸고 있는 전자기장은 생명의 호흡과 긴밀하게 반응하며 생명 창조의 정보를 제공한다. 빛들이 수정란을 가득 채우고 있는 물을 정중앙으로 가르며 빛의 고속도로를 만든다.

빛의 속도로 빛 속에 내장된 '생명의 창조에 대한 설계도'를 골고루 배분하려면 정중앙에 고속도로라는 텅 빈 공간을 만드는 것이 우선이다. 정중앙에 텅 빈 공간의 고속도로를 만드는 것은 '생명'을 건축함에 있어 '기준점'이 필요하기 때문일 것이다.

이것은 도화지 위에 원을 그리는 것과도 같다. 원을 그릴 때도 우리는 어떻게 하는가. 컴퍼스가 있다면 컴퍼스의 미끈한 2다리를 이용해서 뾰족한 힐을 신은 듯한 다리 하나는 척하니 멋지게 스트레칭을 해서 종이 위에 고정을 하고 나머지 다리에 연필을 고정해서 한 바퀴 휙 돌리면 원이 그려진다. 일종의 힐을 신은 뾰족한 다리처럼 고정된 기준점이 있어야 건축의 순서가 정해지고 건축할 각 대상물에 대한 위치가 정해질 것이다.

CST에서는 이것을 퍼크럼Fulcrum이라고 하는데 퍼크럼은 형태를 만들어 낼 수 있는 '조형력' 혹은 '창조력'이 집중되어 있는 구심점이다. 즉 어느 우주든 점 하나가 콕 찍혀야만 그곳이 마치 볼텍스의 코어처럼 혹은 안테나처럼 무형의 공간으로부터 '만들어 내는 조형력'을 불러들인다.

수정란도 마찬가지다. 3차원적 구 모양이니만큼 평면의 한 점보다 더 복잡하고 입체적인 구심점이 필요하다. 하여 정중앙에 위아래로 입체적인 구심점 즉 자동적으로 이동하는 구심점들이 빛의 중심 공간을 형성한다. 일단 구심점 역할을 할 공간이 형성되면 이곳을 중심으로 빛들이 바람결처럼 넘나들면서 수정란의 물속에 생명의 호흡을 불어넣을 것이다.

형성된 공간을 통해 빛들은 퍼크럼이 작용하도록 자극을 할 것이다. 일종의 센서를 자극하는 것과 같다. 아무리 정보를 많이 가지고 있다 해도 언제 어디서 어떻게 써야 할지 알려 주는 사람이 없다면 무용지물이다. 모든 것을 꿰차고 있는 '빛'이 그야말로 빛의 속도로 모든 정보를 쓰 삭 스캔해 주면 일이 일어난다. 퍼크럼은 '조형력'과 '생명력'이 집중된 곳으로 빛들이 스쳐 지나갈 때마다 깨어나 컴퍼스가 원을 그리기 위해 나머지 한 다리를 빙 돌리는 것처럼 '빚는 운동성'을 발생시킨다.

'인간'을 빚어내기 위해 어떤 운동성이 일어날까. 빛이 정중앙의 공간을 통과해야만 '나'라는 생명이 빚어지는 것인데 감히 상상하건대 수정란이라는 물공으로 '생명체'를 만들어 내려 할 때는 단단한 준비가 이미 갖추어졌을 것이다. 빛은 마치 누에가 실을 뽑아 고치를 짓듯이 수정란 둘레에 눈에 보이지 않는 빛의 설계도를 홀로그램처럼 띄워 놓았을 것이다. 원판 불변의 법칙처럼 이때 제작된 '빛의 설계도'는 절대로 소멸되지 않고 우리 몸에 각인되어 남게 된다. 그래서 우리는 이 빛의 설계도대로 다시 태어날 수 있다.

그럼에도 불구하고 아이러닉한 것은 우리는 태어난 이후 스스로 '인간이 되어 가는 다양한 교육 과정과 사회화'를 통해 이 설계도를 완전히 잊어버린다. 마치 평생 동안 당신이 잊고 있는 것이 무엇인지 무엇을 위해 살아가는지 찾아보라고 우주가 우리에게 수수께끼를 내준 것만 같다. 불현듯 자신의 존재감에 대해 고민하고 왜 태어났는지 왜 살아야 하는지를 고민하게 되는 우연한 일이 발생하면 조금은 수수께끼를 풀 수 있는 기회가 생길 것이다. 우주가 우리에게 내준 수수께끼를 풀었을 때 우리에게 주어지는 것은 과연 무엇일까? 다시 태어나는 것? 하지만 우리는 이미 태어났고 성장했고 늙어 가고 있다. 바로 이것이다. 이 생각을, 이 관념을 바꾸는 것!

맞다. 우리는 이미 태어났고 성장했고 늙어 가고 있지만 '빛의 설계도'를 다시 기억한다면 우리는 더 이상 질 떨어지는 '노화'를 겪지 않을 것이다. 생생하고 활기차고 나아가 주변으로부터 세월이 흐를수록 왜 더 젊어지고 있냐는 비난을 받게 될 것이다. 그 비난을 우아하게 기쁨으로 받아들이면서 말이다. 이런 일이 실제로 일어난다면 이 수수께끼, 풀어 볼 만하지 않을까.

'빛의 설계도'를 다시 기억하게 해 주는 일, 그것이 바로 CST가 행할 수 있는 '착한 일' 중에 하나다. 그렇다면 여기서 잠깐! 황금빛 빛나는 실로 완벽하게 짜인 홀로그램 같은 이 빛의 설계도는 어떻게 만들어지는 것일까.

해답은… 너무 쉬워서 말하기가 쑥스러울 지경이다. 바로 원심력과 구심력을 가진 나선형 운동성에 있다. 나선형 운동성은 바로 '창조력' 그 자체이며 모든 사물을 형성하는 '힘'이다.

04 인간, 생명의 빛을 호흡하다/롱타이드Long-tide

모든 3차원적 구조를 만들어 내는 힘은 2가지의 반대되는 힘의 작용에 의해서다. 이 힘의 작용은 우리 몸에만 적용되는 것이 아니라 우주가 만들어지는 방식이기도 하며 공기 중에 떠도는 먼지가 만들어지는 방식이기도 하며 눈에 보이지 않는 박테리아들이 생존하는 방식이기도 하다.

모든 우주의 사물들이 한 가지 동일한 방식으로 만들어지니 우리는 같은 어머니로부터 태어난 얼굴 다른 형제인 셈이다. 작용하는 2가지의 힘은 바로 '원심성'과 '구심성'의 나선형 운동성이다.

감아서 돌면서 중심으로 파고 들어가고 또 감아서 돌면서 중심을 통해 나가는 2가지 운동성이 주기적으로 일어나면서 '생명'이 만들어지고 우리는 그 운동성으로 생명이 빚어지는 것을 눈으로 보게 된다. 나선형의 회전 운동성은 우리가 영화 '매트릭스'에서 총알이 공기를 가르며 나아가는 장면을 통해서도 친근하게 보아 왔다. 공기라는 매질을 총알이 통과할 때 직선으로 나아가지 못하고 나선형으로 회전하면서 돌진하는 것을 말이다.

공기보다 더 밀도가 높은 수정란 속의 물을 통과할 때는 나선형의 회전 운동성의 속도가 다소 감소될 듯하고 통과하는 회전력도 줄어들 것만 같다. 파고들고 통과하는 모든 도구-드릴, 굴삭기, 나사 기타-들은 대부분 나선형을 가지고 있음을 상기해 보면 나선형으로 회전하면서 들어갈 때 가장 손쉽게 다른 사물을 통과할 수 있는 것 같다. 바로 이런 방

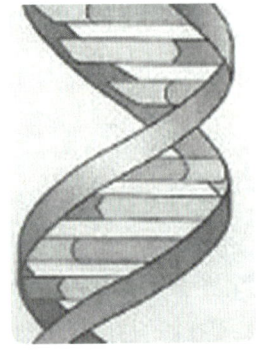
법으로 DNA가 나선형 구조를 디자인한 것 같다.

 2가지의 반대되는 힘의 작용으로 수정란은 안정적인 전자기장을 형성하게 될 것이며 전자기장을 통해 생산되는 깨끗한 '전기' 혹은 '빛'으로 수정란 속의 생명 활동이 서서히 깨어나게 될 것이다. 전자기장으로 다운로드된 완벽한 '빛의 설계도'를 들여다보며 수정란 내부는 대대적인 '생명 공사'가 일어날 것이니, 생명(모든 사물)이 만들어지는 최초의 순간에는 언제나 2가지 반대되는 운동성의 힘이 필요하다. 이 운동성을 CST에서는 '롱타이드Long-tide'라고 부르며, 우주력 혹은 우주의 지혜 더 나아가 브라흐만, 신이라고까지 묘사되어 있다.

 그 운동성에 의해 발현되는 '물질계'가 바로 우리가 보는 세상이다.

CST는 우리가 보고 있는 물질계가 만들어지는 '조형력'을 보는 것이다.

 수정란에서부터 시작된 롱타이드는 빛의 설계도를 통해 우리 몸의 모든 형태를 빛의 상태로 저장해 놓는 것 같다. 마치 필름 원판처럼. 원판만 있다면 우리는 언제든 다시 원하는 사진을 찍어 낼 수 있다. 롱타이드가 빛의 설계도 도면대로 우리 몸의 '원형판'을 형성하고 나면 수정란이 서서히 반죽되기 시작한다. 밀가루 반죽을 하듯 동그란 구 모양이 조물조물 보이지 않는 '신의 손'에 의해 빚어지기 시작한다.

 동그란 구 모양이 롱타이드의 구심성, 원심성 운동성에 의해 동글납작해졌다가 길쭉 통통해진다. 반죽되는 사이 점액질의 진득진득한 수정란 내의 물들이 서로 치대지면서 뇌가 되기도 하고 심장이 되기도 하고 뼈가 되기도 한다. 빛들이 번쩍거리며 수정란을 가로지르면 거룩한 '창조행위'로 '인간'이 조형된다.

05 인간, 공기를 호흡하다

달콤쌉사름한 두 번째 불 지피기: 제2의 점화 The second Ignition

출생과 더불어 몸은 매우 중요한 세레모니를 거쳐야 한다. 생애 처음으로 들이마신 '숨'으로 물속에 '빛'을 점화해야 한다. 이 물은 우리 뇌 속 가장 중앙에 자리를 잡고 있는 '제3뇌실' 속 뇌척수액으로, 가공할 힘으로 밀고 들어오는 '공기'가 제일 먼저 방문하는 곳이다. 처음 맞이하는 방문객을 향해 제3뇌실을 가슴을 활짝 열고 끌어안는다.

그리고 그 속에서 '빛'이 일어난다. 점화가 된다. 이것이 바로 CST에서 말하는 '제2의 점화'이다. 상상만 해도 멋지지 않은가. 태어나자마자 우리 머릿속 중심에서 '빛'이 번쩍한다. 마치 번개가 치듯 말이다. 제2의 점화를 계획한 것은 역시 롱타이드일 것이다.

빛과 같은 롱타이드는 거의 물로 가득 찬 자궁 속 태아 시절 우리에겐 충분히 영향력을 미치고 골고루 '생명의 정보'를 나누어 줄 수 있었을 것이다. 하지만 출생 후 더욱 견고해지고 더욱 많아진 우리 몸 내부 기관들에게 골고루 '빛의 설계도 혹은 타고난 치유,건강하게 살 방도'를 전달하기 위해서는 약간의 '변형'이 필요했을 것이다. 이 변형을 위해 우리 몸이 사용한 도구가 '공기 호흡'이라는 것에 잠시 주의를 기울여 보면, 그래서 깨달음을 얻으려는 많은 도인들이나 수련자들이 '호흡'을 통해 내면으로 깊이 들어가려 하는 것 같다.

공기 호흡을 통해 제3뇌실에 다시 빛을 밝히기 위한 것은 아닐까.

호흡이 궁극적으로 도달해야 할 그곳으로 데려다 줄 수 있다는 것을 몸은 이미 알고 있었다. 자, 제2의 점화라는 멋진 세레모니를 통해 '빛'은 '뇌척수액' 속으로 진입하였다. 이 진입에 성공을 하고 나면 다음 순서가 더 가관이다. 제3뇌실에서 공기를 통해 일어난 점화로 '최초의 건강 계획서'가 담긴 롱타이드가 뇌척수액 속으로 무사히 진입을 했다고 해서 '제2의 점화'가 이것으로 싱겁게 끝나지는 않는다.

사실, 이때부터가 시작이다. 일단 제3의 뇌실에서 '제2의 점화'가 시작되었으면 나선형의 회전 운동성이 뇌척수액을 휘감으면서 '빛의 설계도'를 다운로드한다. 대대적인 '정보 이동'이 일어난다. 이 과정을 뒤에서 조용히 써포트해 주는 이가 바로 '송과체'이지 않을까 추측해 본다. 공기 호흡으로 제2의 점화가 되면 롱타이드는 무형의 상태로 송과체 속에 머물면서 별일이 없는 한 '빛의 설계도'를 뇌척수액 속으로 끊임없이 투사하는 것 같다. 회오리처럼 롱타이드에 녹아 있는 '생명에 관한 모든 정보'가 성공적으로 뇌척수액 안으로 무사히 다운로드되면, 뇌척수액은 이 정보를 몸 전체에 배분하기 위해 수직 하강한다. 이때 구심성 나선 운동성이 작용하고 있을 것이며-이것은 지속적인 정보 전달이 이루어진다는 뜻- CST에서는 이 모션을 '엑설레이션Exhalation'이라고 한다.

이때부터 롱타이드는 '미드타이드'로 변신하게 되고 또 이때부터 우리는 미드타이드 세계의 강력한 지배를 받게 된다. 바로 첫 숨을 쉬면서부터다. 여기서 또 한 가지 꼭 짚고 넘어갈 것이 있다. 엑설레이션을 한국말로 풀어 보면 '숨을 내뱉다' 즉 한문으로 '호'에 해당한다.

하지만 이것은 공기를 내뱉는 것이 아니라 '생명'을 내뱉는 것과 같은 운동성을 표현한 것으로 그것이 마치 숨을 내뱉는 것과 같아서 엑설레이션으로 이름을 붙였을 뿐, 우리가 익숙한 공기 호흡하고는 전혀 상관없으니 헷갈리지 마시길 바란다. 더 나아가 원서를 잘못 이해하고 고객의 머리를 붙잡고 앉아 전문가가 자신의 호흡을 10초에서 길게는 20초간 내뱉었다는 우스꽝스러운 해프닝은 일어나지 말았음 한다. 그러다가 숨 넘어간다.

제대로 CST 트레이닝 과정을 이수했다면 일어나지 않았을 일들이 버젓이 일어나는 것도 다 우리 모두에게 '교훈'을 주기 위함인 것 같다.

'잘 모르고 가르치면 나중에 큰 웃음거리를 당할 수 있으니 잘난 척하지 말고 제대로 배워서 제대로 가르치시오!' 뭐 이런 뜻?

엑설레이션으로 뇌척수액이 중심선의 바닥까지 도달하면 그때부터 원심성의 나선형 운동성이 일어날 것이다. 이때부터 제2의 점화를 완성할 대장정이 시작된다. 중심선의 가장 아랫부분을 말하기 쉽게 꼬리라고 칭하고 뇌척수액이 중심선의 꼬리에 도달하면 수직 상승이 시작된다. 수직 상승이 시작되는 꼬리 부근에서는 대단한 물결이 소용돌이칠 것이다. 왜냐하면 회전력이 반대로 작용해야 상승할 수 있기 때문에 다시 한 번 물을 휘감아 회오리를 일으켜야 한다.

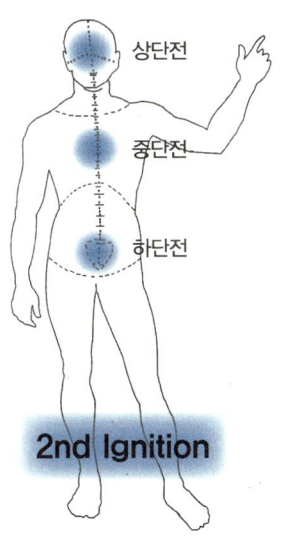

그 회전력으로 상승을 시작하면 뇌척수액은 지나가는 길 2군데에서 마저 '점화'에 성공해야 한다. 그 지점들이 인도 요가에서 말하는 '차크라'와 위치도 같고 한의학에서 말하는 '단전' 위치와도 같아 그 오랜 시절 동

양인들은 이미 이 현상을 눈으로 보고 있지 않았나 싶은 것이 전율이 생길 정도다. 꼬리지점에서 큰 소용돌이를 일으키며 상승을 시작하여 배꼽 지점에서 큰 빛이 켜지게 될 것이다. 빛이 켜지면 그 빛을 따라 또 한 번의 소용돌이가 일면서 정보의 다운로드가 일어날 것이다. 이곳은 성인이 되면 아이 때보다 위치가 다소 내려가 차크라로 보면 제2의 차크라, 스와디스타나가 될 것이고 단전으로 보면 '하단전'이 될 것이다.

빛이 일어나면 소용돌이가 생기고 소용돌이가 생기면 정보가 다운로드되는 것은 자연스럽게 일어나는 전자기장적 현상인 것 같다. 내가 이해하는 관점에서는. 그래야만 전자기장이 더욱 안전하게 탄탄하게 유지되면서 우리는 몸-마음-정신-영혼이라는 각 단계별로 건강하게 살 수 있을 것 같다.

다음 거침 없이 상승한 뇌척수액은 두 번째 관문에 도달하게 된다. 아기일 때는 '심장' 정도에 해당되겠지만 성인이 되어서는 더 위쪽으로 위치하지만 '심장'을 지배하는 것 같다. 이곳은 차크라 관점에서 보면 제4차크라인 '아나하타'이고 한의학에서 보면 '중단전'에 해당되겠다. 신비로울 정도로 100% 싱크로율을 보이는 차크라와 단전 그리고 점화 지점들!

알고 보면 사실 별거 아니다. 구조적으로 이곳은 몸의 결들이 씨실과 날실처럼 단단한 그물망이 형성되어 있어 다른 곳보다 빠져나가기가 수월하지 않다. 그 말은 그만큼 많은 마찰이 생길 수 있다는 것이다. 빛을 담은 뇌척수액이 회오리 바람처럼 이곳을 통과한다고 상상해 보라. 다른 곳보다 훨씬 마찰이 심해서 나라도 이곳에 점화를 하겠다.

그만큼 불 지피기 쉬운 구조다. 그래서인지 이곳은 다른 지점보다 훨씬 강력한 나선형 운동성이 발생할 수 있는데 이 모양새를 보고 인도에서는 '수레바퀴'라는 뜻을 가진 '차크라'라고 이름을 붙인 것 같다. 그럼에도 불구하고 이곳은 불을 붙이기도 쉽지만 불이 꺼지기도 쉬운 구조이다. 긴장하면 도통 조여서 통과를 못하고 어영부영하거나 통과를 해도 뇌척수액의 회오리 바람이 마득치 않으면 점화되도 생명의 파워를 가지지 못할 터이다.

　심장 지점까지 운 좋게 통과를 하고 나면 마지막 종착지 '제3의 뇌실'로 향해 나아간다. 제3의 뇌실은 차크라 개념에서 보면 제6의 차크라 '아즈나'에 해당하고 한의학에서 보면 '상단전'에 해당한다. 결국 뇌척수액이 이곳에 다시 한 번 재점화를 하고 나야 '제2의 점화'는 완성된다. 와~ 제1의 점화에 비해 너무 가혹한 여정이 아닌가 싶을 정도이지만 여건을 따져 본다면 이때가 아니면 제2의 점화를 일으킬 수 없을 것 같다.

　막 태어난 신생아의 유연한 티슈!
　여전히 강력한 롱타이드의 가이드와 지도!
　각 점화 지점의 긴장 상태 완화에 의한 훌륭한 점화 여건!
　이 정도 조건이 아니라면 제2의 점화를 다시 일구어 내긴 힘들지 않을까 싶다. 지금 성인이 되어서 제2의 점화를 시도하려 한다면 글쎄, 스트레스로 이미 몸 여기저기 긴장 덩어리들이 잔뜩 인상을 찌푸리고 있고 롱타이드는 있는지 없는지 안부 인사를 해 본 지가 언제인지도 모르겠고 사느라 바빠 이 몸이 내 몸인지 내 정신이 어디 있는지 모르겠다. 이런 상태에서 제2의 점화를 한다는 것은 성인, 혹은 성장하고 있는 아이들에게 '다시 태어나라'는 것과 똑같다. '다시 태어난다'면 우리는 제2의 점화를 해 볼 수 있을 것이다.

　이미 태어난 사람들이 다시 태어난다는 것을 '자연의 섭리'를 어기고 하늘을 뜻을 거역하는 일! 이것을 어떤 도인이 '도'라고 얘기하는 것을 보고 우리는 무의식적으로 다시 제2의 점화를 하고픈 심한 욕구를 느끼고 있나 보라고 생각했다. 이 이야기는 챕터3에서 다시 절절히 언급해 보겠다.

다시 우리의 사랑스러운 미드타이드로 돌아가 보며~

'생명과 건강' 그리고 무한한 '자연 치유력'은 뇌척수액을 통해 우리 몸 전체에 골고루 배달된다. 뇌척수액이 제대로 수직 상승하고 수직 하강하는 한 우리는 대자연과 우주와 연결되어 끊임없이 에너지, 빛, 생명력을 받아들일 수 있다. 그래서 CST는 '뇌척수액'의 물결 같은 파동, 미드타이드에 주목하게 된다. 미드타이드는 곧 여러분이 얼마나 스스로 치유를 잘할 수 있는지, 생명력이 얼마나 강한지를 가늠해 볼 수 있는 중요한 척도로 이것을 가늠해 보는 것이 바로 '뇌진법Fluid Reading'이다.

고객의 몸에 터치한다는 것, 그것은 바로 육체의 껍질을 넘어 그 안에 담겨진 '엣센스' 뇌척수액에 손을 담그는 것과 같다. 손을 담그고 무념무상으로 가만히 있노라면 그저 손으로 느껴져 오는 '물'의 소리에 여러분의 '건강과 생명'이 가늠 된다.

06 미드타이드 세상에 대한 요약

　나선형의 원심적, 구심적 운동성은 언뜻 볼 때 빛들이 번쩍이다가 다시 사라지고 또다시 반짝이는 깜빡임일 것 같다. 맥박이나 맥동 같은 표현이 더 어울릴 듯하다. 원심성의 나선형 운동성으로 파동이 확장하면서 밀려 나올 때 반짝이다가 코어를 향해 길쭉하게 파고드는 구심성의 나선형 운동성에서는 반짝임이 스러지는 현상이 반복되다 보면 우리는 결국 빛이 우리 몸에서 반짝거리고 있다고 느끼게 될 것이다.

　그럼에도 불구하고 우리가 우리 몸에서 빛을 빛 상태로 보지 못하는 것은 '물'이라는 매질 때문인 것 같다. 빛이 빛 상태로 공간에서 이동하고 순환하고 있는 것이 아니라 '물'이라는 '중간자'를 이용하고 있기 때문에 우리는 물을 통해 반영되는 '상'을 인식하게 되는 것 같다. 우리 시각계가 인식하는 빛은 광자, 가시광선 영역대에 불과하므로 드넓은 우주의 시공간을 자유롭게 이동하는 수많은 종류의 각기 다른 주파수를 지닌 빛들을 인식하기란 어려울 것 같다. 그 빛을 다 인식하고 산다면 우리는 아마도 머릿속에 현란한 빛들이 춤을 추는 통에 태어나자마자 빛의 롤러코스터에 적응하는 훈련부터 해야 되지 않을까.

　빛들이 녹아 있는 '물'은 여러분들에게 쉬운 이해로 다가가고자 '물'이라 표현했을 뿐 정확한 표현은 '플루이드(체액, Fluid)'다. 물과 플루이드가 다른 점은 물은 물$H2O$이고 플루이드는 물속에 다양한 종류의 감미료(자연적 화학성분들로 버무려진)가 적당히 '간'이 되어 있다는 것이다.

　플루이드는 조금 진득거리는 점액질 정도로 생각하면 될 것 같다. 수정란이 롱타이드에 의해 인간의 초기 형태를 9개월간 완성하고 나면 모든 준비는 끝난다. 공간 이동이 시작될 것이며 이것을 우리는 '출생' 혹은 '출산(Delivery라는 영어로 표현되는 출산의 의미, 다시 말해 다른 세상으로부터 온 '배달'이다)'이 일어날 것이다. 이 세상은 자궁과 같은 물의 세상이 아니라 공기와 중력이 지배하는 세상이니 단단히 준비를 해야 한다. 대대적으로 밀려올 '공기'라는 새로운 녀석을 맞이하기 위해!

성공적인 제2의 점화 이후 우리 몸을 지배하는 '힘'이 바로 '미드타이드'!

07 흙을 빚는 힘의 출현_CRI

미드타이드의 조형력에 의해 티슈와 물이 진흙놀이를 하듯 요물조물 '사람의 형태'를 세부적으로 매우 섬세하게 조각을 하듯 빚어내기 시작하면 우리 몸은 단지 티슈와 물로만 형성되어 있던 세계에서 또 다른 세상이 출현하기 시작한다. 바로 CRI가 지배하는 '소마', 물질의 몸이 나타난다.

인터넷에서 또 다른 www.soma.com이라는 새로운 '창'이 뜬다. 티슈와 물이 더욱 견고하게 결합하면서 '뼈'라는 것이 만들어지고 티슈와 물이 적당히 버무려져 근육이 만들어지고 티슈와 물이 조금 더 찰지게 빚어져 우리의 장기를 만들어 낸다.

해부학에서 여러분이 볼 수 있는 전형적인 '육체', 물질의 몸인 '소마'가 만들어진다. 소마는 플루이드 바디처럼 중심선을 관통하며 수직으로 파동치는 물의 흐름에 의해 몸 전체를 관리하는 것이 아니라 철저한 '개인 플레이'다. 마치 기계 속 톱니바퀴들처럼 서로 맞물리면서 개별적인 방향과 개별적인 운동성을 갖고 개별적으로 따로 똑같이 움직여야 살 수 있는 나라, 바로 소마다.

물 위에 떠 있는 수천 개의 코르크처럼 각각 고유의 이름을 달고 그 이름에 걸맞는 독자적인 '운동성'을 선보인다. 물과 티슈로 빚어진 '천골'이라는 이름이 붙은 코르크, 뇌척수액이라는 이름이 붙은 코르크 '간'이라는 이름이 붙은 코르크, 위장, 신장, 접형골, 전두골, 두정골 일일이 나열하기도 힘든 많은 독립된 이름을 가진 코르크들이 물의 흐름에 반응하며 균형을 유지하기 위해 웅장한 군무를 펼친다. 기계적이지만 무척 아름다운 자태의 움직임!

이 운동성이 소마를 지배한다.

이 운동성이 소마를 빚어낸다.

진흙처럼 요리조리 빚어지는 흙의 몸, 소마를 만드는 힘을 우리는 CRI(Cranio Rhythmic Impulse)라 부른다.

롱타이드에 의해 '물결의 몸'이 조형되고,
미드타이드에 의해 '물의 몸'이 만들어지고
'CRI'에 의해 '흙의 몸, 소마'가 빚어진다.

소마 차원에서 뇌척수액의 운동성은 큰 의미가 없다. 다른 독립된 개체들과 역할이 똑같다. 천골이 상하 수직으로 입체적으로 움직일 때 뇌척수액도 기계적으로 그것에 반응하며 오르락내리락 1분에 10회 정도 주기적으로 순환한다. 그러다 보니 소마 차원에서는 뇌척수액 운동성을 직접 감지할 일이 없다. 직접 감지하지 않아도 다른 독립된 개체들을 통해 충분히 순환을 도와줄 수 있기 때문이다. 뇌척수액의 순환이 소마 차원의 목적이 될 수는 있지만 소마 차원을 움직이는 힘은 아니다. 소마 차원을 움직이는 힘은 미드타이드 물결에 반응하는 '충동Impulse'다.

CRI는 대략 만 5세 이후부터 강력하게 '소마'를 지배한다. 만 5세 이전에는 소마(육체)에서 CRI가 강하게 나타나지 않으므로 CST 바이오다이나믹스에서는 만 5세 이전 아이들에게는 대부분 미드타이드 차원의 플루이드 바디와 접촉한다.

소마는 현재 우리가 경험하는 모든 스트레스에 반응하는 세상이다. 유전적인 기질이 적용되며 유전적 힘의 지배를 받으며 육체적, 감정적, 정신적 스트레스에 직접적으로 영향을 받는 치열한 세상이다. 그렇다 보니 소마 단계에서는 '물의 몸'에서보다 더 빠르게 대응하고 균형을 잡아야 하기 때문에 운동성의 속도로 빨라진다.

1주기당(인헐레이션/엑설레이션) 20초~28초로 물을 지배하던 운동성이, 소마 단계에서는 주기당 5초~10초로 속도가 몇 배나 빨라진다. 이 정도의 속도로 적극적으로 대응할 때 진흙으로 빚어진 우리 몸이 외부의 스트레스로부터 형태를 유지하면서 유연성을 지켜 낼 수 있다.

그럼에도 불구하고 해소할 수 없는 스트레스를 코앞에 지속적으로 받게 되면 물 위의 코르크는 심한 긴장감에 흥분하여 물 위에서 울렁거리거나 오히려 긴장감에 수축되어 꼼짝도 못 할 수 있다. 소마가 매우 긴장하고 흥분된 상태임에도 불구하고 물의 몸에 큰 영향을 주지 않으면 고요한 물의 흐름이 파도처럼 출렁이고 있는 코르크를 잠잠하게 만들 수 있고 수축되어 꼼짝도 못하는 코르크엔 물기를 촉촉히 적셔 주어 다시 운활유를 바른 톱니바퀴처럼 생생하게 움직일 수 있다.

하지만 소마에서 장기간 해소되지 않는 스트레스가 물의 세계까지 침투하여 물의 흐름을 방해할 때는 문제는 달라진다. 이때부터 문제는 소마를 떠나 '물의 몸'으로 온다. 소마에서 아무리 CRI 운동성을 균형 잡고 긴장을 해소시켜도 또 같은 스트레스에 직면하면 시스템이 다시 무너진다. 코르크 밑에 고요히 흐르는 물길이 거대하게 출렁이기 시작하면 아무리 코르크가 고요히 있고 싶어도 덜썩거리게 된다. 요동치는 물길이 고요해지지 않으면 코르크는 평화와 안식으로부터 점점 거리가 멀어지게 될 것이다.

여러분의 몸과 마음이 불안정해지고 불편해질 것이다. 하여, CST 전문가는 고객의 시스템을 흔들고 있는 주범이 소마에 있는지 플루이드 바디에 있는지를 재빨리 평가해서 주된 요인이 소마에 있으면 소마로, 플루이드 바디에 있으면 '물길'로 가야 한다. 여러분의 몸은 이미 어머니의 뱃속에서부터 어떤 방식으로든 스스로 치유할 수 있도록 3겹의 육체를 걸치고 태어났다.

소마에서 힘들면 플루이드 바디로 플루이드 바디에서 힘들면 타이달 바디로 '치유'를 찾아 이동할 수 있다. 우리는 어떤 차원에서든 '치유와 생명력'을 발견한다. 참으로 대단한 치유 시스템이다! 마치 비상 식량처럼 언제든 필요할 때 쓸 수 있게 소마(육체) 안에 눈에 띌 새라 2개의 보이지 않는 바디에 치유력과 생명력을 꽉꽉 채워 숨겨 놓은 것 같다. 물질의 몸, 소마가 폭풍 성장을 하는 동안 맞이하게 될 다양한 현실적 스트레스를 충분히 이겨 낼 수 있도록, 우리 몸이 설계한 이 대단한 조감도를 잘 이해하셔서 여러분은 어떤 경우에도 스스로 치유할 수 있는 힘이 있음을 잊지 말았음 한다! 우리는 태어날 때부터 이미 100% 타고난 자연 치유력을 갖고 태어났다!

03

다차원적 홀로그램으로 보는 몸

　주말에 시간이 나면 가끔 미드를 볼 때가 있는데 제목은 정확히 모르겠지만 과학 수사를 표방하는 것만큼 동원된 장비들이 최첨단이다. 그 중 단연 내 눈길을 끈 것은 뼈만으로 인체를 복원하는 인체 복원 전문가가 수사관들에게 브리핑을 하기 위해 복원된 영상을 홀로그램으로 띄우는 장면이다. 사방으로 흩어져 있는 수사관 모두가 같은 입체 영상을 보고 대화를 나누는 장면에서 나는 드라마의 내용보다 색색깔 매우 섬세하게 묘사된 입체 홀로그램 영상에 매료되었었다. 홀로그램은 더 이상 우리에게 특별하지 않다. 생활 곳곳에 알게 모르게 홀로그램을 이용하고 있는데 대표적인 것은 위조 방지를 위해 카드에 붙어 있는 홀로그램이다.
　'완전한 그림'이라는 어원에서 출발하는 홀로그램은 2개의 레이저 광선를 이용해서 만들어지는 2차적 평면 위의 3차원적 입체를 묘사하는 기술이다. 이 기술은 마치 우리 몸이 물의 상태에서 현재 '인간'이라는 3

차원적 '완전한 그림'으로 나타나게 하는 것과 비슷해 보인다.

레이저가 프리즘을 통과하면서 2개의 빛으로 나뉘어진다. 스크린을 비추는 1개의 레이저가 만드는 기준광과 우리가 보고자 하는 대상을 비추는 또 다른 레이저가 만드는 물체광이 서로 간섭을 일으키며 간섭 무늬가 만들어진다. 간섭 무늬가 스크린에 저장되어 나타나는 입체 영상이 바로 홀로그램이다.

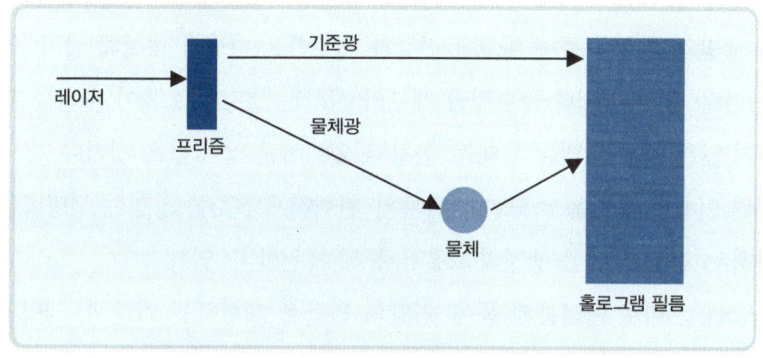

〈홀로그램(반사거울과 발산용 렌즈가 제외된 상태)〉

여기서 CST가 주목하는 것은 변형되지 않는 성질을 지닌 스크린을 비추는 기준광이다. 스크린을 비추고 있는 기준광은 현재의 상태와 상관없이 변형되지 않는 성질을 지닌 '생명의 호흡'과 비슷하다. 생명의 호흡-롱타이드, 미드타이드와 같은 물의 파동, CRI의 경우 원형적 운동성과 성질이 다를 뿐만 아니라 현실적 변화에 많은 영향을 받고 있어 기준광으로 보기엔 변동의 범위가 커 생명의 호흡임에도 불구하고 내 임의로 제외시켰다-에 저장된 빛의 정보가 우리 몸을 통과하면 우리는 어떠한 상황에서도 '건강과 치유의 원형Original Matrix of Health'을 기억할 수 있고 회복할 수 있다.

이것은 홀로그램의 성질과 비슷하다. 홀로그램이 저장된 필름이 어떤 이유에서 깨지거나 손상을 입었을 때 원본 필름 한 조각만 있어도 홀로그램 전체 영상을 다시 재현할 수 있다. 홀로그램이 저장된 필름 조각에 만들었을 당시의 파동과 일치하는 기준광이 통과되면 조각난 홀로그램 필름은 조각난 영상이 아닌 완전한 영상을 마법처럼 보여 준다.

우리 몸도 후천적인 환경과 조건에 의해 조각난 필름처럼 깨지고 손상될 수 있지만 건강한 곳 한 부분만 있어도, 건강한 세포 하나만 있어도 생명의 호흡을 통해 타고난 건강과 치유력'을 완벽히 재현해 낼 수 있다. 정말 멋진 일이다~ 수정란 때부터 시작된 생명의 호흡이 우리를 떠나지 않는 이상 우리는 절대로 '건강'을 잃어버릴 일이 없을 것이다. 필요하면 언제든지 처음 스크린에 기록된 '완벽하게 100% 싱싱한 생명력을 발하는 건강한 나'를 생명의 호흡을 통해 복원할 수 있다.

CST는 바로 여러분의 몸에 '건강의 원판'을 재현하는 기준광, 생명의 호흡으로의 접속이다. 접속만으로도 우리는 '다시 태어나는 일'이 가능해진다.

CST와 홀로그램

그럼에도 불구하고 갑작스런 의문이 내게로 와 해답을 요구하기 시작했다. 또 '원리와 메커니즘'을 찾는 병이 도진거다. 이 멋진 일이 CST를 통해 제대로 작동하려면 단지 기준광으로 작용하는 생명의 호흡만으로 과연 가능할까. 홀로그램 영상이 만들어지기 위해서는 비단 기준광만 필요한 게 아니다. 현재 내가 바라보고 있는 몸이 홀로그램 영상이라면 기준광은 물론이요, 기준광이 통과해야 할 프리즘과 '몸'이라는 물체를 비추어야 할 '물체광'도 필요하다. CST가 홀로그램과 같은 메커니즘으로 작용하려면 홀로그램이 만들어지는 조건을 모두 갖춰야 한다. CST 세션이 거듭되는 동안 나는 미소를 지을 만한 해답이 보이기 시작했다. 세션 중에 갑자기 머릿속에 떠오른 스크린 위로 이 모든 것들이 스치고 지나가서 세션 끝나고 얼른 노트를 해 놓았다(세션이 계속 진행될수록 생각도 같이 진행되어 지금 제시하는 내용들은 가설을 세우는 과정의 하나이며, 경험이 늘수록 더 나은 가설로 계속해서 움직여 갈 것이다). 나는 2가지 관점에서 홀로그램 원리를 적용해 보려 시도했다. 하나는 CST 관점에서 우리 몸이 홀로그램화가 되는 메커니즘이고 다른 하나는 CST 세션이 어떻게 생명의 호흡을 기준광 역할을 할 수 있게 하느냐이다. 먼저 전자인 CST 관점에서의 '몸 홀로그램화'이다.

  세션을 통해 현재 도달한 나의 가설은, 프리즘 역할을 하는 것은 수정란의 중심선(현재 시점에서는 두개천골계), 기준광은 생명의 호흡 중 롱타이드와 미드타이드 그리고 물체광으로는 엄마 뱃속에서부터 유전자의 영향권에 있었고 발달, 성장하면서 겪게 되는 스트레스에 반응하는 CRI를 대입했다. 우리는 정지되어 있는 사물이 아니라 계속해서 성장, 발달을 하는 살아 있는 생명체이다 보니 홀로그램을 단편적으로 적용하기보단 매 상태에 반응하여 기록할 수 있는 CRI와 같은 물체광이 필요할 것이다. 레이저 역할을 하는 것은 제1의 점화로 발생하는 '빛'이 될 것이다. 혹은 '의식'이어도 상관없다. 레이저, 프리즘, 기준광, 물체광 그리고 대상이 될 물체인 '여러분'까지 준비되었다. 그럼 레이저를 쏘아 보자. 아래와 같이 '여러분'이 홀로그램화가 될 것이다. 수정란 때부터 여러분의 일거수 일투족이 낱낱이 기록된 거대한 '개인 도서관'처럼 홀로그램 필름이 된 여러분을 CST로 생명의 호흡을 쏘아 보면 어떻게 될까.

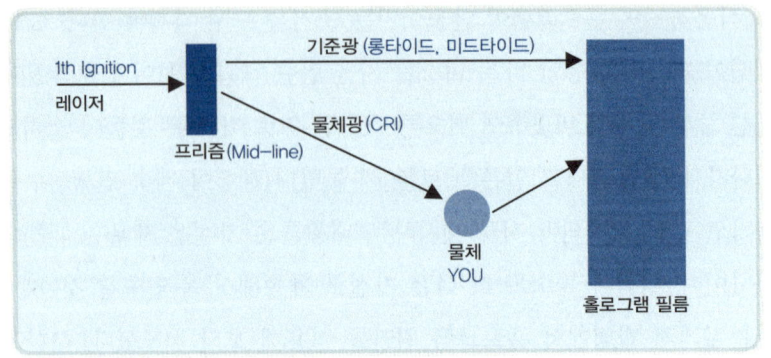

〈우리 몸의 홀로그램화〉

다음은 CST가 어떻게 생명의 호흡을 기준광 역할을 할 수 있게 하는가에 대한 나의 가설이다. 이 가설도 언제나 유동적이며 내 내공이 높아질수록 더욱 가까이 '실재'에 접근할 것이다. 지금 현재 내 수준에서의 가설을 들여다보면 우선, 프리즘은 바로 '나'다. 뉴트럴 상태의 CST 전문가가 프리즘이다. 기준광은 전문가의 의식Consciousness이고 물체광은 전문가의 인식 혹은 지각Perception이다. 물체는 우리의 '몸'이다. 위에서는 생략했던 반사 거울에 대한 해답이 가장 나중에 왔는데 그것은 다름 아닌 '전문가의 손'과 '참가자(고객)의 접촉한 몸 표면'이었다. CST 세션은 터치를 통한 접촉이 필요하다. 그 이유가 바로 손과 손이 접촉한 몸의 표면이 '반사 거울' 혹은 발산용 렌즈 역할을 하기 때문이다. 해서 손을 접촉하지 않는 CST는 존재할 수 없다. CST 세션은 먼저 CST 전문가의 뉴트럴 상태에서 시작한다. 뉴트럴 상태가 되면 '나' 혹은 'CST 전문가'는 자연스럽게 프리즘과 같은 도구 역할이 가능해진다. 뉴트럴 상태가 되기 위해 확장된 의식은 한 개의 레이저처럼 '나'라는 프리즘을 통과해서 2개의 레이저로 나뉘어진다. 2개의 레이저는 2갈래로 나뉘어진 개별적 의식이며 이것을 나는 '2개의 시선 혹은 눈으로 표

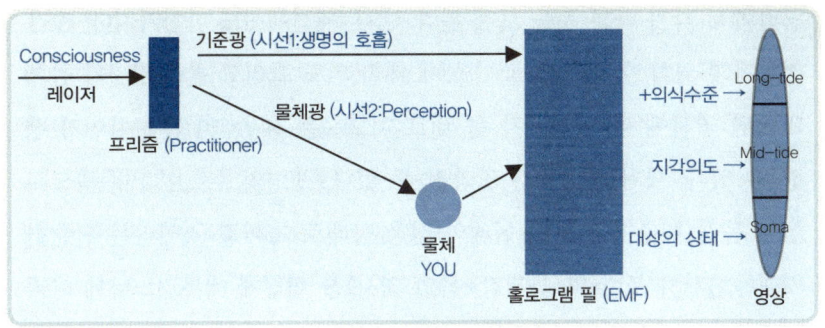

〈CST 와 홀로그램〉

현한다. 1개의 시선(눈)은 생명의 호흡을 보고 있어 기준광으로 작용한다. 다른 하나의 시선(눈)은 전문가가 인식(Perception)하고 있는 물체를 바라보고 있어 물체광으로 작용한다. 전문가가 감지를 위해 지각하는 대상이 물체 즉 '여러분'이다. 즉 전문가가 여러분을 물로 '지각'하면 우리 의식의 눈은 물의 몸을 영상으로 볼 수 있다. 전문가가 몸을 빛으로 '지각'하면 스크린에 빛의 몸을 영상으로 띄운다. 우리가 무엇을 지각하느냐에 따라 우리의 의식이 작용하여 보고 싶은 대로 보게 한다. 이것은 기준광을 비추면 원래의 대상이 영상으로 완벽하게 나타나는 단편적인 홀로그램과 달리 실제 CST를 통해 전문가 입장에서 보게 되는 최종 영상은 대상의 전체를 나타내는 다차원적 영상 중의 하나다. 물리학자 데이비드 봄이 제시한 '홀로그램 우주론'과 같은 맥락처럼 보인다. 우주라는 거대한 직물이 서로 연결되어 펼쳐진 우주와 접혀진 우주가 동시에 공존하는 그래서 우리가 어떤 우주를 의식하고 인식하느냐에 따라 펼쳐질 수도 있고 접힐 수도 있다. 세상의 모든 것들이 같은 선상에 있을지도 모른다. 누구나 다 함께 의식하고 인식할 수만 있다면 우리는 같은 공간에 같은 대상을 바라볼 수 있지만 의식과 인식의 차이에 따라 같은 공간에서 각기 다른 것을 보게 된다. CST 세션에서도 마찬가지다. CST 전문가의 의식 수준, 지각할 대상에 대한 의도 그리고 현재 참가자 몸에 기록된 역사에 따라 참가자 몸 위로 떠오르는 최종 '영상'에 차이가 생길 수 있다. 펼쳐질 우주가 달라질 수 있다. 생명의 호흡이 기준광으로 우리 몸을 비추기만 하면 원래의 건강 상태로 돌아갈 것이라는 단순한 기대는 3가지 조합(의식+지각+몸의 역사)을 어떻게 버무리느냐에 따라 부응할 수도 있고 어긋날 수도 있다. 우리 몸이 현재의 상태만 반영하는 것이 아니라 수정란 이후의 모든 것이 기록되어 있다 보니 '채널'을 맞출 필요가 있다. 그래서 전문가의 뉴트럴 상태가 더욱 절실히 필요한 것이다. CST 세션의 목적은 결국 우리 몸이 '오리지널 매트릭스' 상태를 떠올려 '생명의 호흡'이 몸의 중심선을 관통할 수 있도록 홀로그램적 환경을 조성하는 것이다. 라디오의 자동 채널 시스템처럼 전문가가 확장된 의식과 의도된 지각 상태를 가지고 있으면-뉴트럴 상태가 유지되는 범위 내에서- 마치 수천 개의 채널이 한 번에 스쳐 지나가며 어느덧 1개의 주파수가 잡히는 것처럼 최종 '영상'을 보게 된다. 전문가의 의식 확장 수준과 지각의 의도가 플루이드 바디에 있다면 참가자의 몸이 그 채널에 부응할 때 우리는 몸을 '물'로 바라볼 수 있다. 물의 우주가 펼쳐지고 물결의 우주와 소마는 접한다. 하지만 트라우마나 큰 쇼크를 경험한 대상의 경우 플루이드 바디에 머무르지 못하고 타이달 바디로 건너뛰거나 소마에만 머물려 할 수도 있다. 전문가는 떠오른 영상에 즉각적으로 의식과 지각의 수준을 자동적으로 맞춰 나가야 한다. 만약 전문가의 상태가 뉴트럴이 아니라면 유연하게 채널을 움직여 나갈 수가 없을 것이다. 이런 점에서도 역시 전문가의 뉴트럴이 지극히 요구된다.

또한 이런 이유에서 CST 전문가는 비단 물 차원에서의 테크닉뿐만 아니라 소마를 지배하는 CRI 단계의 테크닉도 마스터해 놓아야 한다. 몸이 전문가와 제대로 채널 수신을 못해 소마 단계를 고집한다면 전문가는 펼쳐진 소마의 우주에서 CST를 진행해야 할 것이다

생각이 이 즈음에 도달하니 문득 나는 전에 읽었던 책의 내용이 떠올랐다. 에릭 펄은 그의 책 〈리커넥션The Reconnection〉에서 이렇게 말했다.

"치유사로서 우리는 리커넥션의 연결사슬에 고리가 되는 것이다. 치유 에너지는 근원에 나와 우리 안에 흐르고 있으며, 우리를 통과해 발산된다. 이 에너지는 프리즘을 통과하는 빛과 같다(고객의 진동 주파수를 '우리의 중재'를 통해 우주가 읽고, 우주에서 나오는 진동에 반응하게). 우리는 프리즘이다. 고객과 우주를 사랑으로 이루어진 공동의 장으로 데려와 통합의 상태에 이르게 한다. 고객에게 필요한 것을 우주가 인식하게 되면 그에 맞는 환경이 조성된다."

CST의 치유 메커니즘과는 사뭇 다르지만 나는 그의 말에 충분히 공감이 가고 동의한다. CST에서의 '나'라는 프리즘은 뉴트럴 상태다. 프리즘은 단지 빛을 통과하는 역할만 할 뿐 통과하는 빛에 대한 어떤 개인적 분별이나 판단, 감정을 가지지 않는다. 그저 통로가 된다. 프리즘을 통과한 의식으로 전문가에게 펼쳐질 세상은 매번 달라진다. 보고자 하는 것이 무엇이든 그것을 지각하고 의식하면 우리는 볼 수 있다. CST를 통해 우리가 볼 수 이는 입체 영상 '몸'을 사방으로 들여다보면 이렇게도 볼 수 있다. 빛의 몸, 물결의 몸, 물의 몸, 섬유의 몸 그리고 전기의 몸!

내 안에 다 들어 있다.

01 라이트 바디Light body: 빛의 몸

이것은 마치 영화 '매트릭스3'에서 눈을 다친 네오가 붕대 뒤로 본 빛으로 만들어진 기계 세계를 보는 것과 같다. 우리는 온통 빛으로 만들어진 세상 속에 살고 있고 또 그 빛을 지금 보고 있다.

우리가 보는 모든 것은 '빛'이다. 이렇게 말하면 듣는 사람들이 모두 의아한 표정을 짓는다. 마치 어떻게 우리가 빛을 보냐는 듯이, 어떻게 우리가 보고 있는 것이 빛이 될 수 있느냐는 듯 시치미를 뗀다. 빛이 아니라면 우리는 볼 수가 없다. 왜냐하면 우리 시각계는 '빛'을 통해 정보를 인식하고 대상을 볼 수 있기 때문이다.

빛이 아니라면 우리의 시각계는 아무것도 볼 수 없다. 이 얘기인즉슨 우리가 보는 모든 존재가 다 빛이라는 얘기다. 우리가 볼 수 있는 대부분의 빛은 가시광선 영역에 속하며 이 외에도 빨간색 가시광선보다 파장이 긴 적외선과 보라색 가시광선보다 파장이 짧은 자외선이 있으며 X선과 같은 전자기파도 포함된다.

우리의 시각계가 가시광선 영역에서 진동하고 있는 빛만 대부분 인식하고 있기에 진동수가 너무 높거나 낮은 경우 쉽게 인식할 수 없어 그 존재조차 모르고 지내는 경우가 허다하다. 눈에 보이지 않는다고 존재하지 않는 것은 아니다. 눈에 보이지 않는다는 것은 단지 내 시각계의 레이더에 잡히지 않는 가시광선 영역대를 벗어나 있는 '무엇!' 우리가 보지 못해도 지금 여기 이 공간에 '존재'한다.

양재천 산책을 즐기는 나는 어느 날 이 말의 의미를 알아차리는 한 사건을 맞이한다. 지금 생각해도 너무나 사소한 것이지만 그날만큼은 그 일이 깨달음으로 다가왔다. 여느 때처럼 확 펼쳐진 공간감을 즐기며 산

책을 즐기고 있던 나는 늘상 걷던 산책로를 무심히 걸어가고 있었다.

시야와 의식을 확장하고 모든 것들이 내 시각계에 들어올 수 있도록 매우 이완된 상태를 유지하면서 걷고 있다고 생각을 했었는데 갑자기 내 감각을 끌어들이는 무엇인가가 있었다. 숲 덤불 사이로 뭔가가 꼼지락거리는 것이 포착된 것이다. 무의식적으로 눈길을 나를 이끄는 무엇인가로 향했는데 와~ 지금껏 본 적이 없는 기이한 새 몇 마리들이 숲 풀 틈에서 움직이고 있었다. 그 움직임이 너무 작은데다 어떤 사람도 그 존재를 알아차리지 못하고 지나치고 있었다. 우연찮게 내 시각계에 포착된 '그들'은 나의 세상에는 존재하지만 보지 못하고 지나친 산책객들의 세상에는 없는 존재다. 생각이 이것에 미치자 나는 무릎을 팍 쳤다.

감각계의 레이더에 잡히지 않는 것은 존재하지 않는다.

아니 존재하지 못한다.

그들을 보지 못하고 지나친 산책객들에게는 그 새들은 '무無'다. 하지만 그들은 나의 세계에서는 살아 있고 존재한다. 하나의 지구, 하나의 한국, 하나의 서울, 도곡동, 양재천을 걸어도 우리는 같은 공간에서 다른 세상을 보는 것이다. 어떻게 이런 일이 가능할까.

과연 이 세상은 우리가 보는 것만이 다일까. 우리는 같은 공간에 있어도 다른 세상을 구축할 수 있는 신비로운 마법이 성행되는 세상 속에 살고 있다. 이것은 개인의 감각계 영역과 의식의 확장 수준에 따라 세상이 좁아졌다 넓어졌다 함께 공유할 수 있는 수준에서 공유가 가능치 않는 수준까지 넘어가는 것 같다. 우리의 시각계가 볼 수 없는 수준의 파동 영역대를 지닌 몸, 그것이 바로 '빛의 몸!' 빛의 몸은 우리의 시각계가 볼 수 없는 파동 영역대로 보인다.

하지만 손의 감각 수용기는 포착이 가능하다. 그래서 CST는 빛의 몸을 눈으로 보지 않고 손으로 본다. 물론 일반적인 감각 영역대를 넘나드는 비범한 사람들의 눈과 감각에는 '빛의 몸' 영역대가 충분히 포착될 수도 있을 것이다. 그런 능력이 없다면 손으로 보면 될 것이다. 매우 안전하고 자연스럽게.

빛의 몸은 정자와 난자가 수정되는 순간부터 형성된다. 원심력과 구심력의 롱타이드라는 생명력이 수정란에 점화되면서 우리는 삶이 끝나는 순간까지 빛의 몸 위에 '육체'라는 영상을 띄워 우리 시각계가 그것을 인식할 수 있도록 레이저 빔을 쏘아 준다. 빛의 몸은 2가지 회전력을 가진 생명력이 우리 몸 중심을 주기적으로 역동하면서 발생하는 전자기장 형성으로 결코 삭제되지 않는 원형의 빛 상태를 구성하게 되는 것 같다.

전자기장을 통해 우리는 우주 공간은 물론 주변의 모든 것으로부터 빛을 끌어당기고 밀어낼 수 있어 세상에 존재하는 모든 것들과 긴밀히 공조하고 교감할 수 있다. 일본의 한 섬에 사는 원숭이들이 사과에 묻은 무엇인가를 물에 씻어 먹기 시작하자 세상 곳곳에서 비슷한 행위를 하는 원숭이들이 관찰되기 시작하는 것도 원숭이를 둘러싸고 있는 전자기장이라는 빛의 원형에 의한 '리듬 편승' 현상인 것 같다.

하나의 정보가 빛의 속도로 시공간을 초월해서 일어난다. 우리는 다르지만 모두 연결되어 있다. 그럼에도 불구하고 우리는 각자를 분별케 하는 특정 주파수대를 개인별로 형성하게 되는 것 같다. 마치 손상된 홀로그램을 재생하기 위해 홀로그램이 만들어진 당시의 특정 주파수가 필요한 것처럼 손상된 우리 몸과 마음을 처음의 상태로 재생하기 위해서는 처음 상태의 특정 주파수 롱타이드에 접속되어야 한다.

그래서 우리는 결코 어떤 질병에도 걸릴 수 없는, 어떤 질병도 스스로 치유할 수 있는 시스템을 이미 빛의 몸속에 갖고 태어났다. 단지 여러분을 지금의 물질계에 머물게 해서 스트레스와 병마에 시달리게 만드는 것은 좁은 감각 영역대와 낮은 의식 수준 때문이다.

여러분은 빛 그 자체다. 빛은 근원이다. 근원과 다시 접속할 수 있다면 우리는 결코 늙지도 아프지도 않는 꿈 같은 삶을 영위할 수 있을 것이다. 하지만 하늘은 우리에게 그것을 허락하지 않았다. 물질계의 중력이 우리를 땅에 붙잡아 놓고 있는 이상 우리는 물질계의 영향력을 벗어나지 못하고 '빛의 몸'에 대한 어떤 의식도 없이 물이라는 스크린 위로 투영된 '육체'라는 영상에 매달려 살아야 할 것이다.

하지만 우리는 이제 알아 버렸다.

이미 우리 몸속에 접속 가능한 숨겨진 '근원'을~

빛의 몸!

02 타이달 바디Tidal body: 물결의 몸

나는 수정란 이후의 몸을 빛의 몸이라 부르지만 CST에서는 타이달 바디라 부른다.

타이달 바디는 물결의 몸! 결국 빛을 파동으로 보느냐 입자로 보느냐의 문제인데 타이달 바디는 좀 더 입자적 개념인 듯하다.

빛의 파동은 물결을 만들고 그 물결 속에 빛은 녹아 들어간다. CST는 수정란에 발생하는 미세한 물결에 의해 수정란이 어떻게 분열을 해 나갈 것이며 어떤 것을 먼저 만들 것인가에 대한 '원형적 배열'의 정보를 가지고 있다고 여긴다. 즉, 물결이 없다면 수정란은 꿀먹은 벙어리처럼 무엇을 해야 하며 어떻게 해야 될지를 모른다는 것이다.

대부분의 사람들은 유전자가 큰 역할을 하지 않을까 기대하지만 이 시점에서 유전자는 아무런 역할을 하지 않는 것으로 알고 있다. 설령 유전자가 분열을 어떻게 할 것인지 무엇부터 해야 할지 순서를 안다고 해도 그 정보를 실행시킬 어떤 '자극'도 만나지 못한다면 그저 기능 좋은 컴퓨터만 갖고 있을 뿐 진즉에 자신은 빛의 속도를 가진 컴퓨터로 아무것도 못하는 컴맹과 같다.

물결이 바로 그 '자극'이다. 물결이 살랑살랑 움직이면서 슬쩍슬쩍 자극을 한다. 이 자극이 '순서와 배열'에 대한 정보를 알려 주면 그제야 모든 것들이 가동된다. 모든 60억 세포들이 가진 아주 잘난 능력들도 물결의 자극을 받지 않으면 실행할 방법을 몰라 평생 써 보지도 못하고 생을 마감할 수도 있다. 즉 물결이 제대로 수직 상승하고 수직 하강해야만 우리 몸의 모든 세포들은 빛 속에 담긴 '생명의 원초적 건강 계획서'대로 손쉽게 자신의 능력을 써 볼 수 있다.

치유하고 재건하고 복제하며 다시 재생할 수 있다. 해서 쌍둥이라고 해도 성격이나 몸 상태가 다를 수밖에 없는 것은 겉모습은 유전자 정보에 의해 비슷하게 빚을 수 있으나 '물결'만큼은 고유의 파동을 가지기 때문에 세상 어느 누구도 똑같지 않다. 나만의 고유의 파동을 가지지만 우리가 동시에 평등해질 수 있는 것은 '생명의 원초적 계획서'를 똑같은 시간 안에 취할 수 있기 때문이다.

누구나 똑같은 시간 안에 한 치의 오차도 없이 골고루 배부받는다. 물론 파동의 특색에 맞게 출발지는 똑같으나 어떤 이는 늦게 출발해서 중간에 좀 쉬다가 막판 스피드를 낼 수도 있고 또 어떤 이는 빨리 출발해서 천천히 도착할 수도 있다. 다양한 방식으로 물결이 출발해서 도달하여도 걸리는 시간은 정확하게 50초다. 여러분 몸속에 여전히 물결치고 있는 타이달 바디 혹은 빛의 몸을 감지하면 정확하게 50초다.

며칠을 잠을 못 자서 피곤해 죽을지라도 몇 달 동안 병원 신세를 지고 있더라도 당신 몸 안의 타이달 바디는 정확하게 50초 만에 하강하고 50초 만에 상승한다. 즉 타이달 바디는 마치 슈퍼 컴퓨터의 하드웨어처럼 절대로 사라지지도 지워지지도 않는 '정보'며 '빛'이다.

이 정보가 사라질 때, 이 '빛'이 사라질 때 여러분도 이 지구상에서 사라질 것이다. 그래서 CST에서는 타이달 바디에 한 번씩 접속함으로써 몸이 '건강과 치유의 원형'을 재인식할 수 있도록 도와준다.

특히 큰 트라우마을 겪고 있거나 회복 중일 때 타이달 바디나 빛의 몸에 대한 접속은 큰 해독제 역할을 한다고 알려져 있다. 왜냐하면 타이달 바디의 수준에서는 빛의 몸에는 어떤 결함도 어떤 부족함도 없이 완벽하기 때문이다. 그것을 상기하는 것만으로도 우리 몸에 치유의 불을 다시 점화할 수 있다.

03 플루이드 바디 Fluid body: 물의 몸

이 책 속의 메인 테마가 '플루이드 바디'이다 보니 이미 여러분은 이 단어에도 충분히 익숙해져 있으리라 생각한다. 플루이드 바디는 물질인 육체의 세계와 공기처럼 가볍고 불처럼 화한 빛(파동 혹은 물결)의 세계를 연결해 주는 '메디움(중간자)' 역할을 한다.

플루이드 바디를 통해 모든 것이 물질화된다. 빛과 같은 물결, 파동

속에 있는 '건강의 청사진'에 대한 정보도 플루이드 바디를 통해서만 형상화되고 현실로 현현될 수 있다. 플루이드 바디는 '연금술사'다. 구리를 금으로 변형시키는 연금술처럼 어떤 것이든 '물의 세계'를 지나야 변형될 수 있다. 꿈이 현실로 될 수 있다.

치유는 다양한 필드에서 접근할 수 있다. 물질의 차원에서 육체에 직접 접근하는 방법으로 마사지, 지압 등이 있고 에너지 차원에서 에너지체(CST는 에너지체에 대한 개념은 제외된다. 자칫 기치료와 혼란이 올 수 있기 때문이다)에 작업을 하는 대표적인 방법으로는 기치료가 있을 것이다. 물질의 차원 육체에 일어난 '치유'나 에너지 차원에서의 치유가 실제로 현실화되기 위해서는 '물의 세계'를 통과해야만 한다. 물의 세계, 플루이드 바디가 안정되어 있지 않으면 여러분들이 다양한 차원에서 시도했던 치유의 작업이 '물질화'되지 않을 수도 있다. 치유의 작업은 일시적으로 끝나고 다시 여러분의 몸은 원래의 고통과 불편함을 표현하기 시작할 수도 있다. 여러분의 노력은 물거품처럼 사라진다.

여러분이 공들여서 했던 다양한 차원의 다양한 치유의 작업이 '현실화'되고 물질화되어 우리 몸에 효과를 일으키기 위해서는 '물의 세계' 안정이 필수다. 물의 흐름이 중심선에서 수직 파동을 편안하게 할 때 여러분의 노력은 연금술처럼 변형될 것이다. 실제가 된다. CST에서 물의 세계를 주목하는 이유도 '치유'의 실현은 '물'을 통해서만 가능하기 때문이다.

여러분이 매일 먹는 맛있는 3끼 식사나 가끔씩 드시는 한약 혹은 꼭 챙겨 먹는 건강 식품도 실제로 몸에 정착해서 몸의 기능에 영향력을 미치기 위해서는 '물의 몸'을 통과해야만 한다. 우리는 좋다고 먹기는 하지만 실제로 들어가서 그들이 무슨 짓을 하고 있는지는 도통 알 길이 없다. 그냥 기분이 좋고 덜 피곤하고 힘이 솟는 느낌만 있으면 오케이다. 어찌 보면 참으로 무책임하지만 달리 방도도 없다.

하지만 플루이드 바디를 통해 보면 그들은 때론 매우 거칠고 공격적으로 여러분들의 건강을 공략하고 있는 모습들을 본다. 내 경험으로 최고의 약은 몸속으로 들어와 천천히 몸과 융합해 가는 것들이었다. 공격적이고 빠르게 움직이는 그 어떤 것도 종국에는 몸과의 타협을 이루지 못하고 마찰을 일으킨다. 어디에도 쓸 곳이 없는 '열'을 만들어 내면서 오히려 더 많은 지원군을 요청하는 통에 여러분은 그들 없이는 마치 기운이 없어지는 듯한 중독성을 나타내기도 한다. 먹으면 기운이 생기고 안 먹으면 기운이 떨어지는 것은 물의 몸에서 물질화가 일어나지 않았기 때문이다.

그들은 물의 몸을 통과하지 못한 것이다. 물을 통과하지 못하면 연금술이 일어나지 않는다. 연금술이 일어나지 않으면 결국 내 것이 되지 못한다. 내 것이 될 수 없으면 과감히 버려야 하지만 어떤 것이 내 것이 될지를 모르니 선택이 어렵다.

물의 몸을 통해 보면 우리 몸을 들어오는 모든 것들의 메커니즘이 보인다.

물을 통해 보면 모든 것이 투명하게 보이니까.

모든 것이 실제가 되는 물의 몸!

연금술이 지배하는 세상!

04 티슈 바디Tissue body: 섬유의 몸

아주 멋진 세계다. 이곳은…

어떤 곳도 연결되지 않은 곳이 없다. 이곳은…

그래서일까, 어떤 곳에 접촉을 하고 있어도 몸 전체가 네트워크처럼 바로 연결된다. 이것은 영화 아바타에서 본 나비족의 영적 나무였던 '에이와'와 같다. 눈에 보이지는 않지만 나무 뿌리가 신경망처럼 모든 것과 연결되어 하나로 작동하는 메커니즘!

티슈 바디는 플루이드 바디 속에 속하지만 따로 보아도 역시 독창적이고 매력적이다. 물의 통로가 되는 티슈 바디는 그 섬세함만큼이나 우리의 다양한 감성에 민감하게 반응해서 마치 '거짓말 탐지기'와 같다. 여러분이 내 앞에서 아무리 '예스'라고 해도 티슈 바디에게 물어 '노'라고 답하면 나는 여러분이 내게 거짓말을 하고 있다고 확신할 것이다.

나의 뉴트랄에 티슈 바디가 충분히 중화된 상태라는 전제하에 여러분에 관한 모든 질문은 티슈 바디를 통해 그 진위 여부 파악이 가능해진다. 티슈 바디는 여러분이 엄마 뱃속에 있을 때부터의 모든 기억을 다 저장하고 있으니까. 그래서 만 5세까지 일어난 기억나지 않는 사건은 '몸'에게 물어야 한다. 그래서 만 5세 이전에 일어난 기억나지 않는 사건으로 발생한 트라우마나 쇼크는 '몸'이라는 문을 통해 '치유'와 만나야 한다.

유아들은 모든 것을 몸을 통해 느끼고 기억한다고 해서 태아&신생아 심리학에서는 이것을 '몸 자아'라고 한다. 몸이 바로 유아의 의식이다. 몸으로 생각하고 기억하고 느끼고 반응하는 단계에서 우리는 마음에게 어떤 것도 물을 수 없다. 몸을 통해 물어야 한다. 유아들의 '몸 자아'는 바로 티슈 바디로 형성된다.

빛나는 그물망처럼 엮여 있는 티슈 바디를 얽히게 하는 트라우마나 쇼크를 찾아 해소할 때 여러분 '내부의 아이'는 치유되고 성장할 수 있다. 무의식적으로 여러분 안의 상처받은 '내부의 아이'가 여러분을 지배할 때 여러분은 육체만큼 성숙하지 못한 의식 수준을 가지게 된다. 의식에 남아 있지 않는 기억의 상처를 해소하고 정화하여 티슈 바디의 실크같은 부드러움과 찰랑거림을 되찾을 때 우리는 성장할 수 있다. 빛나는 물이 거침없이 통과할 수 있다.

05 일렉트론 바디Electromagnetic Body: 전기의 몸

TV에 소개된 한 중국 여성의 이야기다. 이 여성은 손으로 물고기를 굽고 손에서 나오는 전기로 동네 사람들을 전기 마사지를 해 준다. 마사지를 받는 사람들은 마치 전기가 톡톡 쏘면서 따갑다고 표현하면서도 시원하고 신기하다며 인터뷰에서 말하는 것을 보았다.

내 눈으로 직접 보고 있었지만 참으로 믿기지 않는 광경이었다. 그녀가 생선을 굽겠다며 양손으로 생선을 잡고 있는데 잠시 후 물고기에서 연기가 난다. 마치 프라이팬 위에서 굽는 것처럼 지지직 소리를 내며 구워지는 것을 보고 기겁을 하였다.

그녀의 능력은 집에 갑자기 전기가 나가서 뚜꺼비 집에 손을 대면서부터란다. 이미 열에 타 버린 두꺼비집 차단기를 무심코 건드렸는데 나중에 두꺼비집을 고치러 온 사람이 전압이 너무 높아 손도 못 대는 것을 보고 자신의 능력을 알아차렸다고. 그녀의 몸속에는 일반인이라면 이미 타 버릴 정도의 고압의 전기가 흐르고 있다. 그것을 견뎌 내는 그녀의 전자기장은 어떤 소재로 만들어졌을까.

그녀처럼 우리도 '전기로 만들어진 몸'이다. 단지 그녀만큼 전압이 높지 않을 뿐더러 높은 전압은 견딜 수 없도록 디자인되어 있을 뿐! 그래서 우리도 전자제품처럼 많이 쓰면 열이 나고 많이 쓰면 과부하가 걸린다. 전기력을 너무 쓰면 전압이 높아져 장기들이나 뇌가 견디지 못한다. 신경을 많이 쓰면 쓸수록 우리는 전기를 많이 소모하게 되고 감정적 충격을 받으면 몇 만 볼트의 전기가 몸에 발생한다. 그래서 신경을 많이 쓰고 나면 온몸에 힘이 빠지면서 방전되는 듯한 느낌이 들고 온몸이 뻐근한 것이 무척 피곤해지며 감정의 폭풍 후 몸은 물론 신경계가 녹다운이 된다. 모두 우리가 전기로 움직이는 몸이기 때문이다(우리 몸이 정보를 전달할 때도 신경계에서 전기 신호를 보내는 만큼 우리 몸은 늘상 전기로 가동되고 있는 셈이다).

몸은 안전하게 전기 에너지를 사용하기 위해 '물'이라는 보호 장치를 사용하고 있다. 전기가 흐르지 않고 물체에 정지한 상태로 머물고 있는 것을 우리는 흔히 정전기라고 부른다. 겨울철이면 주변 모든 사물에서 정전기가 마치 성난 벌처럼 빛을 번쩍거리며 우리를 쏘는 것을 경험했을 것이다. 주변 환경이 건조해질수록 마찰 전기(정전기)가 많이 생기고 불필요한 스파크가 일어나 우리를 불쾌하게 만드는 것처럼 우리 몸 안의 전기도 몸 내부가 촉촉하게 물로 적셔져 있지 않고 건조한 환경을 만든다면 우리 내부의 정전기는 보이지 않게 스파크를 일으키며 우리 몸속 생명을 불필요하게 태울 수 있다. 생명의 호흡을 몸이 잊지 않는다면 곧 물을 순환시켜 몸을 생명의 물로 적셔 소방수처럼 내부의 '화재'를 꺼서 정전기의 위험으로부터 '나'를 보호할 수 있다.

하지만 생명의 호흡이 어떤 이유로 인해(병, 중독, 스트레스, 트라우마, 노화) 약해져 있는 상태라면 몸은 매우 위험한 상황에 처해질 수도 있다. 가장 최악의 경우가 바로 세계적인 미스터리 '인체 발화 현상'이다. 한국에서는 인체 발화 현상에 대한 보고가 거의 없는 걸로 아는데 외국에는 드물지 않게 보고 되는 있는 것 같다. 외국에서 많이 보고되는 이유는 단지 전기적 작용에서만 정전기가 만들어지는 것이 아니라 '화학적 작용'도 덧붙여지지 않았을까 추측해 본다. 전기는 스파크와 같은 촉매제 역할을 했다면 폭탄의 역할은 체내에 축적된 화학적 산물이었을 수도 있다. 어떤 외국 영화든 공통적으로 볼 수 있는 인상적인 장면은 '약병'들이다. 욕실 서랍이나 침대 옆 서랍에서 남녀노소 불문하고 다양한 약들이 이미 상비되어 있고 필요하면 언제든 입에 털어넣는 장면들을 쉽게 볼 수 있다. 아마도 서양의 문화인 듯한데 어릴 때부터 상용하고 있는 약의 화학적 성분들이 체내에 천천히 축적되면서 생명의 호흡이 약해지는 어느 시점에 몸속에 불이 붙이는 '폭탄' 역할을 하는 것은 아닐까. 만약 물의 충분히 순환하면서 화학적 성분을 정화할 수 있었다면 '인체 발화 현상'이 일어날 만한 조건은 만들어지지 않았을 것이다. 우리가 타버리지 않고 안전하게 전기를 사용하기 위해서는 '물'이 우리 몸 내부를 충분히 적셔 주고 순환되어야 한다. 그래서 플루이드 바디가 전기의 몸에서 중요한 자리를 꿰찰 수 있다.

플루이드 바디가 제대로 순환하지 못하면 특정 지역으로 물이 쏠리게 되고 뒤틀리게 된다. 이 뒤틀림과 쏠림은 전기력을 한쪽으로 쏠리고 뒤틀어서 엉뚱한 곳에서 스파크를 일으킨다. 불필요한 스파크 현상은 몸의 세포에 변이 현상을 일으킨다. 그 대표적인 세포 변이 현상이 바로 '암'이며 이것이 정신적인 변이를 일으키면 우울증이나 공황 증상을 일으키기도 한다.

결국 우리는 생명의 가장 초기 단계에서부터 '전기'를 사용한 것처럼 보인다. 전자기장의 형성으로 물을 통해 지속적인 '전기력'을 만들어 낼 수 있고 그 전기력은 곧 생명력으로 작용하는 것 같다.

우리는 스스로 전기를 형성할 수 있는 시스템을 몸에 부착한 채 태어났다. 그 시스템이 바로 '두개천골계'다. 몸 중심선에 일찌감치 자리 잡은 두개천골계는 마치 수력 발전소처럼 물의 수직 파동을 통해 끊임없이 '전기'를 생산하고 배분하며 생명력을 세포 곳곳으로 전달한다. CST는 바로 이 전기력의 생산력과 배분을 손으로 감지하게 된다. 생산력과 배분이 균형 잡히지 않을 때 바로 이미 공부하신 64 바디 패턴이 형성되는 것이다.

한쪽으로 전기가 너무 쏠리는 경우 우리는 '차징Charging'이 너무 많이 되어 있다고 표현하고 차징된 것이 해소될 때 '방전'되었다고 표현하기도 한다. 오버차징된 전기 에너지(전자파, 다양한 파동들을 통틀어)가 방전될 때 우리는 '따끔따끔'한 감각이나 톡톡 쏘는 전기적 느낌을 가지는데 동양에서는 이것을 '탁기' 혹은 '사기'라고 표현하는 것 같다.

그 표현도 일리는 있다. 한쪽으로 쏠린 과도한 전기력이 빠져나가야만 이(방전) 과부하가 해소되고 이완이 일어나면서 편안해진 시스템이 원래로 중심선으로 돌아가려는 의지를 가질 수 있다. 그래서일까. 이 시대의 '디지털 세대'는 어느 세기보다 더 CST를 필요로 한다. 이젠 모든 것이 손 터치 하나만으로 움직일 수 있는 UB쿼터스 시대. 네트워크가 형성되어 집에서나 밖에서나 모든 것들을 컴퓨터나 DMB, 스마트폰 등으로 연결하여 조정할 수 있게 되었다. "언제 어디서나 동시에 존재한다."라는 멋진 라틴어에서 유래한 유비쿼터스는 물이나 공기처럼 도처에 편재되어 있는 상태이며 동시에 모든 것이 자연스럽게 연결되는 상태를 의미한다. 참으로 멋진 이상의 상태다.

하지만 이것이 또 다른 '전기력'에 의해 연결되다 보니 인체 비친화적이다. 우리 몸은 스스로 전기력을 생성할 수 있는 자체 시스템이 구축되어 있으며 개별적으로 특별한 주파수 영역대를 소유하여 인체 친화적 전기력을 생산한다. 그렇다 보니 외부의 전기나 전자파, 다양한 파동들에 민감해질 수밖에 없다. 그 빈번함의 정도가 미미하다면 큰 문제가 없겠지만 '디지털 세대'들은 태어날 때부터 나도 모르는 핸드폰 사용법을 척 보기만 해도 작동시킬 정도로 전자제품과 이미 친분을 쌓은 것 같다. 신기할 정도로 척 보면 착 한다.

우리 몸에서 자체적으로 생산하는 전자기력의 자연스러운 흐름을 방해하는 외부의 전기력이나 파동들은 어느 정도의 수준에서는 물의 자정 능력으로 해소가 가능하지만 그것이 일정 수준을 넘어가면 슬슬 과부하가 걸리기 시작한다. 열이 나면서 몸 안의 물을 말리기 시작한다. 물이 마르기 시작하면 쓸데없는 스파크가 몸속에서 생기기 시작하고 우리는 초조하고 불안해지면서 자체 전기력의 방전 사태로 충전이 제대로 되지 않아 늘 피곤한 상태를 맞이할 수 있다. 외부에서 컴퓨터나 핸드폰 조작을 통해 손이나 귀를 타고 들어온 전기들이 몸 밖으로 배출되지 않고 그대로 쌓이면서 결국 비친화적 전기력의 오버차징이 생긴다.

외부에서 들어온 인체 비친화적인 전기력은 반드시 방전되어야 한다. 물의 흐름만이 그것을 방전시킬 수 있다. 우리 몸의 전자기장을 위협하는 가장 대표적인 전기 혹은 전파, 전자파를 꼽으라면 나는 망설임 없이 이렇게 말할 것이다.

핸드폰과 컴퓨터 앤드 이어폰 삼형제!

없으면 불안감을 느낄 정도로 자신의 분신처럼 여겨지는 이들이 CST

관점에서는 매우 애물단지로 여겨지는 것은 이들에 대한 친밀감이 몸 속 전기에 미치는 악영향과 비례하기 때문이다. 더 많이 가까이할수록 더 많이 전기의 몸은 불편해진다. 뭐든 과용할 때 문제가 생긴다. 적당히 사용하면 약도 약이 되고 핸드폰과 컴퓨터, 이어폰도 세상 모든 것과 연결시켜 UB쿼터스를 실현시킬 수 있다.

하지만 인류는 이미 적정 수준을 넘어 과열의 상태로 가고 있으니 생명의 호흡도 물이 부족해서 숨이 턱턱 말힐 지경이다. 여기서 이들의 무의식적인 활동을 잠시 들여다보자!

04

전자파의 위협: 핸드폰-컴퓨터 -이어폰 전자파 삼형제의 역습!

드디어 올 것이 왔다.

나는 이 소식을 언제쯤 들나 기다린 지 몇 년 만에 떡하니 인터넷에 검색이 되었다. WTO에서 '핸드폰이 암을 유발할 수 있다.'에 손을 들어 주었다는 것이다. 내가 핸드폰 사용에 대해 이리도 수선을 떠는 이유는 많은 경우 알게 모르게 우리가 핸드폰을 통해 건강을 위협받는 많은 사례들을 몸을 통해 보았기 때문이다.

너무 오래 전이라 언제였는지 정확하게 기억나지는 않지만 2001년(?) 즈음이었던 것 같다. 한 여고생이 턱이 너무 아파 공부에 집중을 못할 정도인 상태에서 세션 프로그램에 참가를 했다. 세션이 진행되면서 나는 턱 주변은 물론 아이의 머리 쪽에서 발생하는 비정상적인 자글거리는 전기 현상을 발견했는데, 그 전기 현상이 아이의 턱 주변 근육은 물론 뇌까지 쪼그라들게 만드는 것 같았다. 전기 현상이 과도하게 발생하는 이유를 알아야 해서 아이에게 컴퓨터를 사용하느냐 텔레비전을 많이 보느냐 다양한 각도에서 아이의 생활 패턴을 염탐하였지만 당시 여고생들은 컴퓨터로 숙제를 하거나 검색을 하지는 않아서인지 별 해답을 얻지 못했다.

그렇다면 그 전기 현상이 발생하는 진원지의 원인은, 요소는 무엇일까. 내내 고민을 하던 중 세션을 기다리던 여고생이 핸드폰으로 문자를 보내는 모습을 언뜻 보았다. 그것도 한 손으로! 그 가공할 모습에 감탄을 하는 동안-당시 한 손으로 문자를 보낸다는 것을 상상도 못했던 터라- 동시에 머릿속에 전깃불이 켜졌다.

바로 저거다! 나는 아이에게 문자를 많이 보내냐고 물었더니 아이는 수줍은 듯 그렇다고 했다. 하루에 몇 통? 하고 물으니 와~ 우 상상을 초월하는 답이 나왔다.

보통 50개, 많게는 100개!!! 답이 '나 여기 있어요.'라고 튀어나오는 순간이다. 나는 세션 프로그램에 참가하는 동안 핸드폰 문자 사용 절제를 부탁했다. 하루에 50개~100개를 보내는 아이에게 당장 그만 보내라 하기에는 무리한 부탁인 듯하여 실천 가능할 정도로 줄여 보라 하였더니 효과는 금방 눈에 띄게 보였다. 머리 주변의 전기 현상이 사라지면서 그렇게 고통스럽게 지속되던 턱의 통증이 사라졌고 그동안 손과 팔을 타고 뇌까지 파고든 쓸데없는 전기들이 방전됨으로써 아이는 다시 낭랑 18세가 될 수 있었다.

어디 그뿐인가. 한 초등학생이 원인을 알 수 없는 고열로 병원에 입원하기를 몇 번. 하지만 이런저런 검사로도 원인을 알 수가 없고 해열이 제대로 되지 않아 부모님들이 아이의 뇌손상을 크게 염려하던 차였다. 세션 프로그램을 참가할 때만 해도 열 때문에 축 처져 있던 아이가 프로그램이 진행되면서 점차 열이 떨어지고 병원에서도 충분히 안정되었다는 진단을 받을 정도가 되었다.

그러던 어느 날 다시 아이에게 열이 나기 시작했다. 엄마는 병원을 가도 처방이 없어 바로 세션을 신청하셨다. 아이의 몸은 열 때문에 몹시 불안정한 상태였는데 특히 '간'의 운동성이 심상치 않다. 무척 열을 받은 듯 울렁이며 불안정한 모습이다.

간 세션을 통해 간을 충분히 안정시키고 나니 갑자기 많은 전기들이 방전되는 현상이 보였다. 오호라… 녀석이 컴퓨터나 핸드폰으로 게임을 한 것이 틀림이 없을 것이다. 나는 세션 후 엄마에게 아이가 컴퓨터나 핸드폰으로 게임을 했냐고 물었다. 역시나! 아이의 상태가 좋아져서 아마도 엄마가 허락을 한 것 같은데 아이의 몸은 전자기파에 몹시 민감한 시스템이어서 한동안은 그들을 멀리해야 할 것이라고 조언을 해 주었다. 역시 그들을 멀리하고 나니 아이는 다시 열이 오르는 법이 없었고 몸의 시스템이 회복될 때 즈음에는 컴퓨터 게임을 해도 '열'을 해소할 수 있는 수준이 되었다.

그렇다면 왜 핸드폰-컴퓨터-이어폰 이 삼형제들이 우리의 건강을 위협하는 악당들이 되었을까. 늘 곁에 있어 주었던 친구들이 갑자기 악당으로 돌변하는 어의없는 상황이다. 그것은 위에서 이미 설명한 바와 같이 인체 친화적 자연 전기를 자체적으로 생산하는 인체 시스템의 특성 때문이다. 우리 몸에 형성되어 있는 자연적인 파동은 외부 파동과 맞는 것이 있고 맞지 않는 것이 있음에 틀림이 없다.

심지어는 이빨에 장치하거나 심는 치과적 보철물이 인체 자연 전기를 방해하는 '노이즈 전기'를 만들기도 하는 것 같다. 깨물어서 부딪히는 순간 번쩍하면서 전기가 나와 우리의 뇌를 몹시 자극하는 것처럼 보인다. 실제로 우리 몸은 서로 관절끼리 부딪히거나 마찰이 생기면 스파크가 생기기 마련이다. 그것으로 인해 우리 내부가 손상을 받는 것은 아니지만 인위적인 치과 보철물에 의해 발생하는 전기력은 상황이 다른 것 같다. 우리의 신경계를 높은 수준에서 자극할 가능성이 커 보인다.

나는 지금도 컴퓨터를 이용해서 이 글을 쓰고 있다. 내가 여러분보다 조금 더 민감해서인지 노트북 자체에 있는 자판을 사용하지 못하고 따로 자판을 외부에서 연결해서 사용하고 있다. 그나마 손으로 전기가 타고 들어오는 것을 덜 느낄 수 있는 방편이다. 그럼에도 불구하고 마우스를 통해 전기가 손과 팔을 타고 들어오는 것이 느껴진다. 손이 저려 마우스에서 손을 떼고 쥐었다 폈다의 운동을 해야만 전기가 방전됨이 느껴지는데 전자파의 위해를 알면서도 나는 '필요'에 의해 도구들을 사용해야만 한다. 이것은 나의 선택이다. 필요에 의해 외부의 전기력을 마다하지 않고 쓰고 있다. 그리고 방전을 위한 뒤따르는 나의 노력이, 무의식적으로 컴퓨터를 떠나지 못하고 몸에서 핸드폰을 뗄 수 없으며 어떤 상황에서도 이어폰을 꽂고 있는 여러분과의 나와의 큰 차이를 만든다. 컴퓨터를 장시간 사용하고 나면 나는 내 후두부의 물들이 출렁이며 '이젠 그만해!'라는 신호를 듣게 된다. 하고 싶어도 할 수 없는 상황이 자연스럽게 만들어져 나는 컴퓨터로부터 쉬어야만 한다. 쉬는 동안 셀프 테크닉을 통해 후부두의 물을 안정시키면 다시 시야가 명확해지고 눈이 편안해지면서 목의 긴장이 해소된다. 다시 컴퓨터를 사용할 수 있는 상태가 준비된다.

필요에 의해 우리는 컴퓨터, 핸드폰, 이어폰을 사용해야 한다. 다음 세대는 전자파를 흡수한 다음 대소변처럼 배출하는 진화된 시스템이 몸에 필요할지도 모른다. 하지만 지금은 존재하는 현 시스템(두개천골계)으로는 소화할 수 있는 용량이 적은 관계로 사용한 다음 '노력'을 통해 '배출'해야 한다. 배출을 위한 노력은 매우 간단한 방법에서 시작된다. 아래에 간단하면서 파워풀한 전자파 배출의 소소한 노력을 소개한다.

전자파를 해소하는 간단 방편!

전자파를 우리 몸에서 해소하는 가장 확실한 방법은 첫째도 CST고 둘째도 CST다. 그것은 확실하다.

하지만 모든 사람들이 전자파 해소가 가능한 플루이드 바디를 감지할 수 있는 몇 안되는 CST 전문가를 찾아갈 수는 없는 노릇이다. 도저히 스스로 해소할 수 없는 지경에 이르렀을 때 자신의 상태가 무엇으로부터 시작되었는지 의학계와 자연 요법계에서 답을 구할 수 없었을 때 아직은 몇 안되는 플루이드 바디에 능통한 CST 전문가를 찾으시고! 그 외의 분들께서는 스스로 인체 비친화적인 전자기력을 닦아 내고 씻어 내고 정화해야 할 것이다.

그 방법은 의외로 간단하다.

우리는 더 이상 전자파로부터 벗어날 수 없는 생활 환경을 구축하고 말았다. 초등학생들도 숙제를 하기 위해서는 컴퓨터를 써야 하고 핸드폰은 당연한 것이고 필수 아이템으로 또래 아이들과 등등한 수준이 되기 위해 가져야 하며, 혼자 이동하고 혼자 있는 시간이 많아지므로 음악은 내 영혼의 친구가 되어 이어폰을 통해 나를 위로해 준다. 학교를 가도 책상마다 컴퓨터가 놓여 있어 컴퓨터 화면을 통해 공부를 해야 하고 회사일은 컴퓨터가 없으면 절대로 안될 일이며, 심심할 때 나를 즐겁게 해 주는 무한 공간 인터넷 세상을 담고 있는 보물이다.

그러니 핸드폰 사용을 줄여라, 컴퓨터를 하지 마라, 이어폰 끼지 말라는 요구는 헛되다. 사용하지 말라는 요청으로 괜스레 아이들과 마찰을 겪기보단-사람 간의 감정적 마찰에도 불안정한 전기력이 생성되어 우리의 시스템을 뒤흔든다- 전자파를 해소할 수 있는 방법을 알려 아이들의 건강을 챙기는 것이 더 지혜로울 것이다.

전자파와 친해져야 할 필요는 없다. 하지만 선택에 의해 사용한 후에는 마치 밥 먹고 똥 누는 것처럼 배설이 일어나야 한다. 들어가면 나오는 것이 삶의 법칙이 아니든가. 나의 무의식적 인가하에 들어간 전자파는 따듯한 우리 육체를 좋아하는 것 같다. 삶의 법칙을 어기고 웬만하면 나오려 하지 않는다. 오히려 악착같이 남아서 마치 자신이 원래의 자연스러운 전기력인 척 행사하려 든다. 전자기장의 통로를 따라 우리 몸의 빛을 교란해 가면서 우리 몸 여기저기를 쑤시고 다니는 통에 우리 신경계가 잔뜩 곤두서게 된다.

두 가지 다른 종류의 전기력에 다시 마찰이 일어나면 우리의 몸은 교란 상태에 봉착하게 된다. 그런 상태는 매우 심각하며 방전시키기까지 시간이 많이 소요되는 것을 보았다. 그 지경이 되기 전에 미리미리 해소하고 방전시켜야 한다. 그 방법은 매우 간단하다.

첫째 컴퓨터, 핸드폰 사용 후 차가운 물에 손을 씻는다!
둘째 컴퓨터나 핸드폰 사용 중간 중간 적당 양의 물을 마신다
　　　(제발 적당히 드시길!).
셋째 산림욕이나 나무, 자연이 있는 곳을 산책!

이 모든 것의 결과는 오버차징된 몸의 시스템의 열을 내리고 교란된 시스템을 중화하는 것!

위의 세 가지 중 내가 가장 강력하게 추천하는 것은 세 번째다. 숲 속을 걷고 새소리를 들으며 자연에서 풍기는 향긋한 냄새를 맡을 수 있다. 우리는 자연에서 멀어질수록 자연의 흐름을 쫓아가지 못하고 자연으로부터 소외당한다. 자연으로부터 멀어질수록 '건강'은 더욱 곤두박질로 내닫는 현실이다. 이런 현실 속에서도 산림욕과 등산으로 자연을 샤워하

고 자연으로 몸속을 채워 넣으면…. 컴퓨터, 핸드폰과 조금 더 가까워질 수 있다..

CST와 함께하면 좋은 것 3가지

1.소식

나는 2005년 이후 다양한 요리법을 배우면서 배운 요리법의 철학대로 먹지 말라는 것은 일단 먹지 않았고 먹어 보라는 것은 어떻게든 먹어 보았다.

선재 스님의 사찰 요리를 1년간 배워서 오신채를 전혀 먹지 않는 습관이 생겼고 약선 요리 6개월을 배우는 동안 내가 얻은 성찰은 약재를 쓰는 것보단 그냥 우리가 흔히 볼 수 있는 식재료를 쓰는 것이 낫다는 것이었고 이탈리아 파스타 전문가 코스 6개월 수료 후에는 절대로 하얀 소스를 쓰는 이탈리아 요리나 수프는 먹지 말아야겠다를 배웠다(내 개인적으로 요리에 버터나 우유, 그리고 생크림, 치즈 녹인 것이 들어가는 것을 매우 싫어한다).

한 3년을 이런저런 요리법을 배우고 나니 이제는 요리책만 봐도 웬만한 것은 다 요리할 정도는 되었는데, 1994년부터 햇수로 4년을 인도에서 생활하는 동안 동안 유럽 친구들이 열렬히 환호하던 '마크로비오틱' 책을 드디어 구입하여 2011년 초부터 마크로비오틱에서 먹지 말라는 4가지 음식 고기, 계란, 설탕, 우유를 단계적으로 끊어 보았다.

그중 3개는 단번에 끊었는데 아직 우유는 나의 유일한 기호 식품인 짜이'- '인도 전통차로 생강과 각종 다양한 향신료 그리고 우유, 블랙티를 넣고 끓인다.- 때문에 여전히 나의 각별한 비호 아래 사랑을 받고 있는 중이다. 짜이를 끓일 때 쓰는 우유는 일반 우유보단 산양유를 주로 쓰고-일반 우유 그것이 유기농 우유든 먹고 나면 뭔가 불편한 느낌이 있는데 산양유는 장이 편하다- 설탕 대신 죽염을 넣어서 먹기 때문에 맛이 꼭 두유 같다.

마크로비오틱 요리법은 내게 아주 유용하여 요리할 때 더 많은 응용을 할 수 있었는데 단지 불편한 것은 2005년 이후부터 내가 요리에 사용하지 않는 마늘, 파를 많이 사용해서 정확하게 책에 나온 대로 요리하기는 어렵다는 것이다. 마늘을 먹지 않는 이유는 물론 사찰 요리 때문이기도 하지만 마늘을 써서 요리를 하면 손에 마늘 냄새가 쉽게 배고 또 마늘을 많이 먹으면 자칫 입이나 몸에서 냄새가 날 수 있어 세션 시 방해가 될 것 같아 원래 마늘을 잘 선호하지 않던 터였다. 내 요리에 마늘을 넣지 않아도 시어머니나 친정 어머니가 담가 주신 김치-나는 김치를 담글 때도 파, 마늘을 넣지 않는다-에도 마늘은 충분히 들어가 있고 가끔 지인들과 식당에서 식사를 할 때도 국이나 반찬 어디든 마늘은 늘상 들어가 있으니 마늘 섭취는 이것만으로도 충분하다.

마이크로비오틱 방식으로 요리하기 어려운 또 다른 이유 중에 하나는 튀기거나 오븐 요리들이 꽤 많이 등장하기 때문이다. 이것 또한 내 개인적 선호인데 튀김 요리나 오븐 요리를 거의 하지 않는 나로서는 '식품 전체를 먹는다.'라는 마크로비오틱 철학은 좋으나 식품 전체를 튀겨 내거나 고온에서 몇 십 분을 가열하는 요리는 다소 파괴적으로 다가온다.

그래서 주로 채식만으로 요리를 해 보면 더 나을까 해서 각종 다양한 비법으로 버무려 내는 순수 채식 요리책들을 사서 요리를 해 보니 여기서 내가 또 봉착한 막다른 골목은 '강한 양념'들 때문이다. 채소로만 요리를 하다 보니 뭔가 심심하다고 여기는 모양이다. 그래서 좀 더 자극적인 인상을 주고 싶은 것일까. 청양 고추나 고춧가루, 설탕, 물엿은 물론 또 튀기고 많이 볶아 댄다.

사찰 요리에 쓰지 않는 마늘, 파를 마크로비오틱에서는 쓸 수 있고 마크로비오틱에서는 쓰지 않는 설탕을 사찰 요리에서는 별로 신경 쓰지 않는다. 같은 듯하면서도 완전히 다른 방식을 표방하는 3가지 요리법에서 나는 사찰 요리든 채식 요리든 마크로비오틱이든 3가지 요리법에서 공통적으로 환영하는 존재가 발견되어 기뻤다.

바로 '밀가루로 만든 요리'다. 사찰 요리를 배우다 보면 스님들께서 얼마나 '국수'를 좋아하는지 듣게 되는데 실제로 만든 국수 요리들은 한결같이 일품이었다. 마크로비오틱에서도 밀가루 요리에 대해서만큼은 대단히 관대하여 다양한 종류의 어린이 간식거리로 빵, 쿠키 등을 만들어 내는데 마나 연근을 갈아서 사용하는 대단한 아이디어가 돋보인다. 채식 요리에서는 주로 부침개라든가 수제비라든가 칼국수 등이 채식주의자들의 심심한 입맛을 메워 주는 것 같다.

나는 조금 더 한 발짝 뒤로 물러나 '요리'와 '요리법'에 대해서 바라보았다. 고기만 안 먹는다는 것뿐이지 실제로 고기의 빈자리를 다른 자극적인 음식으로 대체하고 있는 것이 눈에 들어왔다.

나의 경우를 비춰 보아도 딱 답이 나온다. 바닷가에서 자란 나는 아침 식사에 '회'가 나올 정도로 생선 요리와 친근하다. 또 집안 식구 전체가 고기를 싫어해서 미역국에 고기가 들어가거나 카레에 고기가 들어가면 우리 형제들은 아무도 먹지 않았다.

고기라는 대단한 단백질을 섭취시키고픈 열망에 우리 엄마는 쇠고기를 사다가 힘줄이며 조금이라도 붙어 있는 하얀 비계를 일일이 떼고서야 겨우 카레를 만들 수 있었는데, 만두에도 고기는 들어가지 못했다. 특히 집안 식구들은 돼지고기 냄새에 민감해서 돼지고기가 들어가는 만두는 거의 먹지 못했고 집에서 엄마가 두부와 각종 야채를 넣은 소로 만든 만두만을 먹었다. 참으로 입맛이 까탈스러운 가족이지 않을 수 없다.

닭요리도 잘 먹지 않아서 '백숙'이라는 요리가 '닭을 통째로 삶아서 먹는 요리'라는 것을 불과 10년 전에 알았다. 나는 백숙이 그저 '닭죽'인 줄 알았다가 삶은 닭이 통째로 나온 것을 보고 얼마나 놀랐든지~

나는 고기를 일부러 안 먹는 것이 아니라 좋아하지 않는다. 채식주의자가 되기 위해 고기가 먹고 싶은데 참는 것이 아니라 아예 욕구가 없다. 정확하게 말하면 고기맛을 아예 모른다. 고기를 대신할 생선이 있었기에 별로 아쉽지도 않았는데 성인이 되서는 그 생선마저도 그리 맛있다고 느끼지 못하니 결국 그 대체물이 '달걀'로 이동된 것 같다. 달걀 취하는 것을 중단한 지금은 가장 애착을 느끼는 요리가 바로 밀가루로 만든 요리인 것 같다. 스파게티 좋아하고 국수 좋아하고 다양한 전 종류를 좋아한다. 바로 이거다. 뭔가를 대체할 음식이 꼭 있게 된다.

그래서 나는 이런 결론을 내리게 되었다. 결국 고기를 안 먹는 사람들은 고기 요리를 대체할 만한 다른 것들을 많이 먹게 된다는 것이다. 튀기고 볶고 다소 맵고 다양한 밀가루 음식들! 그래서 무엇을 먹든 '조금 먹을 것!' 즉 소식하는 것이 정답이다. 고기를 먹더라도 다양한 채소와 함께 적당히 먹으면 건강할 수 있다는 것이다.

우리는 고기 많이 먹으면 큰일이라도 날 것처럼 생각하는 것 같다. 아마도 각종 매스컴에서 우리에게 쏟아 낸 정보들을 무의식적으로 취한 결과라 생각한다. 주변을 살펴보라. 고기도 많이 먹고 술도 많이 먹고, 채소도 많이 먹고 과일도 많이 먹고 밥도 많이 먹고 과자도 많이 먹고 뭐든 과식을 하면 탈이 난다. 하지만 적당히 고기 먹고 야채 먹으면 괜찮은 건강 유지할 수 있고 더 나아가 배 부르지 않는 수준까지 먹는다면 금상첨화!

고기 잘 먹으면서 건강함을 자처하는 '고기파' 여자 연예인의 기사를 읽은 적이 있다. 하니 과식이 건강을 해코지하는 주범이지 '고기'나 어떤 특정 음식은 아니다. 아무리 좋은 음식도 과식하면 건강을 위협하는 것은 마찬가지다. 하여 나는 세션 프로그램의 참가자들이 어느 시점에서 한결같이 묻는 질문 '음식은 어떤 걸 먹는 게 좋을까요?'라는 대답으로 짧고 굵게 '소식!'이라고 답한다.

한때 나도 섭생의 중요성을 깨치고 요리법을 배우면서 참가자들의 상태에 맞게 '이런 것을 먹으면 어떨까요, 저런 것을 먹지 않은 게 어떨까요?'라며 훈수를 둔 적이 있다. 하지만 참가자들은 제대로 실천하지 못하는 경우가 많았다. 또 귀들이 어찌나 얇으시든지 각종 다양한 좋다는 건강 보조 식품을 상용해서 나의 넋을 빼곤 한다.

그래서 이건 먹고 이건 먹지 말라는 것이 건강에 그리 도움이 되진 않았다. 건강을 방해하는 위협은 '음식'에 있는 것이 아니라 그것을 취하는 우리에게 있으니 우리가 정신을 차리고 적당한 수준에서 스탑하고 소식하는 것이 가장 좋은 방법이다. 무엇을 먹는 것이 중요한 것이 아니라 어떻게 먹는 것이 중요하다. 소식이 그 답이다!

CST 세션 프로그램 진행 시 자제가 필요한 음식군

1. 달고 매운 음식
2. 2가지 이상의 건강식품을 한꺼번에 섭취
3. 홍삼

칸과 비디의 소박한 식단

칸과 나는 아침식사로는 '죽식'을 한다. 원래도 아침에는 밥을 잘 안 먹는 편인데 그렇다고 굶지는 못한다. 인도에서 생활하는 동안에도 아침에는 주로 과일과 차 그리고 빵 혹은 포리지(죽과 비슷하다) 등을 먹었었는데 한국에 돌아와서도 아침은 밥 대신 간단하게 차와 빵 혹은 '죽'을 먹곤 했다. 2005년 사찰 요리를 배우면서부터 '죽식'은 완전히 우리의 아침식사로 자리를 잡았고 지금까지 우리의 아침을 책임지고 있다. 요즘 우리의 사랑을 잔뜩 받고 있는 '죽'은 '황태죽'이다. 물론 내가 직접 만든다. 황태와 양파, 애호박에 가끔씩 톳과 다시마를 잘게 잘라서 넣어 푹 끓여 한 번에 이틀 분량을 만든다. 이틀에 한 번씩 '황태죽'을 만드는데 방법도 간단하고 맛이 훌륭해서 질리지 않아 우리 입맛을 단단히 사로잡고 있다.

점심으로는 '도시락'을 먹는다. 점심식사로는 '밥'을 선호하는 편이다. 왠만해선 국수나 밀가루 음식을 잘 먹지 않는다. 아침에 죽식을 했기 때문에 점심으로는 내 몸이 밥을 원하는 것 같다. 도시락을 싸 오기 전에는 주로 아카데미에서 요리를 하곤 했는데(대부분 야채 요리다) 점심시간 내내 요리하느라 바쁘고 설거지하느라 바빠 지금처럼 도시락을 싸 오는 것이 훨씬 편하고 시간도 절약된다. 저녁식사는 작년 말부터 '안 먹는 쪽'으로 방향을 잡아 지금은 저녁식사를 안 하거나 과일이나 미숫가루 정도로 하고 있다. 저녁식사를 안 하면 몸이 더욱 가벼워지고 정신이 맑아져 배가 심하게 고플 때도 의지를 꺾지 않는 충분한 동기 부여가 된다. 저녁식사만큼은 의지가 필요한 것 같다. 그간 좋아했던 스파게티나 국수 따위의 음식은 주로 저녁식사 때 나랑 마주하는 음식들이었는데 저녁식사를 간소하게 줄이거나 안 하면서부터 잘 먹지 않게 되었다. 자연스럽게 저녁식사 약속도 사라지고 대신 점심식사 때 지인들과 반가운 만남을 가진다. 그럼에도 불구하고 밖에서 식사를 해야만 하거나 저녁을 먹어야 할 일이 생기기 마련인데 그때는 그냥 편안하게 먹는다. 고기류를 선호하시는 지인들과 함께라면 나는 고기를 구워 주고 밥과 된장 찌개를 주로 먹는다. 고깃집 된장 찌개 육수도 고기 국물인지라 피할 순 없다. 피할 수 없을 때는 그냥 먹는다. 조미료도 그냥 먹어 준다. 내가 요리를 하지 않는 이상 가릴 처지가 아니기 때문이다. 물론 먹고 나서 병 든 닭처럼 심하게 잠이 쏟아지고 몸이 나른해지면서 힘이 쫙 풀리는 부작용이 있지만 그간 충분히 정화해 놓은 내 시스템이 알아서 조미료 정도는 잘 정화를 할 거라 믿는다. 음식량을 소박하게 줄이고 나니 몸과 마음이 더불어 가벼워져 CST 세션의 맛이 깊어지고 있다. 내가 하는 대부분의 노력은 모두 CST의 세계 속으로 더욱 깊이 들어가기 위해 '몸'을 만드는 과정이다. 노력하는 만큼 결과도 좋아 지금의 식생활 패턴을 꾸준히 유지하고자 한다.

2.등산과 산책

CST를 통해 깨어난 치유의 힘이 더욱 견고해지기 위해서는 참가자의 상당한 체력이 요구된다. 처음 프로그램에 참가할 때는 심신이 힘들어 움직일 의지도 없을 뿐더러 움직이기 힘든 경우가 많다. 게다가 소화기능이 약해 먹은 음식들이 에너지원으로 변형되기 쉽지 않다. CST로 서서히 몸의 긴장이 풀어지고 몸을 옥죄던 패턴들이 해소되기 시작하면 물의 순환이 일어나면서 내부에서 충전이 시작된다. 이때부터 참가자들은 스스로 몸을 움직여야 할 필요가 있다. 참가자 내부 시스템은 CST로 충분히 풀어내고 안정시킬 수 있으니 걱정 마시고 참가자가 다음 하셔야 할 일은 스스로 몸을 움직여 자체 펌프 시스템을 가동시켜야 한다. 스스로 움직이는 모든 자극이 일종의 '펌프' 역할을 한다. 우리 몸은 순환을 위한 내외부의 '펌프질'과 같은 자극을 필요로 한다. 그래서 마사지나 지압, 스트레칭, 요가, 피트네스 등으로 우리는 외부에서 근육을 긴장, 이완하면서 펌프질을 하거나 몸을 지긋이 눌렀다 뗐다 하는 동작으로 펌프질을 하거나 피부를 비비면서 순환을 촉진하게 된다. CST에서 적극적으로 추천하는 펌프질은 외부의 도움을 받아 펌프질을 하는 것이 아니라 스스로 하는 펌프가 될 수 있는 '산책과 등산'이다. 산책과 등산은 공통적으로 다리의 힘과 폐활량을 늘릴 수 있어 기본적인 체력을 쌓는 데 도움이 된다. 내 개인적으로 '등산'이 체력을 쌓을 수 있는 최고의 방법인 것 같다. 등산은 체력은 물론 정신력까지 강화할 수 있다. 산을 오르면 체온이 서서히 올라가 몸을 급하게 열지 않고 천천히 열어 깊은 곳의 독소까지 정화하고 해독할 수 있는 것 같다. 거기에 자연스러운 산 지형에 따라 다리 근육을 다양하게 사용할 수 있고 폐활량을 크게 늘릴 수 있어 하체와 가슴 부위의 긴장이 풀려 마음을 다스리는 데 도움이 된다.

산을 타다 보면 '더 올라가야 하나 마나. 괜히 왔네.'라는 갈등이 솟구칠 때가 있다. 이 마음을 지켜보며 계속 나아가 정상에 다다랐을 때 느끼는 성취감은 '마음의 체력'까지 키워 준다. 등산은 CST 참가자들은 물론 CST 전문가들에게도 적극 권장하는 사안이다. 처음부터 욕심을 내고 큰 산을 타기보다 사는 곳에 가까운 곳에 위치한 작은 산에서 시작하는 것이 좋다. 산 타는 것이 그리 쉽지는 않기 때문에 산 타는 것에 익숙해질 때까지 적당한 담금질이 필요하다. 욕심 부리지 말고 천천히 가다 보면 몸과 마음 양방향에서 쌓인 든든한 체력을 볼 수 있다.

3. 일찍 자기

나처럼 '아침형 인간'이라면 일찍 자는 것은 매우 쉬운 일이다. 아침형 인간이든 저녁형 인간이든 CST가 필요할 정도로 심신이 불안하고 편안하지 않는다면 여러분은 자신을 위해 임시방편으로라도 '아침형 인간'이 되어야만 한다. 밤늦게까지 잠을 자지 않는 경우 쳐진 '장 기능'이 제대로 살아나지 않고 간 기능이 회복되지 않는 것을 보았다. 거기에 변비까지 겹치면 CST 세션이 실효를 거두는 데 더욱 많은 시간을 필요로 한다. 왜냐하면 장이 편안하지 않으면 뇌도 편안하지 않고 간이 편안하지 않으면 뇌도 화가 난 듯 불안정해진다. 참가자가 치유 과정에 적극적으로 나서 준다면 치유의 속도는 훨씬 빨라질 수 있다. 일찍 자면 자율 신경계의 유연성 회복이 더욱 빨라지고 몸의 정화 능력이 좋아지는 것을 본다. 게다가 밤의 칠흑 같은 어둠 속에서만 분비되는 호르몬인 멜라토닌이 송과체에서 활발해져 숙면을 취할 수 있을 뿐만 아니라 젊음을 유지하는 데도 도움을 준다. 미녀는 잠을 많이 잔다는 얘기도 아마 풍부한 멜라토닌 분비에서 기인하는 얘기인 것 같다. 몸은 밤에는 쉬고 낮에는 움직여야 자연스럽다. 자연스러운 흐름에 몸을 맡길 때 우리는 자연스럽게 '치유'를 대면할 수 있다. 특히 몸의 균형이 심각한 수준으로 어긋나 있다면 '잠자는 패턴'부터 확 바꿔야 한다. 이것은 매우 큰 의지와 노력을 필요로 한다. 충분히 노력하고 의지를 세울 만한 일인 것 같다.

CST와 깨달음
그리고 다시
태어나기

재탄생의 기술, CST | 제3의 깨달음 | 껍질 깨기 : 공수래공수거하여 원시반본하기 | 죽음의 기술, 바르도와 CST

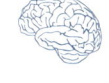

VIDHIKHAN CST
64 FLUIDBODY

01

재탄생의 기술, CST

나는 한때 삶의 목적이 무엇이냐고 누가 물으면 망설임 없이 '깨달음을 얻는 것'이라고 대답했었다. 지금, 같은 질문을 내게 한다면 나는 이렇게 대답할 것이다. '행복과 기쁨으로 사는 것'이라고! 깨달음을 얻는 길과 행복하게 살고 기쁨으로 사는 길, 달라 보이지만 궁극에 도착하는 장소는 똑같을 것이다. 20대와 30대에는 무엇 때문에 그토록 '깨달음'을 열망했었는지 지금은 그 영문을 모르겠다.

어린 시절 외할머니를 따라 부처님 오시는 날에 절을 따라다니곤 했는데 그것이 몇 해를 넘어가니 어린 나이에도 절간에서 느껴지는 고요함과 고즈넉함 그리고 주변의 푸르른 풍광과 바람결에 날리는 풍경 소리가 좋았었나 보다. 어린 나이다 보니 절에도 가고 교회도 가고 종교에 대한 어떤 편견이 없었던 때라 자유롭게 그 경계를 넘나들었었다, 나는.

그러던 어느 날⋯ 초등학교 1학년 때였던 것으로 기억된다. 다니던 교회의 목사님께서 설교하는 도중이었던 것 같다. 나는 갑자기 일어나서

휙 하니 교회를 나온 후 다시는 그곳으로 돌아가지 않았다. 그 목사님 설교의 내용인즉슨,

"지금 이 안에 있는 착한 양들은 모두 천국으로 갈 것이고 저 밖에 있는 나쁜 양들은 지옥으로 갈 것입니다…"

단지 착한 양과 나쁜 양에 대한 그렇고 그런 설교 내용이 나를 다시는 교회로 돌아가지 않을 정도로 파워를 가졌던 것은 참으로 단순한 생각에서 나왔다. 밖에 있는 양들을 나쁜 양이라고 말했을 때 나는 불현듯 엄마, 아빠를 생각했고 그렇다면 그들이 곧 지옥에 가게 생겼는데 내가 여기 착한 양으로 천국으로 가면 무엇하나, 아마도 몹시 외롭겠지… 그건 가족에 대한 배신? 어린 나이였지만 만감이 교차할 정도로 별의별 생각이 한순간에 몰아쳤다.

내가 보건대 우리 엄마, 아빠가 지옥에 갈 만큼 나쁜 사람은 아닌데 단지 교회에 안 온다고 나쁜 양이 되어 지옥에 간다면 나쁜 짓 저지르고 교회 나오면 다 착한 양이 되어 천국엘 갈 수 있다는 건데 그런 천국은 별로 좋을 것 같지가 않았다. 아무래도 저 목사가 뭘 몰라도 한참 모르는 것 같다. 뭐가 나쁜지 좋은지 분간도 못하는 사람의 말을 어떻게 믿을 수 있나. 어린 나이에도 더 이상 설교를 듣지 못하고 일어나서 나와 버렸다. 차라리 밖에 있는 나쁜 양이 되어 엄마, 아빠랑 같은 무리가 되는 게 더 나은 인생일 듯하여…

지금도 특별한 종교를 가지고 있지 않지만 종교의 조직성은 내 코드와 전혀 맞지 않아 그 속의 진리의 말씀들에는 마음이 호응을 하고 고개가 끄덕여지지만 종교적 신념을 가지기엔 종교 안에 신이 보이기보단 '사람들'이 더 잘 보인다.

깨달음에 대한 막연한 동경을 가지도록 불을 지폈던 것은 고등학교

때 읽었던 '소설 단'이었다. 치열한 경쟁을 뚫고 시골에서 내로라하는 인재들이 모인 진주에서 잠을 쪼개어 공부를 해도 반에서 선두자리를 고수할 수 있을까 말까 하는 고등학교 1학년 시절 소설 단은 엄청나게 파격적인 세상이었다.

나는 같이 하숙하는 친구와 함께 소설 '단'에서 나오는 공중부양을 하기 위해 불을 끄고 면벽좌선을 하고 며칠간을 공중부양이 될 때까지 기다리곤 했다. 좌선을 하고 앉은 다리에 쥐가 날 때 즈음 되면 이상하게 몸이 부웅 뜬 듯한 기분이 든다. 그러면 우리는 서로에게 이렇게 물었다.

"야~ 눈 뜨고 함 봐라. 내 뜬 거 맞나?(경상도 사투리 버전)"

하지만 몸이 부양을 한 적은 한 번도 없었다. 그래도 소설 속에서 나오는 산을 '휙' 하니 오르내리는 경공술은 정말 멋져 보였고 그런 일을 하기 위해서는 단전에 기운을 쌓아야 한데서 그때부터 나는 단전으로 호흡을 한답시고 폼을 잡곤 하였더라. *^^*

다시 태어나기로의 점화 Ignition Process

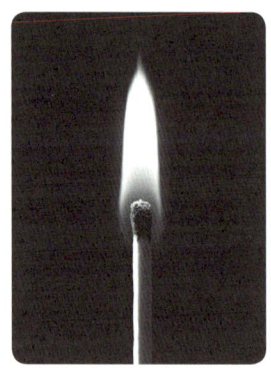

많은 깨달은 자들이 인간은 태어나면서부터 깨달음을 얻는다고 했다. 그럼에도 불구하고 수많은 수행자들이 '깨달음'을 목표로 지금도 수련을 하고 있다. 도를 닦고 있다. 이미 깨달은 자들이 우리는 이미 깨달았다고 하는데도 말이다.

깨달았지만 다시 깨달아야 하는 것이 인간

의 운명인가. 깨달은 자들의 한결 같은 말을 믿지 못하고 오늘도 열심히 '다시 깨달음을 얻기 위해 증진'하시는 모든 재가 수행자들에게 심심한 격려를 해 본다.

우리가 깨달음을 얻는 메커니즘을 가만히 들여다보면 사뭇 간단하다. 인도 요가의 말을 잠시 빌리면 쿤달리니라고 불리는 에너지가 회음부위에서 출발해서 정수리까지 쭉 밀고 올라가면 우리는 '대각'을 하게 되고 온 우주와 하나가 되는 체험을 하게 된다. 이 현상을 가만히 들여다보면 CST에서 말하는 '제2의 점화 과정'과 비슷하다.

즉 '다시 불붙이기'라는 소린데 영어로 '깨달은' 혹은 '깨우친'은 'Enlightened인라이턴드'다. En과 Lightened가 합하여 만든 형용사인데 직역하면 '불이 켜지게 된' 정도로 풀이할 수 있다. 즉 불이 켜지면 깨달아지고 깨우쳐진다는 말씀! 바로 '점화'가 된다는 뜻이렷다. 불만 켜지면 우리는 '깨달아지게' 되는 존재다. 매우 자연스럽게 'enlightenment인라이먼트:깨달음' 상태가 된다. '우리는 이미 깨달았다, 단지 모를 뿐이다.'라고 말한 성자들의 말이 전적으로 맞다고 전제하면 우리는 이미 자연스럽게 2번의 깨달음을 얻었다.

정자와 난자가 만났을 때 '제1의 점화'를 통해 얻는 첫 번째 깨달음!

태어날 때 '제2의 점화'를 통해 얻는 두 번째 깨달음!

그렇다면 왜 지구상의 많은 이들이 심지어 나도 한때 꿈꾸었던, 욕망을 가졌던 '깨달음'을 향해 구구절절 고행하고 수련하고 자신을 끝없이 채찍질하며 '자아'를 없애려 고군분투하는 걸까. 자신이 이미 깨달았다는 것을 단지 모르기 때문일까. 혹은 자신이 이미 깨달았다고 믿기엔 아직도 너무나 많은 에고와 씨름을 하고 있어서일까… 무엇이 우리를 '깨달음'으로 몰고 가는지 영문은 알고 가야 할 것 같다.

깨달음은 무의식을 의식화하는 과정 속에서 일어난다. 깨달음을 추구하는 이들이라면 깨달아야 한다는 무의식적 동기에서 밀리듯 갈 것이 아니라, '본능'이라면 어디서부터 그 본능이 오는지, 집단 무의식이라면 어디서부터 집단 무의식의 원형이 발생했는지 알아보는 것에서부터 깨달음의 첫발자국을 딛여야 할 것이다.

02

제3의 깨달음

우리는 여러 세대를 걸쳐 자타가 공인하는 깨달은 자들의 말씀을 '진리'라고 말하고 그들의 말씀을 경청하고 또 실천에 옮기려 노력하며 그들과 같은 경지에 오르기 위해 애를 써 왔다. 종교인들은 그들의 성경, 그들의 법전이 전하고 가르치는 대로 따르기 위해 이름만 다른 '깨달음'의 경지를 향해 고뇌하고 반성하며 그리고 용서를 청하며 경건하게 살아가고 있다.

고타마 싯타르타, 마하비라, 마하리쉬와 구르지예프나 예수 등 대중적으로 알려진 깨달은 자 외에도 인도에서는 지금도 깨달았다고 주장하는 이들이 자신의 말씀을 전하느라 유료로 '사트상'을 열어 자신의 열렬한 지지자들을 기쁘게 해 주고 있고 인터넷을 통해 한국에서도 스스로 '깨달은 자'임을 선포하며 자신만 알아서는 안되는 우주의 지혜를 열린 마음으로 모든 이들에게 전해 주고 있는 세상이다. 그야말로 '깨달음'의 시대다.

태어나면서부터 무료 티켓처럼 얻게 되는 '제2의 점화' 혹은 '제2의 깨달음!'

이것은 마치 뇌에 새겨져 절대로 지워지지 않는 문신처럼 우리 속 깊이 새겨져 있는 것 같다. 하지만 한 번 새기면 절대로 지워지지 않을 것만 같았던 문신도 지워질 수 있다. 평생을 함께할 것을 약속한 활활 타오르는 연인이 '맹세의 기념'으로 서로의 몸 어딘가에 상대방 이름을 새겨 넣었다가 이별을 맞이하는 낭패를 겪으면 다시 올 새로운 사랑을 위해 그 문신은 지워져야 한다. 깨끗하게 지워지지 않고 약간의 흔적을 남기기는 하지만 문신은 지워져야 한다. 바로 그 문신처럼 우리 뇌 속에 새겨진 문신은 우리가 공기 호흡에 적응하고 걸음마를 하고 말을 하면서 조금씩 조금씩 빛이 바래기 시작한다.

그 빛을 퇴색시키는 가장 큰 요인이 되는 것은 '인간이 되어 가는 과정' 때문이다. '인간답게 살아가는 것'에는 많은 것들이 요구된다. 많은 것들을 효율적으로 요구하기 위해 '교육'이 실시된다. 교육이 시작되는 이때부터 우리는 '조건화'된다. 다 함께 한 통으로 묶여지고 틀을 매게 된다. 이런 것은 해도 되고 저런 것은 하면 안되고 나중에는 이것도 안되고 저것도 안되고 갈수록 '안되는 것'이 더 많아진다. 아이는 한 번도 느껴 보지 못했던 '두려움'을 느끼기 시작할 것이고 새로운 시도에 앞서 부모의 눈치를 보게 될 것이다. 이 모든 것은 우리가 인간답게 살기 위해 혹은 안전하게 생명을 유지하기 위해 반드시 필요한 삶의 절차이다.

그럼에도 불구하고 '교육'은 서서히 내 머릿속을 밝히고 있던 '불빛'을 가리게 된다. 동시에 교육을 통해 '만들어진 나'와 '진짜 나' 사이에 끊임없는 갈등이 발생하게 된다. 갈등은 우리를 더욱 긴장하게 만들고 긴장은 유연했던 우리 몸과 마음을 얼어붙게 만든다. 내부의 빛이 퇴색되어

갈수록 아이들은 '순수한 나'를 잊어버리고 공장에서 천편일률적으로 만들어져 나오는 공산품처럼 교육을 통해 '껍질'을 입게 된다. 그 껍질은 성인이 되어 사회와 연결되면서 더욱 단단해진 '껍질'을 덧입게 된다. 나중에는 그 껍질이 너무나 두꺼워서 껍질 속에 들어 있는 '진짜 나'를 깡그리 잊어버리게 된다.

'나'는 더 이상 '내'가 아니라 모든 사람들 속에 살아가야 하는 '내'가 되어 '내가 진짜 누구인지'를 모르고 '내가 진짜 원하는 것이 무엇인지' 모른 채 무의식적으로 살아가게 된다. 그렇게 살아갈 때 즈음, 누구나 한 번쯤은-사람에 따라서는 아주 자주 문득 이런 생각을 하게 된다.

'내가 왜 사나…'

과연 우리는 왜 사는 걸까! 이 질문이 오면 아무리 두터운 껍질을 입은 '가식적인 나'로부터 다시 머릿속에 불이 켜진다. '나'에 대한 '생각 에너지' 혹은 나를 인식하는 의식이 머릿속 깊은 곳에 잠자고 있던 '불꽃'을 진동시킨다. 그리고 오랜만에 깨어난다.

이 질문이 왔을 때,

'삶의 목적'을 '다시 나를 찾는 것'이라고 말할 수 있는 사람!
내가 원하는 삶을 살고 싶다는 욕구를 느끼는 사람!
'행복과 충만감으로 가득 찬 삶을 원해!'라고 외치는 사람!

들에게는 기회가 온다. 지금까지 껴입었던 껍질들을 차근차근 벗고 껍질 속에 빛을 잃고 봉인되었던 '순수한 나'로 되돌아가는 기회!
나의 순수한 파워를 되찾는 기회!
그리고 다시 태어나는 기회!

그것이 바로 '깨달음'의 기회다. 원래 태어났던 상태로, 원래 나왔던 자리로 되돌아가는 원시반본原始返本, 그것이 바로 깨달음이다. 불교에서 말하는 빈 손으로 왔다가 빈 손으로 가는 상태 '공수래공수거空手來空手去' 바로 깨달음이다. 다 놔 버릴 수 있을 때 우리는 원래의 자리로 되돌아갈 수 있다. 순수한 '나'로 돌아가 다시 한 번 대우주와 공명하며 '진짜 나'를 온 세상에 드러낼 것이다. 그것이 바로 제3의 점화다.

03

껍질 깨기:
공수래공수거하여 원시반본하기

공수래공수거를 통해 원시반본하는 것은 말로는 쉽지만 평생 걸려도 될까 말까 하는 대장정의 길이다. 그래서 이런 말이 있다. 깨달음을 얻으려면 적어도 20대에 얻어야 한다고. 20대 이후를 넘어가서 얻는 깨달음은 굳이 깨달음을 얻고자 하는 이들이 아니더래도 콩나물 한 단을 사면서도 '다시는 이 집에서 사지 말아야겠다.'라는 깨달음을 얻을 수도 있고 길을 걷다 문득 '바로 이거야!'라며 뇌리를 치는 아이디어로 깨달음을 얻을 수 있다. 우리는 굳이 수련이나 고행을 통하지 않더라도 소소하게 삶 속에서 엄청난 깨달음을 얻고 있다. 나는 심지어 좀 전에도 깨달음을 얻었다. 역시 산책을 하니 글이 더 잘 써지는구나…

20대의 왕성한 나이가 아니면 왜 우리는 깨달음을 얻기가 힘들다고 말하는 걸까. 그것은 아마도 태어난 이후로 우리가 보이지 않게 껴입고 있는 껍질들을 깨기 위해 필요한 '힘 혹은 체력' 때문인 것 같다. 오쇼 라즈니쉬도 21세에 깨달음을 얻었다고 하고 깨달은 자로 알려진 대부분

성자들이 혈기왕성할 때 깨달음을 얻었다고 알려져 있다.

단, 여자들의 깨달음은 좀 다른 것 같다. 나이와 상관없이 깨달음을 얻는 것 같은데 깨달음을 얻어도 제자를 거느리고 싶거나 말씀을 전하고픈 욕구가 없는 경우 굳이 선포하지 않는 탓에 알려진 사람은 많지 않은 듯하다. 어찌되었건 이미 2번이나 가졌었던 깨달음에 다시 불을 붙이기 위해서 우리는 '제2의 점화' 때와 똑같은 과정이 필요하다.

제3의 뇌실에서 점화되어 수직 하강하였다가 수직 상승하면서 다시 2개의 관문을 통과하고 다시 제3의 뇌실로 들어가면 끝!

원시반본이다.
공수래공수거다.
물에서 태어나 물로 되돌아간다.

이 과정은 간단히 생각해 봐도 어릴수록 유리하다.
이미 앞선 차트에서 설명한 제2의 점화가 일어나기 가장 좋은 조건 3가지!

1. 막 태어난 신생아의 유연한 티슈!
2. 여전히 강력한 롱타이드의 가이드와 지도!
3. 각 점화 지점의 긴장 상태 완화에 의한 훌륭한 점화 여건!

환생을 중요시하는 티벳 불교를 보면, 달라이 라마의 환생은 대부분 어린아이들을 통해서다. 그들이 한국인이건 미국인이건 다양한 국적을 가진 어린아이들은 전생의 기억을 떠올리게 되고 그것이 티벳 불교에 알려지면 테스트를 통해 달라이 라마의 화신으로 추앙받게 된다. 성인이 되어 기억을 떠올리는 사람이 거의 없는 것으로 보아 우리는 어릴수록 우주로부터 오는 방대한 정보들을 제대로 채집해서 언어화시킬 수 있는 것 같다.

이제 더 이상 아이의 상태가 아닌 경우 우리는 애를 써야 한다. 막 태어난 신생아의 유연한 티슈가 되려면 무엇이 필요할까. 여전히 강력한 롱타이드의 가이드와 지도를 받으려면 어떻게 해야 할까. 각 점화 지점이 불붙기 좋은 여건을 다시 만들려면?

와~ 할 일이 태산 같다.

유연한 몸을 만들어 어떤 곳에서도 막힘이 없도록 요가를 하고 다양한 심리 테라피를 통해 나를 정화하고 하루에 1시간씩 명상 수련을 하면 가능할까. 가능할 것도 같다. 이렇게 조건이 갖추어지면 중요한 것은 내 몸 안의 '뇌척수액'이 제2의 점화를 위해 움직여 줘야 한다는 것이다. 대부분의 수련이 앉아서 하는 것을 생각해 본다면, 아무래도 누워 있는 것보다 훨씬 긴장이 많이 생길 터이다. 그럼에도 불구하고 앉아서 하는 있는 '직립 자세'가 더 우주 에너지를 받아들이기 수월해서가 아닐까 싶다.

자, 모든 조건이 갖추어졌다. '깨달음'을 열렬히 원하는 수련자가 여러분의 눈앞에 있다고 생각하자. 나는 이 수련자의 몸을 통해 제3의 점화가 되는 방식을 설명할 것이다. 여러분 눈앞에 고요히 앉아 있는 수련자의 몸은 투명하다. 그래서 그 몸 안에서 빛으로 반짝이는 뇌척수액의 흐름이 고스란히 보일 것이다.

자, 더욱 이완되고 편안해진 수련자의 들숨이-제2의 점화 때와 같은 조건이다. 최초의 들숨이 제3뇌실 속 점화를 일으킨다- 가장 먼저 제3의 뇌실로 들어간다. 거기서 일단 점화 성공했다고 가정하면 뇌척수액이 회오리 바람처럼 가느다란 척수 중심관을 타고 하강하기 시작한다. 수직으로 쪼개지듯 하강하는 뇌척수액의 흐름 속에 우리는 빛이 반짝반짝 거리는 것을 볼 수 있다. 꼬리까지 하강을 하고 나면 뇌척수액은 상승을 위해 다시 한 번 거세게 휘몰아쳐서 올라가기 시작한다.

하단전을 무사 통과… 중단전도 무사 통과… 다음 제3뇌실로 다시 한 번 들어가면 제3의 점화 끝! 다시 태어나기 끝!

제3의 깨달음이 완성된다. 이렇게 간단한 것을 왜 그토록 수많은 사람들이 평생을 바쳐 갈구하는 걸까. 성공하는 이들보다 실패하는 이들이 더 많기 때문에 이 '깨달음의 필드'는 사람들에게 더욱 매력적이고 도전심을 느끼게 하나 보다. 가장 많은 사람들이 도전에 실패하게 되는 요인을 곰곰이 생각해 보면 우선 '깨달음'의 순서에 대한 오해에서 비롯되는 것 같다.

나도 공식적으로는 1992년부터 명상과 각종 수련을 해 보았던 터라 이 세계가 나름 친근하고 익숙하다. 많은 수련자들과의 대화와 경험을 통해 '오해'의 진원지를 따라가 보면-내가 이해하는 한도 내에서만 말하자면- 대부분의 수련자가 상승하는 에너지에 주로 포커스를 맞추고 있는 것 같다. 에너지가 상승해서 하단전을 지나, 중단전을 통과하고 그리고 제3의 눈 즉 제3의 뇌실을 통과해서 백회를 뚫으면 일단 '일별'은 보게 된다. 사마디를 경험하게 된다. 깨달음을 살짝 맛보게 되는 것이다.

같은 프로세스를 거치는데 왜 바로 깨달음이 오지 않고 그냥 '일별'을 보고 '각'을 하는 정도로 그치는 것일까. 그 이유는 수련자들의 의식이 척수의 가장 중앙 부위를 순환하는 '뇌척수액' 혹은 '물'의 흐름에 있지 않다는 것과 제3의 뇌실 혹은 제3의 눈에서의 하강 흐름이 이 프로세스의 첫 시작임을 인식하지 못하는 것에 있는 것 같다.

대부분의 수련자들은 '기'에 모든 의식이 종결되어 있다. 오로지 '기' 혹은 에너지뿐이다. 물론 때에 따라 진기라는 또 다른 이름으로 차별을 두려 하는 것 같지만 여전히 진기도 '기'다. 물질이 아니다. 하지만 물은 '기'가 아니다. 그러니 순환해야 할 물은 염두에도 없고 '기'만 기를 쓰고 돌리니 자칫 몸에 과부하가 걸릴 수 있다. 제2장에 있는 물의 몸에서 설명한 바와 같이 아무리 '기'가 정상적인 제2의 점화 루트를 통해 백회를 열어 우주와 하나가 되었다 해도 우리가 물질의 몸, 육체를 가지고 있는 이상 '기'는 물질화가 되어야 한다. 물질화가 되기 위해서는 반드시 물이 같은 경로를 순환해야만 하며 그래야 제2의 점화 때와 같은 조건이 갖추어진다. 온몸이 아이처럼 유들유들해져도 기를 쓰고 기를 돌리면 그 긴장감으로 제대로 된 '일별'을 맛을 보기 어려울 것이다. 아니 그 욕심과 욕망 때문에 '주화 입마'라는 CST 관점에서 보면 갑자기 끌어올린 '전기 에너지'로 내상을 입은 상태가 될 것이다.

막 태어난 아기는 어떤 욕구도 어떤 욕망도 없다. 그저 모든 것들이 자연스럽게 일어났다. 성인이 되어서 다시 한 번 깨달음에 도전하려면 같은 몸 상태만으로든 어림없다. 같은 마음 상태, 다시 아이의 마음을 가져야 한다.

붓다가 깨달음을 얻었을 때가 고행 6년 만에 휘청 떠오른 보름달의 축복을 받으며 보리수 밑에서 처음으로 쉬었을 때다… 이완을 했을 때다. 놓아 버렸을 때다. 기를 쓰고 기를 돌린다고 되는 것도 아니고 비파사나처럼 기를 쓰지 않는다고 해서 되는 것도 아닌 것 같다. 결국 우리가 깨달음을 얻을 수 있는 3가지 요소는,

1. 어린아이 같은 몸
2. 어린아이 같은 마음

3.뇌척수액 혹은 플루이드에 대한 인식과 의식
에 있다.

이 3가지가 충족된다면 다시 한 번 시도해 볼 만한 것이 바로 '깨달음'이다. 당장 깨닫지 않으면 어떠한가. 그 과정에서 나는 '진짜 나'를 찾아가게 될 것이고 그 여정에서 우리는 다양한 각도의 새로운 방법과 방식을 터득하며 종국에 죽음에서 완벽한 '깨달음'을 얻게 될 것이다.

죽음은 곧 새로운 시작이다. 새로운 시작에는 늘 '점화'가 있다.

04

죽음의 기술, 바르도와 CST!

2009년도에 참가했던 CST 바이오다이나믹스 세미나5에서 발견한 놀라운 사실은 CST가 '죽음에 직면한 사람들'에게 평화와 안식을 가져다주는 데 많은 도움이 되고 있다는 것이었다. 세미나5에 참가한 다양한 국적의 사람들 입에서 흘러나오는 놀라운 이야기들은 CST의 영역이 최초의 삶이 일어난 어머니의 자궁에서부터 시작되어 삶의 종착지 '죽음'까지 아우른다는 점에서 매우 인상적이었다. 게다가 죽음은 매우 개인적인 것임에도 불구하고 죽음의 과정에서 나타나는 공통된 현상이 있어 CST의 긍정적인 역할에 고개를 끄덕일 수 있었다.

죽음과 완전히 하나가 되기 전, 우리 몸에서는 '죽음'의 사인이 나타난다. 죽음이 가까워 올수록 우리 몸에 나타나는 사인은 바로 '생명의 호흡'을 통해 알 수 있는데 '엑설레이션' 운동성이 놀라울 정도로 길어진다는 사실이다. 마치 몸 내부가 모든 것을 쭉 짜낼 듯이 길쭉한 운동성이 죽음이 가까워 올수록 더욱 가동된다는 얘기다. 엑설레이션 운동성이 정상에 벗어날 정도로 길어지기 시작하면 대부분 1주일에서 늦으면 2주 안에 임종을 맞이하였다고 한다. 엑설레이션이 길어지는 현상은 수정란이 다이나믹 스틸네스 상태 이후 나타나는 첫 생명의 호흡과 비슷하다.

그러고 보니 노인의학 전문의 데이비드 도사가 쓴 '고양이 오스카'가 생각난다. 오스카는 알츠하이머병을 비롯한 치매 환자들이 살고 있는 스티어하우스 요양원의 동물 가족 중의 하나다. 의사보다 먼저 환자의 임종을 예견할 수 있고 죽음을 미리 감지하는 능력을 지닌 독특한 고양이다. 삶의 마지막 종착지에서 오스카를 통해 위로와 평화를 얻은 많은 사람들의 증언을 바탕으로 쓰여진 이 책에서 오스카의 능력이 비범함을 발하는 것은 당연히 임종 시기를 정확하게 알 때다. '죽음의 사인'을 감지한 오스카는 곧 임종을 맞이할 환자 곁에서 환자가 마지막 숨을 거두는 날까지 며칠이고 불침번을 서며 동행이 되어 준다. 심지어는 의학적으로 사망할 사인이 전혀 나타나지 않았음에도 오스카가 근처를 어슬렁거리며 불침번을 서기 시작하면 어김없이 환자에겐(의사에겐 느닷없지만)평화로운 죽음이 왔다. 삶의 마지막 종착지에서 오스카로부터 든든한 비호와 보호를 받은 환자와 환자의 가족들은 죽음을 받아들일 준비를 미리 할 수 있었고 마지막 순간까지 환자와 함께함으로써 가족으로서의 의무와 사랑을 충분히 보여 줄 수 있었다. 오스카의 기행에 감동을 받아 직접 책을 쓴 도사 박사도 책의 내용이 끝날 때까지 오스카가 가진 특별한 재능에 대한 미스터리를 풀지 못했지만 그것이 그리 중요한 것은 아닌 것 같다. 오스카 덕분에 평화로운 마지막 안식을 이 지구상에서 보냈던 수많은 행복한 사람들이 있었다는 것, 우리는 그것을 기억해야 한다. 우리는 고양이처럼 죽음의 냄새나 죽음의 그림자를 볼 순 없지만 CST를 통해 몸에서 나타나는 사인으로 앞으로 죽음을 맞이할 분과 그 가족들에게 보다 평화로운 과정을 준비할 수 있도록 도와줄 수 있을 것이다.

실제로 호스피스로 활동 중이라는 이탈리아에서 온 어시스턴트는 몸에서 나타나는 운동성을 보면서 곧 '죽음'이 찾아올 것이라는 것을 예측할 수 있었다고 한다. 그녀는 우선 자신이 돌보고 있는 환자의 몸에서 엑설레이션이 지속적으로 길어지기 시작하면, CST 전문가로서 '죽음을 맞이할 준비'를 한다고 한다.

죽음이란 육체를 움직이던 생체 에너지 혹은 생명력이 더 이상 육체에 머무르지 않는다는 뜻이다. 생명력이 더 쉽게 몸 밖으로 빠져나갈 수 있도록 엑설레이션이 몸에서 길게 가동되기 시작하면 가동되는 운동성에 어떤 걸림이 없도록 CST 테크닉으로 도와줄 수 있다고 설명하는 그녀는, 실제로 환자가 죽음을 두려워하거나 공포스러워하는 마음이 줄어들면서 오히려 담담히 스스로 죽음을 받아들일 준비를 하게 된다고 한다.

그리고 죽음이 찾아온 순간, 방 안을 가득 메우는 신비로운 에너지와 평화로운 빛의 느낌은 언제나 자신을 호스피스로서의 자긍심을 느끼게 해 주고 호스피스가 될 수밖에 없었던 이유를 깨닫게 해 준다고 한다. 아마도 그것은 죽음의 강을 건너가는 이들이 현생을 사는 남은 자들에게 마지막으로 남겨 주는 '빛의 선물'은 아닐지.

그녀 외에도 제법 많은 이들이 가족들의 죽음에서 CST가 도움이 되었다고 한 목소리로 말하고 있었다. 반려 동물이었던 자신의 고양이가 죽음을 맞이할 때도 CST 세션을 통해 고양이가 평화로운 죽음을 맞이할 수 있도록 도와줄 수 있었고 그런 모습을 지켜보면서 그녀는 놀랍게도 슬픔보다 오히려 '경이로움'이 가슴 가득 차는 것을 볼 수 있었다고 한다.

하지만 엑설레이션이 한없이 길어졌다고 꼭 죽음의 사인으로 받아들여서는 안된다. 캐나다에서 온 금발의 CST 데라피스트는 이웃집 할머니를 세션하다 혼비백산한 스토리를 우리에게 교훈이 되라고 들려주었다.

CST 바이오다이나믹스 트레이닝을 받은 지 얼마되지 않았던 그는 우리는 물론이고 주변 이웃들에게 CST 세션을 선물처럼 주곤 했는데, 어느 날 동네에 사시는 할머니께서 세션을 부탁해서 기꺼이 CST를 했다고 한다. 그녀의 몸에서 엑설레이션이 엄청나게 길어지기 시작하자 불현듯 그는 '어이쿠, 엑설레이션이 길어지면 곧 임종을 맞이할 수도 있다고 하던데 어쩌지, 여기서 돌아가시면 안되는데…' CST 초심자로서 많은 경험이 없었던 그는 겁이 덜컥 나면서 더 이상 세션을 할 수가 없더란다.

잘 자고 계시는 할머니를 깨워서 얼른 집으로 보내 놓고 나서야 진정된 그는 한동안 이웃에 사시는 그 할머니의 동태를 관심 있게 지켜보았다고 한다. 물론 언제 임종을 맞이하실까 궁금해서였다. 하지만 3달이 지나도 정정하게 다니시는 할머니를 보고서야 안심이 된 소심남 CST 초심자의 이야기는 우리에게 이런 말을 해 주는 것만 같았다.

때론 엑설레이션이 길어진다는 것은 몹시 쉬고 싶다는 몸의 소리일 수도 있어…
그러니 깨우지 말고 더 쉬게 해 줬어야지…
죽음을 두려워했던 건 할머니가 아니라 바로 당신이 아닐까.

깨어나지 않는 긴 휴식… 그것이 곧 죽음으로 이어질 수 있으니 CST 초심자가 혼비백산할 만도 하겠지만 그래도 많은 경험을 통해 '죽음의 사인'을 정확하게 분별할 수 있다면 더욱 훌륭한 CST 데라피스트로 평화와 안식이 함께하는 '죽음의 과정'에 동참할 수 있을 것 같다. 이 경험들은

CST 전문가가 아니면 해 볼 수 없는 '우리들만의 세계'일 수도 있다.

그래서 앞으로 많은 사람들이 CST 스킬을 익혀 살아 있는 동안의 삶은 물론이고 삶의 마지막 선상에서도 '평화와 안식'으로 육체를 떠날 수 있도록 도와줄 수 있었으면 좋겠다. 그러고 보니 나는 한 번도 죽음의 과정에 있는 분들에게 도움을 드린 경험이 없다. 기회도 없었다. 생각을 해 보지 않았으니 기회도 오지 않았을 것이다.

나의 관심은 대부분 출생과 더불어 삶 속에서의 '치유와 생명력'에 있었고 '죽음'은 나의 영역 밖의 것이었다. 그런데 이미 유럽의 많은 CST 테라피스트들이 호스피스로 활동하면서 생명의 마지막 스테이지에서 많은 사람들에게 평화와 안식을 주고 있었다니… 약간의 충격과 함께 새로운 영역이 나에게 펼쳐지기 시작했다.

죽음의 과정이란 과연 어떤 것일까.

죽음은 어떤 의미일까.

죽음의 과정에서 도움이 될 수 있는 CST 메커니즘은 무엇일까?

호기심이 시리즈로 펼쳐지면서 생각의 끌어당김으로 책 한 권이 내 앞으로 끌려왔다. 바로 '티벳 사자의 서'였다. 칸이 오래전에 산 책인데 이미 인도에서 '바르도의 서'로 알려져 수행자들이 명상법으로 사용하던 것이었다. 책이 하도 두꺼워 읽을 엄두도 나지 않았었다. 때가 된 걸까. 참아 내기 힘든 호기심과 이끌림으로 이 두꺼운 책이 오히려 더 반갑게 다가왔다. 지금도 다 읽지 못했다. 그 이유는 책 속에 나오는 단 3줄의 문장에서 나는 한 발자국도 더 나갈 수 없었기 때문이다.

책의 저자 파드마 삼바바가 죽음의 과정을 표현한 딱 3줄의 문장은 매우 획기적이고 환상적이며 아름답다. 한 편의 시처럼 표현된 죽음의 과정은 내 가슴을 파고들어 파동치며 며칠 동안 내 머릿속을 떠나지 않고 메아리 친다.

"이제 흙이 물속으로 가라앉고
불은 공기 속으로 가라앉고
공기는 의식 속으로 가라앉는 죽음의 현상이 나타나고 있다."

단지 이 3줄이다.
하지만 이것이 모두다.
이 3줄은 헨리 데이빗 쏘로우의 시만큼이나 단 한 번에 나를 사로잡았다.

한 알의 모래 속에서 우주를
들꽃 속에서 천국을 보려거든
그대 손바닥 속에서 무한을,
한 시간 속에서 영겁을 붙잡으라

이 시는 영화 '툼레이더'에서 라라 역을 맡은 안젤리나 졸리가 돌아가신 아버지가 남긴 보물의 단서가 될 책에서 발견되는데 아직도 그녀가 이 시를 읽는 장면이 기억난다. 영문을 본 적이 없어서 번역이 제대로 된 것인지 알 수 없지만 이것만으도로 충분하다.

나는 파드마 삼바바가 표현한 '죽음의 과정'을 CST 관점에서 이해하고 싶었다. CST를 다 안다고 나는 말할 수 없으며 CST의 광활한 영역을 다 보았다고 말할 순 없지만 지금 이 시점에서 내가 이해하고 있는 관점에서 '죽음의 과정'을 CST 언어로 풀어내고자 한다. 풀이하는 내용들을 더 잘 이해하기 위해서는 앞장에서 설명된 CST 메커니즘을 한 번 더 훑어보면 더 도움이 될 것이다.

흙이 물속으로 가라앉고

흙은 '육체'를 상징하면서 육체의 성질이기도 할 것이다. 파드마 삼바바는 우주를 구성하는 4대 요소 공기, 물, 불, 흙을 통해 '죽음'을 표현한 것 같다.

흙의 성질처럼 물과 섞여 '인간'의 형태로 빚어졌던 흙이 '빚어지는 힘' CRI가 사라지면 자신을 빚었던 근원, 물속으로 가라앉는다. 이것은 바로 육체가 CRI 단계의 생을 마감했다는 뜻이며 우리 몸에 공급되었던 '전기(바이탈 에너지 혹은 생명력)'가 물질적 차원에서 단절되기 시작함을 의미한다.

CRI의 힘이 제로가 되면 물질적인 육체의 가동을 멈춘다. 마치 공장에 전력 공급이 끊어져 모든 활동이 중단되는 것과 같다. 의학적으로 사망진단이 내려질 수 있다.

물은 불 속으로 가라앉고(비디 왈)

이 파트는 파드마의 글 속에 없지만 CST 관점에서는 건너뛰어서는 안될 중요한 부분이기에 내가 첨가를 해 보았다.

물을 지배하는 힘은 바로 미드타이드다. 이 미드타이드의 지배력이 사라지면 물은 원래 왔던 자리, 거대한 바다의 물결로 되돌아간다. 물결의 몸으로 되돌아간다. 물결의 몸을 지배하는 힘은 바로 롱타이드이다. 롱타이드의 성질은 '불'과 '공기' 같다. 물은 불 속으로 가라앉는다는 것은 곧 물의 성질인 '물의 몸'이 '불의 성질'을 지닌 물결의 몸으로 합류함을 의미한다. 미드타이드가 사라지고 롱타이드만 남게 된다. 물속에 생명력을 점화했던 근원, 불 속으로 가라앉는다.

불은 공기 속으로 가라앉고

우리 몸 전체를 대양의 물결처럼 관통하던 롱타이드의 지배력을 더 이상 붙잡지 못하면 우리 몸의 생명력은 완전히 제로 상태가 되며 물결도 사라진다. 생명력에 점화되었던 '불'은 꺼지고 롱타이드는 다시 공기 혹은 에테르의 성질을 띠게 된다. 불이 공기 혹은 에테르 속으로 가라앉게 된다. 우리 몸에서 생명력이 완전히 소등되는 순간이다.

공기는 의식 속으로 가라앉는 죽음의 현상이 나타나고 있다.

수증기처럼 공기 혹은 에테르 상태가 된 롱타이드(생명력)는 원래 왔던 곳, 의식으로 표현되는 '빛'의 상태로 되돌아간다. 빛은 모든 정보가 담긴 파동이다. 여러분의 일생이 담긴 빛이 다시 대우주로 환원되는 현상이 바로 죽음이다. 공기(에테르)가 더 높은 진동인 의식(빛) 속으로 가라앉는 죽음의 마지막 단계가 일어난다.

바로 이것이 원시반본이다. 원래 왔던 곳으로 되돌아가는 것. 그것이 죽음이요, 동시에 삶이다.

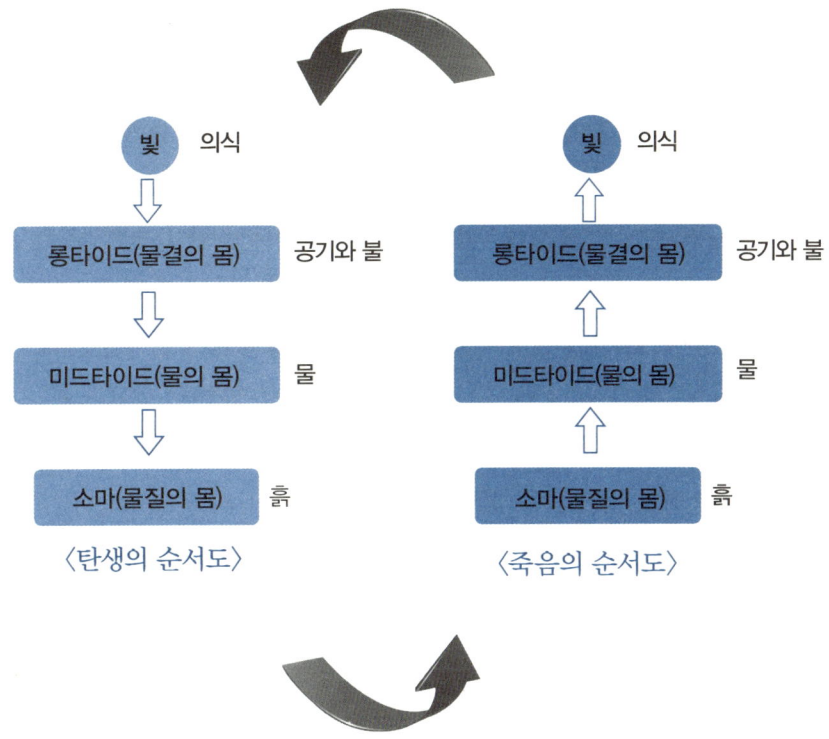

태어났던 순서를 그대로 거꾸로 되돌아가면 우리는 '죽음'에 도달한다. 우리 몸은 물질에서 물로, 물에서 물결로 물결에서 빛으로 변형된다.

의학적으로 사망 진단이 내려져도 물결이 빛으로 완전히 변형되기 전까지 우리는 '다시 살아날 수'도 있다. 죽음 경험하고서도 다시 살아난 많은 '임사 경험near death experience'이 그것이다. TV 서프라이즈에서 방송된 내용 중에 오래전 유럽에서는 죽음이 선포되어 관에 묻혔음에도 살아나는 사람들이 많아 관 속에 묻힌 사람이 살아났을 때 알릴 수 있도록 특별한 장치가 된 관이 만들어지기도 했다고 한다. 바깥과 연결된 줄을 통해 종을 울릴 수 있게 한다든가, 깨어났을 때 볼 수 있도록 초와 성냥을 넣어 놓기도 하고 아예 관 속에서도 숨을 쉴 수 있도록 땅에서 깊게 묻지도 않았다고 한다. 당시 시대를 풍미했던 유명한 인물들은 자신이 죽은 후 관에서 다시 깨어날까 두려워 반드시 죽은 지 3일 후에 관에 묻을 것을 당부했다고 한다. 우리나라에서 치르는 3일장도 그 의미인 듯하다. 죽은 자들이 관에서 다시 깨어나는 일이 빈번해지면서 '관 속에서 깨어나는 것'에 대한 공포가 확산되자 생겨난 장례 문화가 바로 '화장'이란다. 화장을 하면 관에서 다시 깨어날 일이 없기에 공포 또한 사라질 것이다.

CST 관점에서 이 현상은 매우 일리가 있다. 물질의 몸에서 생명력이 사라졌다 해도(심장 박동 정지, 호흡 정지) 물의 몸과 물결의 몸에 생명력이 남아 있다면 우리는 어떤 자극에 의해 다시 '생명력'을 불러들일 수 있다. 단, 육체의 몸이 심각한 손상을 입지 않았을 때일 것이다(특히 뇌 손상). 임사 체험을 통해 죽음의 통로에서 무엇을 보았건 티벳 사자의 서에서 중요시하는 것은 '죽음의 과정'을 명확히 '의식'하는 것이다.

티벳 사자의 서는 빛이 몸을 떠나가는 과정을 바라보고 그 과정에서 인간이 완전히 깨어 있는 상태에서 지켜볼 수 있으면 우리는 죽음의 끝에서 자연스럽게 '깨달음'을 얻고 가장 빠르게 우주로 환원될 수 있다고 설명하고 있다. 깨달은 사람들이 말하는 이야기를 들어보면 누구나 죽음 직전에 깨달음을 얻는다고 한다.

CST 관점에서 바라보면 우리가 평생 살아 있는 동안 도달하려 했던 원시반본의 상태가 죽음의 과정에서 자연스럽게 진행되기 때문인 것 같다. 그럼에도 불구하고 바르도를 통해 죽음 전에 완전한 의식을 가지고 죽음을 받아들일 수 있도록 훈련을 시키고자 했던 것은 죽음 앞에서는 물론 죽음의 과정에서 맞게 될 큰 공포와 혼란 때문인 것 같다. 공포와 혼란은 일종의 죽음의 트라우마다. 죽음의 과정에서 맞게 되는 공포와 혼란을 생명력이 조금이라도 남아 있을 때 인식시켜 공포와 혼란의 시간을 최대한 줄이고 죽음의 과정을 깨어 있는 의식으로 바라보게 한다. 무의식적으로 카르마의 바퀴에 다시 걸리지 않고 육체를 받지 않는 '빛'의 상태로 우주에 존재하길 바랐던 것이 바로 '바르도'의 의미인 것 같다.

많은 구도자들이 다시 육체 속에 갇히지 않는 것을 목표로 수행하는 경우가 많다. 물론 달라이 라마처럼 지구에 뜻이 있어 다시 태어나는 아라한과 같은 처지가 아니라면 육체를 가지고 오욕칠정을 느끼면서 산다는 것은 매우 거추장스럽고 힘든 여정일 수 있다.

빛 상태로 있다는 것의 진정한 의미는 모르겠으나 빛은 라이트 즉 가볍다이다. 그래, 가벼울 것은 같다! CST는 죽음을 앞둔 이들에게 평화와 안식을 주어 이완된 상태에서 죽음의 과정을 맞이하는 것을 도와줄 수 있어 '바르도'와 같은 역할이 가능할 것이다. 바르도에서처럼 하나하나 매 죽음에서 맞이하게 될 현상들을 설명할 순 없지만

**흙이었던 우리의 몸이 물과 불로,
불에서 다시 공기로
공기에서 의식으로**

변형되는 과정을 미리 몸을 통해 경험케 할 수는 있다. 이것을 미리 충분히 경험하면 죽음의 과정 또한 편안할 것 같다.

같은 과정, 다른 느낌! 그래서 삶을 받을 때도 CST가 곁에 있었듯이 죽음을 받을 때도 CST가 곁에 있을 수 있다. 삶의 기술이자 죽음의 기술이니까.

▌책을 마무리하며

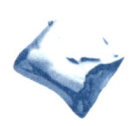

    2011년 7월 1일, 한 달 반 동안 집중하여 쓴 글이 오늘 드디어 마무리되었다. 입가에 웃음이 피고 어깨가 스르르 풀리는 것만 같다. 올해 1월부터 준비했던 '안면골' 책은 저리 밀려가고 갑자기 등장한 이 책은 5월 중순부터 장대비 쏟아지듯 글이 나오더니 마무리도 깔끔하게 된다.

    이젠 되었다!

    좀 쉬어야겠다. *^^* 곧 여러분을 책을 통해 마주 대할 것 생각하니 그간의 감사함을 보답하는 것 같아 마음이 벅차다.

    언제나 감사드리고 감사드린다.
    내게 주어진 모든 것에 감사드린다.

2011년 7월 1일
도곡 아카데미 점심 시간에 글을 마무리하다.